普通高等教育"十一五"国家级规划教材

应用型人才护理专业"十二五"规划教材
供高职高专护理及相关医学专业使用

护理管理学（第二版）

主　编　赵德伟　吴之明
副主编　苏兰若　杜娟　陈彬
编　者　（以姓氏笔画为序）
　　　　丁　玫（大连大学附属中山医院）
　　　　王庆美（大连大学护理学院）
　　　　王秀红（首都医科大学护理学院）
　　　　王　超（解放军 210 医院）
　　　　吴之明（大连大学护理学院）
　　　　吴欣娟（北京协和医院）
　　　　杜　娟（大连医科大学护理学院）
　　　　苏兰若（中国医科大学附属一院）
　　　　陈　彬（大连大学附属中山医院）
　　　　周晓菊（上海健康职业技术学院）
　　　　张文静（北京解放军总医院附属一院）
　　　　张瑞星（郑州铁路职业技术学院）
　　　　纪代红（大连大学附属中山医院）
　　　　赵德伟（大连大学附属中山医院）
　　　　钟丽丽（大连大学护理学院）
　　　　韩聪聪（北京大学第九临床学院）
　　　　缪　萍（江西护理职业技术学院）

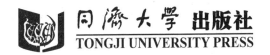

同济大学 出版社
TONGJI UNIVERSITY PRESS

内 容 提 要

护理管理对于促进护理服务质量和整体护理水平的提高具有十分关键的意义，是医院管理中不可或缺的重要组成部分。本教材共十三章，紧密结合护理专业教学和临床护理工作的实际，分别阐述了管理学与现代护理管理学，护理管理学的基本理论、方法及其发展，我国卫生系统的组织管理，护理管理中的计划工作、组织工作，护理工作的目标管理、质量管理，护理业务技术管理，医院感染控制与护理管理，护理资源管理以及临床护理教育管理，护理信息化管理与护理科研管理等，并设有专门章节阐述了护士长的管理与素质培养。另附护理病历书写的质量标准和护理科研论文的撰写格式。

本教材为普通高等教育"十一五"国家级规划教材，应用型人才护理专业"十二五"规划教材，可供高职高专护理专业以及在职护士继续教育教学使用。

图书在版编目（CIP）数据

护理管理学/赵德伟，吴之明主编. -- 2 版. --上海：同济大学出版社，2014.3

应用型人才护理专业"十二五"规划教材

ISBN 978 - 7 - 5608 - 5416 - 8

Ⅰ.①护…　Ⅱ.①赵…　②吴…　Ⅲ.①护理学－管理学－医学院校－教材　Ⅳ.①R47

中国版本图书馆 CIP 数据核字(2014)第 021995 号

应用型人才护理专业"十二五"规划教材

护理管理学（第二版）

主　编　赵德伟　吴之明

责任编辑　沈志宏　　　助理编辑　陈红梅　　　责任校对　徐春莲　　　封面设计　陈益平

出版发行　同济大学出版社　www.tongjipress.com.cn
　　　　　（地址：上海市四平路 1239 号　邮编：200092　电话：021 - 65985622）
经　　销　全国各地新华书店
印　　刷　同济大学印刷厂
开　　本　787mm×1092mm　1/16
印　　张　15.5
印　　数　1—5100
字　　数　386000
版　　次　2014 年 3 月第 2 版　　2014 年 3 月第 1 次印刷
书　　号　ISBN 978 - 7 - 5608 - 5416 - 8
定　　价　34.00 元

应用型人才护理专业"十二五"规划教材
编审委员会

第二版总序

百年大计,教育为本。2010 年 5 月 5 日,国务院总理温家宝主持召开国务院常务会议,审议并通过了《国家中长期教育改革和发展规划纲要(2010—2020 年)》(以下简称《规划纲要》)。职业教育是整个国家教育体系中极为重要的一环,《规划纲要》提出要大力发展职业教育,以满足人民群众接受职业教育的需求,满足经济社会对高素质劳动者和技能型人才的需要。其中,关于高等职业教育发展的一个主要目标是,高等职业教育在校生将从 2009 年的 1 280 万人,至2015 年达到 1 390 万人,2020 年达到 1 480 万人。实现这一目标关键的时间节点就在"十二五"期间,全国高等职业教育在校生的规模将在"十一五"的基础上有一个明显的增长。这是一项极其光荣而艰巨的任务,我们必须为之付出极大的努力。

为进一步贯彻落实《国家中长期教育改革和发展规划纲要》精神,我们对"十一五"期间编写的"21 世纪应用型人才护理系列规划教材",在实践应用的基础上认真总结教学经验,进行了深入严谨细致的修订和改编。新改版的"应用型人才护理及相关医学专业'十二五'规划教材",根据《规划纲要》的指导思想,着力培养学生的职业道德、职业技能和就业创业能力;坚持以服务为宗旨、以就业为导向、以能力为本位,推进职业院校课程标准和职业技能标准相衔接;紧密围绕护理职业高素质技能型人才的培养目标,根据现代护理专业的特点,对原有的课程体系进行有机重组,使之成为适应经济社会发展和科技进步要求的护理专业创新课程体系。

教材是体现教学内容和教学方法的知识载体,是把教学理念、教学宗旨等转化为具体教学现实的媒介,是实现专业培养目标和培养模式的重要工具,也是教学改革成果的结晶。因此,本系列改版教材的修订原则是把提高教学质量作为重点,尝试实行工学结合、校企合作、顶岗实习的人才培养模式。注重学思结合,注重知行统一,注重因材施教。倡导启发式、探究式、讨论式、参与式教学,帮助学生学会学习;激发学生的好奇心,培养学生的兴趣爱好,营造独立思考、自由探索的良好环境;坚持教育教学与生产劳动、社会实践相结合。

在教材编写的安排上,坚持以"必需、够用"为度;坚持体现教材的思想性、科学性、先进性、启发性和适用性原则;坚持以培养技术应用能力为主线设计教材的结构和内容。

在基础课程的设置中,重视与护理职业岗位对相关知识、技能需求的联系,淡化传统的学科体系,以多学科的综合为主,强调整体性和综合性,对不同学科的相关内容进行了融合与精简,使基础课程真正成为专业课程学习的先导。

在专业课程的设置中,则以培养解决临床问题的思路与技能为重点,教学内容力求体现先进性和前瞻性,并充分反映护理领域的新知识、新技术、新方法。

在内容文字的表达上,避免教材的学术著作化倾向,不追求面面俱到,注重循序渐进、深入浅出、图文并茂,以有利于学生的学习和发展,使之既与我国的国情相适应,又逐步与国际护理教育相接轨。

本系列改版教材包括《人体结构与功能》、《病原生物与免疫》、《医用化学》、《生物化学》、《护理药理学》、《病理学》等6门医学基础课程和《护理学基础》、《健康评估》、《内科护理》、《外科护理》、《儿科护理》、《妇产科护理》、《五官科护理》、《急重症护理》、《临床护理技能操作规程》、《社区护理》、《老年护理》、《康复护理》、《临床营养学》、《护理心理学》、《护理管理学》、《护理行为学》等16门专业课程;新编教材《护士礼仪》、《护理人文素养读本》等正在开发编写中。其中12门课程教材入选普通高等教育"十一五"国家级规划教材;22门课程教材于2007年列为上海市重点图书;其中另有多门主干课程教材分别在"十一五"期间被评为华东地区及主编所在地区的省级精品课程(重点)教材。

本系列改版教材供高职高专护理专业学生使用,其中的医学基础课程教材也可供其他相关医学专业学生使用。为了方便教学,本系列改版教材同期开发相关的电子教材(教案)、试题库以及实训(实验)指导等教辅资料与教材配套发行。

本系列改版教材的编写得到了各参编院校的大力支持与协助,编审委员会从各院校推荐的众多教师中认真遴选出学术造诣较深、教学经验丰富的教师担任主编和编委。其中多名主编、副主编及主审老师为教育部高职高专相关医学类教学指导委员会委员,并吸纳了一些临床医疗单位和相关医疗机构的专业人员加盟参编。这就在相当的程度上,为整体提高教材编写质量提供了充分的保证。各位编写人员克服了困难,按时圆满完成任务。在此谨向各参编院校的领导和各位参编老师表示由衷的感谢。

尽管我们已尽了最大努力,但由于时间仓促,水平和能力有限,本系列改版教材的不足之处在所难免,敬请有关专家和广大读者批评、指正,今后将根据师生和读者的反馈意见不断修订完善。

云 琳

2011 年 10 月

第 二 版 前 言

　　管理问题涉及社会生活中的各个领域,是一个非常重要的理论与实践问题。护理管理是医院管理的重要组成部分。护理管理学结合护理工作实践,以现代管理学科的理论原理为指导,吸收各家管理学派的特长,是一门促进护理工作现代化科学管理的学科。

　　本教材遵循护理教育教学改革的精神,根据"十二五"国家级规划教材以及护理学专业紧缺人才教材编写的有关要求,紧密结合护理专业教学和临床护理工作的实际组织编写,可供高职高专和应用型本科护理学专业教学使用,也可作为临床护理人员继续教育的教材和护理管理工作研究者的参考用书。

　　本教材共十三章,分别阐述了管理学与现代护理管理学,护理管理学的基本理论、方法及其发展,我国卫生系统的组织管理,护理管理中的计划工作、组织工作,护理工作的目标管理、质量管理,护理业务技术管理,医院感染控制与护理管理,护理资源管理以及临床护理教育管理,护理信息化管理与护理科研管理等,并设有专门章节阐述了护士长的管理与素质培养。每章之前设有学习目标,正文部分围绕学习目标展开论述;每章之后设有思考题,引导学生进行针对性练习,以巩固对本章所学知识重点内容的理解、掌握和应用。全书最后另附护理病历书写的质量标准和护理科研论文的撰写格式。

　　结合各单元的相关内容,本教材增设了一些简要、精练的知识链接,以利于学生的知识补充和进行扩展性自学。再版编写中注重应用适当的图表、案例与提示,努力通过直观形象的图表和贴近现实的案例揭示管理内涵,有助于学生加深对理论知识和实践应用的理解和掌握。本教材涵盖了护理学专业教学所必须掌握的知识点,内容充实、结构合理,保证了教材的科学性、思想性、实用性、创造性和可读性。

　　随着医学科学和医学科学技术的迅速发展,当下的护理管理已进入了一个全新的阶段。学习和应用护理管理学是提高医院护理管理水平和护理工作效率的关键,并对最终实现护理服务质量和整体护理水平的提高起到促进作用。在当今医疗卫生改革迅速发展的形势下,于护理管理中运用现代管理的理念、技术与方法以提高护理管理水平尤为重要。

　　作为有着多年从事临床医疗和医院管理经历的本教材编写团队,我们在教材再版之际力求为广大读者提供一个广阔的平台,提供最贴近临床护理实际的先进护理管理理念和管理学知识。值得一提的是,在再版编写过程中,我们参考和吸取了国内外有关教材、专著文献中的理论、观点和方法,借鉴美国JCI评审标准,希望对从事护理管理和护理管理研究工作的同仁有所裨益。借此向有关人员致以诚挚的敬意。

　　由于编者的水平和时间有限,书中不成熟之处在所难免,希望广大专家、同行和读者批评指正。

主编　赵德伟

2013 年 10 月 20 日

目　录

第一章　管理学与现代护理管理学

学习目标

1. 能正确解释管理、管理学、现代护理管理学的概念；
2. 能正确阐述管理的基本特征、护理管理的特点；
3. 能联系实例叙述管理的五大基本职能及其在护理管理中的运用；
4. 能举例说明科学管理在护理管理中的作用、管理理论的发展阶段及理论要点。

管理学是一门系统研究管理过程的应用学科,其在历史上的作用已得到社会的公认和人们的重视。管理、科学、技术是现代文明的三鼎足。护理管理学作为管理学的分支学科,是在系统学习管理学的基本理论、方法和技术的前提下,结合护理管理的特点加以研究和学习,目的是使护理管理更趋专业化、效益化,使"保持生命、减轻痛苦、促进健康"的护理工作达到最佳程度。学习护理管理学,目的是应用管理理论于护理实践中。因此,首先要理解一般管理学的基本概念和相关内容。

第一节　管理学概论

管理是人类社会活动的重要组成部分,随着社会的发展,人们越来越需要通过管理来协调个人活动,实现组织的目标。因此,要保证组织的高效率的运作,就必须进行有效的管理。

一、管理、管理学与护理管理

1. 管理的概念　管理是人类追求生存、发展和进步的一种途径和手段。没有管理,人们的共同活动便没有组织、没有秩序,共同的目的便无法达到。

管理自古有之,关于管理的概念,近现代以来,不同的管理学派从不同的角度提出了不同的定义。因为每个人的出发点不一样,看问题的方法不一样,强调的重点不一样,加上个人的经历不同、地位不同,所以很难得出一个共同的看法。在管理学发展过程中,许多管理学家也都提出了自己的见解。

科学管理之父泰勒(F. W. Taylor)对管理的解释是:"管理是确切知道要干什么,并使人们用最好、最经济的方法去干。"

与泰勒同一时期的经营管理理论的创始人法约尔(Henri Fayol)认为:"管理就是计划、组织、协调和控制。"

当代管理过程派的代表美国管理学家哈罗德·孔茨(Harold Koontz)认为:"管理就是设

计和维持一种环境,使集体工作的人们能够有效地完成既定目标的过程。"

综合前人的研究,我们认为管理的概念可定义为:管理是根据一定的内外环境条件,通过科学的预测制定组织目标,并运用计划、组织、领导、控制等职能,对人、财、物、时间、信息等资源优化组合、充分利用,从而高效益地实现组织目标的活动过程(图1-1)。

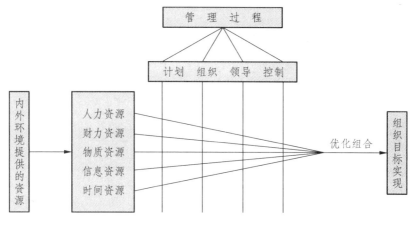

图1-1 管理概念图解

管理的定义包含以下几层含义:

(1) 管理是一项有意识、有目的的活动 管理不是无目的、无的放矢的活动,而是有着明确的目的性的。管理的目的是隶属和服务于具有特定使命和目标的组织,而不是来源和决定于管理机构或管理人员自身。管理不具有自己的目标,不能为管理而进行管理,而只能使管理服务于组织目标的实现。组织的目标是一个组织力图达到的一个未来的结果,组织人员的一个共同目标就是创造盈余。任何没有目的的行为不能称为管理行为。

(2) 管理的本质是活动或过程 管理的过程是由一系列相互关联、连续进行的工作活动构成的。这些工作活动包括计划、组织、人事、领导、控制等,它们称为管理的基本职能。

(3) 管理工作的有效性 任何组织的活动都要充分利用资源满足消费者的需要,从效率和效益两方面去实现组织的目标。效率是有效地将其投入的资源转化为能取得最大成果的产出。效益是确保组织所提供的产出能切实地符合消费者的需要。管理的任务就是获取、开发和利用各种资源来确保组织效率和效益双重目标的实现。

(4) 管理的载体是组织 组织是对完成特定使命的人们的系统性安排。管理总是存在于一定的组织中,组织与管理是相互依存、不可分割的两个概念,广义的组织包括企事业单位、国家机关、政治党派、社会团体以及宗教组织等,管理适用于一切组织。

(5) 管理工作的环境条件 环境包括企业的外部环境和内部资源。外部环境主要是社会的、政治的、经济的、法律的环境;内部资源主要是人、财、物、信息等资源。环境既提供了机遇和机会,也构成了挑战和威胁,管理工作必须将所服务的组织看作是一个开放的系统,不断地与外部环境发生相互的影响和作用。正视环境的存在,一方面要求组织为优良的社会物质环境和文化环境尽其"社会责任";另一方面,管理的理念和方法必须因环境条件的不同而随机应变,没有一种在任何情况下都能奏效的、通用的、万能的管理理念和方法。审时度势、因势利导、灵活应变对成功至关重要。

2. 管理学　在人类历史上,自从有了有组织的活动,就有了管理活动,管理活动与人类历史一样悠久,但是把管理作为一门学科进行系统的研究,还是19世纪末、20世纪初的事情。随着社会的发展、科学技术的进步、管理活动的日益丰富,人们逐步认识到,在社会的各种组织中,管理活动都存在着一定的规律性。因此,人们运用科学方法整理出有关管理的一般原理、理论、方法和技术的知识,以反映管理的规律性、科学性、系统性,即管理科学。

具体而言,管理学可定义为是一门系统研究管理过程的普遍规律、基本原理和一般方法的科学,是自然科学和社会科学相交叉而产生的一门边缘学科。管理学的基本原理、理论、技术和方法,适用于各行业、各种不同组织的管理活动。运用条理有序的管理学知识,管理人员会把管理工作完成得更好。因此,学习护理管理学,必须学习一般管理学的基础知识。

与其他学科相比,管理学不仅是一门具有规范意义的理论学科,而且还是一门对管理实践具有直接指导意义的科学。因而具有实践性、综合性、社会性、广泛性的特点。

(1) 实践性　管理学的理论直接来源于管理的实践活动,并直接为管理实践活动提供指导。管理学是通过对众多管理实践活动进行深入细致的研究分析、归纳推理而总结形成理论的科学。

(2) 综合性　管理活动,除了受到生产力、生产关系、上层建筑等因素的影响外,还受到自然、心理甚至情感等因素的干扰。要做好管理工作,提高管理的效率和效益,管理者必须充分考虑组织内外存在的各种影响因素。一方面,掌握多学科的知识,如社会学、心理学、行为学、政治经济学等理论知识;另一方面,要学会综合运用现代自然科学、社会科学的理论方法,分析解决社会发展给管理活动带来的各种复杂性难题。

(3) 社会性　管理学研究的是管理活动中的各种关系及其一般规律。在管理活动中,人既是管理的主体,也是管理的客体。人是社会群体的组成部分,组织是社会系统的子系统,组织中的人际关系与管理活动的有效性关系是管理学研究的重点内容,这就决定了管理学必须带有很强的社会性特征。

(4) 广泛性　管理学是一门研究管理活动基本规律与方法的综合性应用学科,管理学发展到今天,已经形成一个庞大的管理学的谱系,几乎每一个专门领域都已经形成了专有的管理学。例如,为企业经营要求而形成的企业管理学,为医院护理管理服务而形成的护理管理学,为工程建设服务而形成的工程管理学等。可以说,管理的普遍性决定了管理学研究内容的广泛性。

3. 现代管理学　现代管理理论是在第二次世界大战结束后,在社会学、一般系统论,以及多种现代科学方法和技术广泛引入管理学领域的背景下,一大批跨学科学者在比较成熟的古典管理理论和行为科学理论的基础上兴起的"管理理论的丛林"。

概括地说:现代管理学是在总结管理发展历史经验的基础上,综合运用现代社会科学、自然科学和技术科学的理论、方法,去研究现代条件下管理活动的基本规律和一般方法的科学。

知识链接

古典管理理论

古典管理理论是指19世纪末、20世纪初在美国、法国、德国等西方国家形成的有一定科学依据的管理理论。其代表人物主要有泰勒、法约尔和韦伯,分别反映了当时管理理论发展的三个重要方面,即"科学管理理论"、"一般管理理论"和"行政管理理论"。尽管这些古典管理理论的表现形式各不相同,但其实质都是采用了当时所掌握的科学方法和手段对管理过程、职能和方法进行探讨和实验,进而确定管理理论、原则和方法。这些理论成为现代管理学的先驱,对现代管理思想有很大的影响。

管理理论丛林

现代管理理论是一个知识体系,是许多学者和管理学家从不同背景、不同角度、用不同方法对现代管理问题进行研究,所形成的不同学派的"学科群"。美国著名管理学家哈罗德·孔茨在20世纪60年代对现代管理理论中的各种学派加以分类,并发表了《管理理论的丛林》的论文,概括出6个有代表性的现代管理理论学派,分别是:管理过程学派、经验或案例学派、人类行为学派、社会系统学派、决策理论学派和数理学派。

现代管理理论强调要用系统理论和系统分析的方法来指导管理活动。首先,重视人的因素,注重人的社会性,探讨如何在一定条件下最大可能地满足人们的需要,以保证全体成员齐心协力地为完成组织目标而自觉做出贡献。其次,重视非正式组织的作用,发挥其积极作用,以利于组织目标的实现,强调要及时、有效地使用信息,促使管理的现代化,强调用科学方法进行预测,保证管理活动顺利进行。再次,重视理论联系实际,按客观规律办事,强调效率与效果的统一。最终,重视权利的集中,强调管理人员要不断提高自身素质,使管理活动有效地开展,以实现管理的最终目的。

二、管理的基本特征

特征一般是指一事物区别于其他事物的特有的显著征象和标志。一般认为,管理学具有以下特征。

1. 管理的二重性 管理的二重性是指管理具有自然属性和社会属性。

管理的自然属性是指管理所具有的有效指挥共同劳动,组织社会生产力的特性。它反映了社会化大生产过程中协同劳动本身的要求,这种功能不以社会制度、社会关系为转移。

管理的社会属性是指管理所具有的监督劳动,维护生产关系的特性。它反映了一定社会形态中生产资料占有者的意志,是为一定的经济基础服务的,因此必然受到一定的社会制度和生产关系的影响和制约。

管理的二重性是相互联系、相互制约的。一方面,管理的自然属性不可能孤立存在,它总是存在于一定的社会制度、生产关系中;同时,管理的社会属性也不可能脱离管理的自然属性而存在,否则,管理的社会属性就成为没有内容的形式;另一方面,管理的二重性又是相互制约的。管理的自然属性要求具有一定社会属性的组织形式和生产关系与其相适应;同时,管理的社会属性也必然对管理方法和技术产生影响。

2. 管理的目的性　管理是人类一种有意识、有目的的活动,因此它有一定的目的性。在实际工作中管理的目的常常具体表现为管理目标,它既是管理的出发点和归宿,也是指导和评价管理活动的基本指标。因此,所有的管理活动都必须把制定管理目标作为首要任务。

3. 管理的综合性　管理学是综合运用现代自然科学、技术科学、社会科学等理论和方法,研究科学、技术、经济、教育和管理等方面之间的内在联系及发展规律,并为它们的发展提供最优方案和决策的科学。

任何管理活动都要受多种因素的影响,并通过综合解决管理过程中各种复杂矛盾,达到系统的协调和管理目标的实现,这就是管理的综合性。它决定了管理科学研究的复杂性和边缘性。只有运用包括自然科学和社会科学在内的知识,从各个不同的角度对管理活动进行综合的研究,才能正确认识和把握管理规律,并提出普遍适用、行之有效的管理原则和措施。

4. 管理的人本性　人是管理活动的决定因素,任何管理都要以人为中心,把提高人的素质,处理人际关系,满足人的需求,调动人的主动性、积极性、创造性放在首位。这就是管理的人本性。管理的人本性不仅要求管理者在管理中坚持人本原理,而且要求管理者在管理理论的研究中,也要贯彻以人为本,把对人的研究作为管理理论研究的重要内容之一。

5. 管理的创新性　管理不但是进行共同劳动和社会化大生产的必要条件,而且其本身就是一种劳动。这种劳动不仅参与创造价值,而且能够推动社会生产力的发展。当然,管理的创新特征的真正含义在于管理本身就是一种不断变革、不断创新的社会活动。通过管理的创新,既可以推动社会和经济的发展,又可以在一定的条件下,创造新的生产力。

6. 管理的科学性和艺术性　管理的科学性表现在管理活动的过程可以通过管理活动的结果来衡量,同时它具有行之有效的研究方法和研究步骤来分析问题、解决问题。由于影响管理的因素是复杂多样的,进行管理不仅需要建立相对稳定的规章制度、科学原则,运用能解决规律性问题的科学方法,而且还要有随机应变的能力和灵活发挥的艺术。管理的艺术性强调管理的实践性,表现在一切管理活动都应当具有创造性,它需要有一系列根据实际情况行事的经验、诀窍和方式、方法。管理没有一成不变的模式,在不同的环境中,管理者处理同样的问题必须采取不同的方法进行协调权衡,才能取得满意的效果,这种获得最大收效的协调能力,正是管理艺术性的本质体现。

管理的科学性与艺术性是统一的,科学性是艺术性的基础,艺术性是科学性的发挥。最富有成效的管理艺术性来源于丰富的实践经验和对管理原理精髓的深刻把握。

7. 管理的普遍性　管理的普遍性表现在管理活动涉及范围的广泛性,从人类为生存而进行集体活动的分工与合作开始,到现代的社会活动、家庭活动以及各种组织活动等无不与管理密切相关。管理不仅适用于企业,也同样适用于政府、机关、医院、学校等公共事业单位,没有管理,任何组织将一事无成。

三、管理的主要职能

管理的主要职能是指管理过程中各项活动的基本功能,是管理原则、管理方法的具体体现。对于管理的职能,不同管理学派的认识有所不同,但基本上是对决策、计划、组织、用人、指导、指挥、领导、协调、沟通、激励、监督、检查、控制、创新等功能的不同组合而已。总的来说,管理学家对计划、组织、控制三项职能意见比较一致,而对其他职能的划分则各持己见。现代大多数学者倾向于把管理过程划分为五大职能,即计划、组织、人员管理、领导、控制。

1. 计划职能 计划是指为实现组织的目标而对未来活动进行规划和安排的工作过程,是管理职能中的最基本的职能,其他职能都是围绕计划职能进行的。计划职能中包含 3 个具体职能:

(1)计划制订职能 指确定组织的行动目标和程序的职能,其主要任务是制订书面形式的计划,如制订护理部年度工作计划。

(2)预测职能 指通过预测事物未来发展的动态、趋势和可能的结果,提出拟采取的尽可能多的可行性方案。

(3)决策职能 指对多种计划方案进行优选,择其最优者予以执行的职能。决策是计划的核心,它决定未来要做什么(what),为什么做(why),何时做(when),何地做(where),谁去做(who)和怎样去做(how)。

科学的计划工作,主要是正确地规定未来的发展,以目标为中心有效地利用现有的资源,以期获得最佳的经济效益和社会效益。

2. 组织职能 组织职能是指组织必要的人力和其他资源去执行既定的计划,以实现管理目标的一种功能。组织的具体职能包括如下。

(1)建立组织结构的职能 即按照组织目标的要求和组织的实际情况,建立合理的组织结构,对人员进行权责分工和角色定位。如在护理队伍中对不同职称的护理人员进行权责分工,合理安排与职称相对应的工作,并规定各级职称护士的协调关系。

(2)理顺组织关系的职能 指根据组织运行和实现管理目标的要求,对组织进行分层、分权,并理顺关系等。

组织职能是组织最重要的管理职能之一,是实行人员配备、领导、控制等职能的前提。

3. 人事职能 人事职能也称为人力资源管理,是为了保证组织目标的实现,对组织结构所规定的不同岗位所需要的人员进行恰当而有效的选择、考评、培养和使用。其包括:

(1)管理人员的选拔和聘任 管理人员是组织人力资源中最重要的资源,选择合适的管理人员是人力资源管理中的首要任务,其目的是为了能更好地胜任在组织机构中所规定的各项职务。

(2)员工的招聘、使用和培训 如护理部必须参与护理人员的考核、招聘、各种培训与合理使用。

人事职能与管理的其他职能有着密切的关系,直接影响到组织目标是否能实现。

4. 领导职能 领导职能是指领导者带领和指导组织成员完成组织任务,实现组织目标的职能。其目的在于使个体和群体能够自觉自愿而有信心地为实现组织既定目标而努力。为了使领导工作卓有成效,就需要有权威的领导者进行领导,指导人们的行为,沟通人们之间的信息,增进相互理解,统一人们的思想和行为,激励每个成员自觉地为实现组织目标而共同努力。总之,领导职能是指导和协调组织中的人,是最能体现管理者艺术性的职能。

5. 控制职能 控制是按既定目标和标准对组织的活动进行监督、检查,发现偏差即采取纠正措施,使工作能按原定计划进行,或适当调整计划以达到预期目的。控制工作是一个延续不断的反复运行的过程,其目的在于保证组织的实际活动及其成果同预期目标一致。简言之,控制的实质就是使实践活动符合计划,它是管理过程中不可或缺的一种职能,可以确保组织向其目标迈进。在现代管理活动中,控制既是管理循环的终点,又是新一轮管理循环的起点。

知识链接

协调

有的管理学家认为协调也是一项单独的管理职能。但更多的管理权威认为:协调是管理的本质或核心,因为把各个成员的力量协调起来,以完成集体目标是管理的宗旨。通过协调,可以使每个员工清楚知道自己应如何工作,才能对组织目标的实现做出最大的贡献。每一项管理职能都是为了促进协调,管理就是为了协调生产力各要素之间的关系,协调各个部门之间、各项工作之间的关系。

组织管理职能的实施是一个周而复始的循环过程,计划、组织、人事、领导、控制这几项职能在具体的管理实践活动中的次序不是一成不变的,多项职能常同时进行,既相互联系、相互影响,又互为条件,构成统一的有机整体,共同发挥管理作用(图1-2)。

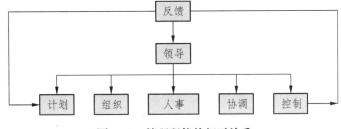

图1-2 管理职能的相互关系

四、管理的基本要素

管理的基本要素指的是参加管理活动的构成因素或组成部分,对于现代管理的基本要素有不同的划分方法。一般认为,包括8个方面,在管理手段上有结构、法和人;在管理对象或内容上有人、财、物、信息和时间资源。

1. 管理手段方面 管理手段是管理活动中的主体部分,内容如下:

(1) **管理的结构** 是指将管理对象结构成系统,组成合理的体制和机构,并把完成业务活动所必需的职权授予下属和规定各种协调沟通关系,这是管理的必要手段,是管理的基础条件。系统的结构决定系统的性能和功效,结构组成的合理与否很大程度上影响着管理的功效。比如,把医院数百名护理人员组成纵向和横向合理分工的有效协作的护理组织系统,使每一个护理人员均有合适的岗位和明确的职责任务,是组织大家共同完成医院护理任务的重要手段。

(2) **管理的法** 是指通过管理法规和各种各样的方法进行管理。法规包括法律、法令、政策、条例、规章制度等。管理方法也是贯彻管理思想、实现组织目标的工具,常用的有:行政方法、经济方法、教育方法、数量分析方法等。在管理中,法可以保证组织正常运转和发挥功效。

（3）人 是指处于管理岗位上的人,即管理者。管理者能使用相应的管理方法,如行政方法、经济方法、教育方法等,结合专业发展对整个系统或组织进行有效的管理。

行政方法、经济方法、教育方法、数量分析方法的定义

　　行政方法:指在一定的组织内部,以组织的行政权力为依据,运用行政手段,按照行政隶属关系来执行管理职能、实施管理的一种方法。行政管理方法以组织权力为基础,以服从为原则,上级对下级发出命令时,下级必须坚决执行,不得讨价还价。

　　经济方法:指以人们的物质利益的需要为基础,按照客观经济规律的要求,运用各种物质利益手段来执行管理职能、实现管理目标的方法。经济方法具有多方面的积极意义,但也有一定的局限性,管理者在具体管理实践中,要避免出现"一切向钱看"的倾向。

　　教育方法:是按照一定的目的、要求对受教育者从德、智、体等方面施加影响,使受教育者改变行为的一种有计划的行为。教育方法不是万能的,但缺少教育的管理也是不可取的。教育方法是提高管理效率、增强组织凝聚力、调动员工积极性的重要方法。

　　数量分析方法:是建立在现代系统论、信息论、控制论等科学基础上的一系列数量分析、决策方法。目前,这种方法在现代管理中运用得越来越广泛,运用得当,可以提高管理的科学性,决策的准确性。

　　2. 管理对象方面 管理对象是指管理过程中管理者所作用的对象,是管理的客体。主要有以下一些。

　　（1）人力资源 包括被管理的生产人员、技术人员、下属管理人员以及他们的体力、智力、道德修养等方面的资源。人力资源是最重要的资源,一个组织的人力资源的开发利用直接关系该组织的发展与存亡。人力资源管理不仅要求以人为本,而且要求积极进行员工的培训和教育,不断提高员工的素质和才能,发挥员工的潜能,真正做到人尽其才,才尽其用。

　　（2）财力资源 指组织的经济和财务,是一个组织在一定时期内所掌握和能支配的物质资料的价值体现。一个组织对财力资源的运用效率直接决定着组织内其他资源使用的效率,对财务的管理,应遵循经济规律,使资金的使用能保证管理计划的完成,有效的财务管理在于使用尽可能少的资金创造尽可能多的财富。

　　（3）物力资源 指组织的有形资产和无形资产的总称,包括组织的设备、材料、能源、技术等。物力资源管理要遵循事物发展规律,根据组织目标和实际情况,对各种物力资源进行合理配置和最佳组合利用,注意开源节流,物尽其用。

　　（4）时间资源 时间是一种特殊的、珍贵的、有价值的无形资源,对于时间的管理要具有清晰的时间成本-效益概念,要善于管理时间和安排时间,争取做到在最短的时间内完成更多的工作,创造更多的财富,时间就是金钱。

　　（5）信息资源 主要包括管理活动中的各种数据、资料、情报等。信息管理就是根据实现组织目标的要求,建立完善高效的信息系统,保证各个管理层次和组织各环节互相沟通和联络,提供组织需要的各种信息。

第二节　管理理论的形成与发展

管理起源于人类社会的共同劳动,是伴随人类生产劳动的分工和协作的出现而产生的。随着人类生产技术的不断发展和进步,人类的管理知识和实践也不断得到充实和创新。管理理论的发展,大致可分为 4 个阶段,即管理思想的早期和萌芽阶段、古典管理理论阶段、行为科学理论阶段和现代管理理论阶段。

一、管理思想的萌芽阶段

自从有了人类,就有了分工协作和组织管理工作。原始人在涉猎时需要由一群人来合作进行,有的人举火把,有的人挖掘陷阱,有的人担任射杀任务,有的人在捕获猎物后进行分配等,这些活动都需要组织起来协调进行,实际上这就是管理活动,尽管当时生产力低下,但是也出现了严密的组织和管理,在古埃及、古巴比伦、古中国的古代书籍中已提到了诸如计划、辅助人员、分工、控制及领导等有关的概念。埃及的金字塔和中国的万里长城是闻名于世的建筑奇迹,其规模的宏伟就足以证明古代人类管理和组织劳动的能力。但是,一直到 18 世纪,由于生产力增长十分缓慢,主要以家庭为单位的庄园式的自给自足农村经济和作坊式的手工业,使家长在从事生产活动的同时只进行简单的管理工作。因此,虽有管理活动和管理实践,但无法形成系统的管理思想。

18 世纪 60 年代后,以英国为代表的西方国家,开始了第一次产业革命,生产力有了很大的发展。随着工业革命的到来,资本主义的机器大工业代替了以手工技术为基础的工场手工业,机器的大量使用使手工作坊向工厂发展,大量的工人在一起从事生产活动,社会生产力大大提高。同时,工厂的发展也带来了一系列的新问题。例如,在专业化生产的条件下,许多工人彼此之间如何协调工作,工人与机器之间、机器与机器之间如何配合,怎样对工人进行培训、激励和管理等。在这样的背景下,管理工作中的计划、组织、控制等职能逐渐形成,同时专门从事管理工作的管理人员从工人中逐渐分离出来,在实践的基础上开始形成管理思想,同期出版的许多著作中也开始探讨管理思想。例如,理查·阿克莱特的科学管理实践,亚当·斯密的劳动分工观点和经济人观点等。

总之,产业革命前后到 19 世纪,是管理思想发展中的一个重要时期,管理思想的许多方面,在这一时期有较大的发展,虽然未能形成一门管理的科学,但为以后古典管理理论的形成作了准备。

二、古典管理理论阶段

古典管理理论阶段是从 19 世纪末到 20 世纪 30 年代。其管理学观点注重管理的科学性、法理性、纪律性和精确性,主要从静态的观点分析管理活动的一般规律,其代表理论包括泰勒的科学管理理论、法约尔的一般行政理论和韦伯的行政组织理论。

1. 泰勒的科学管理理论　弗雷德里克·泰勒(F. W. Taylor, 1856 - 1915)出生于美国费城一个富裕的律师家庭,中学毕业后考入哈佛大学,后因眼疾辍学。泰勒年幼时就爱好科学研究和实验,对任何事情都想找出一种最好的方法。1878年,他进入费城的米德维尔钢铁厂当机械工人,先后被提拔为车间管理员、技师、小组长、工长、维修工长、制作部主任,并于1884年被提升为总工程师。1906年担任了美国机械工程师学会主席。在米德维尔钢铁厂的实践中,他感到企业管理当局不懂得用科学的方法来进行管理,不懂得各种因素对劳动生产率的影响,这些大大影响了劳动生产率的提高。为了改进管理,他开始在钢厂进行实验,系统地研究和分析工人的操作方法和劳动所花的时间。在此基础上逐步形成后来被称为"科学管理"或"泰勒制"的管理理论和制度。泰勒被后人称为"科学管理之父"。这个称号被刻在他的墓碑上。泰勒的主要著作有《计件工资制》、《工厂管理》和《科学管理的原理和方法》等。

科学管理理论的主要内容如下。

(1)中心问题是提高劳动生产率 为了科学地制订工作定额,首先要进行时间和动作研究。把工人的操作分解成基本动作,再对尽可能多的工人测定完成这些基本动作所需的时间。同时选定最适用的工具、机器,决定最适当的操作程序,消除错误的动作和不必要的动作,得出最有效的操作方法,作为标准。然后,累计完成这些基本动作的时间,加上必要的休息时间和其他延误时间,就可以得到完成这些操作的标准时间。由此来制订"合理的日工作量"。

知识链接

搬运生铁块实验

泰勒在伯利恒钢铁公司进行了有名的"搬运生铁块实验"。该公司有75名工人负责把92磅重的生铁块搬运30米的距离装到铁路货车上,他们每天平均搬运12.5吨,日工资1.15美元。泰勒找了一名工人进行试验,试验各种搬运姿势、行走的速度、持握的位置对搬运量的影响,多长的休息时间为好。经过分析,确定了装运生铁块的最佳方法和适当的休息时间,使每个工人的日搬运量达到47~48吨。同时,工人的工资收入也有了提高,日工资达到了1.85美元。

---

(2)标准化原理 即要求工人在工作中采用标准的操作方法,使用标准化的工具、机械和材料,并使作业环境标准化来提高劳动生产率。

知识链接

铁锹实验

泰勒在伯利恒钢铁公司做过另一项著名的"铁锹实验"。当时公司的铲运工人拿着自己家的铁锹上班,这些铁锹各式各样,大小不等。堆料场里的物料有铁矿石、煤粉、焦炭等,每个工人的日工作量为16吨。泰勒经过观察,发现由于物料的密度不一样,一铁锹的负载就大不一样,如果是铁矿石的话,一铁锹有38磅;如果是煤粉,一铁锹只有3.5磅。到底一铁锹多大的负载才是最好的?经过试验最后确定一铁锹21磅对工人是最适宜的。又进一步研究了为达到这一标准负载,适用于每种物料的各种铁锹的形状和规格。这样就大大提高了工作效率,平均每人每日的操作量提高到59吨,堆料场的工人从400~600人降到了仅需140人,工人的日工资从1.15美元提高到1.88美元。

（3）必须为工作挑选第一流的工人　为了提高劳动生产率，泰勒认为必须挑选"第一流的工人"去工作。所谓"第一流的工人"，是指该工人的能力最适合做这种工作，并且愿意去做。要根据每个人不同的能力，把他们分配到相应的工作岗位上，并进行培训，教会他们科学的工作方法，使他们成为一流的工人，激励他们努力工作。

（4）实行差别计件付酬制　付酬制度合理与否与工人的积极性有很大的关系。计时付酬，体现不出工人劳动的数量。计件工资虽是按工人的劳动数量付酬，但工人怕一旦提高了劳动效率后，雇主再降低工资率，这等于增加了劳动强度。

泰勒提出了新的付酬制度。首先要科学地制订工作定额，然后实行差别计件工资制来鼓励工人完成或超额完成工作定额。如果工人完成或超额完成定额，则定额内的部分连同超额部分都按比正常单价高25％计酬。如果工人完不成定额，则按比正常单价低20％计酬。泰勒认为这样做会大大提高工人的积极性，从而大大提高劳动生产率。

（5）变经验工作法为科学工作法　泰勒认为应该用科学的工作方法取代经验工作法。泰勒主张明确划分计划职能和执行职能，由管理部门来进行时间和动作研究，制订科学的工作定额和标准化的操作方法，选用工具，拟订计划和发布指示、命令，把实际的执行情况与标准相比较并进行控制，由工人执行。这样做，科学的工作方法才能采用和实施。

（6）工人和雇主都要进行精神革命　"对雇主和工人在相互关系和相互的职务与责任方面的精神态度实行根本性的革命"。通过劳资双方互相协作来提高劳动生产率，对双方都有利，工人可以得到工资的提高，雇主可以降低成本。泰勒论述道："劳资双方在科学管理中所发生的精神革命是，双方都不把盈余的分配看成头等大事，而把注意力转移到增加盈余的量上来，直到盈余大到这样的程度，以致不必为任何分配而进行争吵……他们共同努力所创造的盈余，足够给工人大量增加工资，并同样给雇主大量增加利润。"

（7）实行职能工长制　在传统的组织机构中，一个工长为了圆满地履行他的职责，必须具备以下几种素质：智能、教养、专门的或技术性的知识、敏捷有力、才能、精力、坚韧刚毅、正直、判断力、健康。但是一般人很难完全具备这些素质，而只能具备少数几种。这样，为了使工长能有效地履行他的职责，就必须把管理的工作细分，使所有的工长只承担一种管理职能。

知识链接

职能工长制

　　泰勒实际用了8个职能工长，代替原来的一个工长。后来的事实表明，一个工人同时接受几个职能工长的多头领导，容易引起混乱，所以，这种职能工长制没有得到推广。但是，这种职能管理的思想为以后职能部门的建立和管理的专业化提供了参考。

（8）在管理控制上实行例外原则　例外原则就是企业的高级管理人员把一般的日常事务授权给下级管理人员去处理，而自己只保留对例外事项（即重要事项）的决策权和监督权，如有关企业重大政策的决定和重要人事的任免等。泰勒提出的这种以例外原则为依据的管理控制原则，以后发展成为管理上的分权化原则和实行事业部制等管理体制。

科学管理理论的其他代表人物

1. 亨利·甘特 亨利·甘特是美国管理学家、机械工程师,是泰勒在米德维尔钢铁公司和伯利恒钢铁公司的亲密合作者。他与泰勒合作,通过调查研究来科学地提高工人的劳动生产率,发展了泰勒的某些思想。他的主要贡献有:进一步发展了泰勒的计件工资制,提出了"计件奖励工资制";发明了表示生产计划进度的"甘特图";强调对工人进行培训;提倡工业民主,注重管理的人性化。

2. 弗兰克·吉尔布雷斯和莉莲·吉尔布雷斯 他们于 1912 年聆听了泰勒的演讲后,成为泰勒的追随者。他们长期从事动作研究与疲劳研究,力图精简动作,降低疲劳,提高生产率。因其在动作研究上的成果,被后人誉为"动作研究之父"。

弗·吉尔布雷斯毕生致力于提高效率,用减少劳动中不必要的动作来提高效率。他在研究砌砖动作时,把砌外墙砖的动作从 18 个减少到 4 个,砌内墙砖的动作从 18 个减少到 2 个。开发出一种新的堆放砖的方法,利用专门设计的脚手架减少弯腰动作;调配灰浆的浓度,减少工人平放砖后用泥刀去敲砖的动作。

吉尔布雷斯夫妇首先使用摄影的方法来记录和分析工人的动作,寻找出合理的最佳动作,纠正在操作中的多余动作,来提高工作效率。他们设计出一套称为基本动作元素的体系来标识手的 17 种基本动作,研究起来更精确。

2. 法约尔的一般行政理论 法约尔(Henry Fayol,1841－1925),法国工业家,西方古典管理理论在法国的最杰出代表。1860－1918 年,法约尔分别担任一家煤矿的技术人员、矿长和总经理,通过自己的管理实践和对管理过程的研究创立了管理过程理论。由于法约尔长期担任公司的总经理,其所处地位使所研究的对象与泰勒有很大不同。泰勒侧重于车间、工厂的生产管理研究,而法约尔着重于企业全面经营管理的研究,研究企业管理者干什么以及怎样干才能干好等更一般的管理问题,即注重于对协调组织内部各项活动的基本原则的研究。后人称他为"管理过程理论之父"。亨利·法约尔的主要著作有《工业管理和一般管理》、《管理的一般原则》等。

一般管理理论的主要内容如下:

(1)企业的基本活动 法约尔指出任何企业的经营包括 6 种基本活动,管理只是其中之一,这 6 种基本活动是:技术活动、商业活动、财务活动、会计活动、安全活动和管理性活动。

法约尔经过分析后发现,工人主要要求的是技术能力。随着在组织层次中职位的提高,人员的技术能力的重要性降低,对管理能力的要求逐渐加大。随着企业规模的扩大,管理能力显得越来越重要。

(2)管理活动的五大要素 法约尔首次把管理活动划分为计划、组织、指挥、协调和控制 5 大要素。指出:"计划就是探索未来和制定行动方案;组织就是建立企业的物质和社会的双重结构;指挥就是使其人员发挥作用;协调就是连接、联合、调和所有的活动和力量;控制就是注意一切是否按已制定的规章和下达的命令进行。"管理活动不是经理或领导人个人的责任,是由领导人和全体组织成员共同分工承担的。

(3)管理的原则 法约尔在他的《工业管理和一般管理》一书中首先提出了一般管理的 14 条原则。即分工原则、权力与责任原则、纪律原则、统一指挥原则、统一领导原则、个人利益服从集体利益原则、合理的报酬原则、适当的集权与分权原则、等级链原则、秩序原则、公平原则、保持人员稳定原则、首创精神原则和团队精神原则。

知识链接

一般管理的 14 条原则

1. **分工**　在技术工作和管理工作中进行专业化分工可以提高效率。

2. **权力与责任**　权力是指"指挥他人的权以及促使他人服从的力"。在行使权力的同时,必须承担相应的责任,不能出现有权无责和有责无权的现象。

3. **纪律**　纪律是企业领导人同下属人员之间在服从、勤勉、积极、举止和尊敬方面所达成的一种协议。组织内所有成员都要通过各方达成的协议对自己在组织内的行为进行控制。

4. **统一指挥**　无论何时,组织内每一个人只能服从一个上级并接受他的命令。

5. **统一领导**　凡具有相同目标的活动,只能有一个领导,一个计划。

6. **个人利益服从集体利益**　集体的目标必须包含员工个人的目标,但个人和小集体的利益不能超越组织的利益。当两者矛盾时,要尽量协调,使其一致。

7. **合理的报酬**　工资制度应当公平,应为企业的雇员和雇主提供最大可能的满足。

8. **适当的集权与分权**　提高下属重要性的做法就是分权,降低这种重要性的做法就是集权。要根据企业的性质、条件和环境、成员的素质来恰当地决定集权和分权的程度。当企业的实际情况发生变化时,要适时改变集权和分权的程度。

9. **等级链**　为了保证组织统一指挥,从最高一级到最低一级有一条明确的等级链是必要的,不能轻易违背等级链,请示要逐级进行,指令也要逐级下达。有时这样做会产生信息延误现象,为此法约尔设计了一种"跳板",也称"法约尔桥"。

10. **秩序**　设备、工具要排列有序,每个成员都有自己确定的位置,都在各自的岗位上发挥作用。

11. **公平**　当上级能仁厚和公正地对待下属时,下属必将对他忠诚和尽力。

12. **保持人员稳定**　经过长时间的实践后,一个人方能有效地从事某项工作。因此人员的经常调动,将使工作收不到良好的效果。任何组织都要保持稳定的员工队伍,鼓励员工长期为组织服务。

13. **首创精神**　首创精神是创立和推行一项计划的动力。领导者要有首创精神,还要鼓励全体成员发挥其首创精神。

14. **团队精神**　注意保持和维护集体中人与人之间团结、和谐、协作的关系,这是企业发展的巨大力量。

---

3. 韦伯的行政组织理论　马克斯·韦伯(Max Weber，1864-1920),德国古典管理理论的代表人物,先后任经济学教授、社会学教授,担任过政府顾问、编辑和作家等,他对社会学、经济学、政治和宗教都有广泛的兴趣,提出过许多新的观点和思想。韦伯最早提出了一套较完整的行政组织体系理论,作为"古典组织理论"的创始人,他被称为"组织理论之父"。韦伯的主要著作有《经济和社会》、《社会和经济组织的理论》等。

理想的行政组织体系的主要内容如下:

韦伯认为任何组织都必须有某种形式的权力作为基础。有 3 种纯粹形式的权力:理性-合法的权力、传统的权力和超凡的权力。传统权力是靠世袭得来而非靠能力,超凡权力过于带有感性色彩和非理性，只有理性-合法权力才能作为理想组织结构的基础。

这种理想组织模式的特点如下：

（1）明确分工　把组织内的所有工作分解，有明确的分工，明确规定每个职位的权力和责任。

（2）权力体系　各种职位按权力等级排列，下级人员要服从上一级人员的指挥和领导。

（3）人员的考评和教育　人员的任用完全根据职务的要求，通过正式考评和教育、训练来实行。

（4）职业管理人员　管理人员有固定的薪金和明文规定的晋升制度，是一种职业管理人员，而不是组织的所有者。

（5）遵守规则和纪律　组织中包括管理人员在内，所有成员必须严格遵守组织的规则和纪律，确保统一性。

（6）组织中成员之间的关系　以理性准则为指导，不受个人情感的影响。组织内部是这样，组织与外界的关系也是如此。

韦伯的组织模式为许多组织的设计提供了一种规范化的典型。他认为管理就意味着以规则为依据来进行控制，管理制度要适应各种管理工作，有利于提高管理效率。

4. 古典管理理论的系统化　古典管理理论形成后，被人们广泛研究并传播。同时，也有很多人将这些理论系统化，其中英国管理学者林德尔·厄威克（Lyndall F. Urwick）和美国管理学者卢瑟·古利克（Luther Gulick）是较为突出的两位。

林德尔·厄威克早年就读于英国牛津大学，先后出任过国际管理学院院长、伦敦厄威克·奥尔管理顾问公司董事长等职，主要著作有《管理的要素》《组织的科学原则》《管理备要》等。他提出了适用于一切组织的十条原则：目标原则、专业化原则、协调原则、职权原则、职责原则、明确性原则、一致性原则、管理跨度原则、平衡原则和连续性原则。

卢瑟·古利克在与厄威克合编的《管理科学论文集》中，把古典管理学派的管理职能加以系统化，提出了"POSDCRB"七职能论，即计划、组织、人事、指挥、协调、报告和预算。

科学管理理论和方法得到了广泛的运用，对劳动生产率的提高起了很大的作用，但是科学管理思想的特点是重视物而轻视人的因素，把人看作机器一般，强调对工人严加管理，以规范化和标准化的措施，辅以金钱的刺激来提高劳动生产率，而没有看到工人在社会生活中对人与人之间的交往和精神上、感情上的需求，其结果是并不能有效地提高劳动生产率，反而引起了工人的不满和反抗。

随着科学技术的进步，企业的生产规模不断扩大，工人的文化水平和技术水平都有了提高，这种情况下采用严格管理和金钱刺激就失去了过去所能起到的作用。在新形势下需要研究人的因素，研究怎样才能调动工人的积极性，从而提高劳动生产率。

三、行为科学理论阶段

行为科学理论阶段是从 20 世纪 30 年代至 40 年代，其主要理论为行为科学理论。20 世纪 20 年代在工作效率提高的同时，资本家对工人的剥削在加剧，导致 20 世纪初劳资关系十分紧张，工人运动此起彼伏。一些学者感到单纯运用科学管理方法已经很难有效地控制工人，开始注意运用心理学来研究管理,于是行为科学理论孕育产生了。雨果·芒斯特伯格和玛丽·福莱特是行为管理思想中最为有名的早期开拓者。

科学管理把工人看作生产中的机器,因此管理的重点在于寻找最有效地运用这些机器的方法,而行为管理理论则相反,它将人类学、社会学和心理学等理论结合到管理学中,通过对人的行为及其产生原因进行分析,达到协调人际关系和提高劳动效率的目的。它认为管理的重点是理解人的行为,代表性的理论有梅奥的人际关系学说、马斯洛的人类需要层次理论和卢因的群体力学理论等。

1. 梅奥的人际关系学说 乔治·埃尔顿·梅奥(George Elton Mayo,1880-1949)是原籍澳大利亚的美国行为科学家,获得过逻辑和哲学硕士学位,以后在苏格兰的爱丁堡学习医学,并进行过精神病理学的研究。在第一次世界大战期间,他利用业余时间用心理疗法给受战争创伤的士兵治病。1926年任哈佛大学工商管理研究院工业研究室教授,直到退休。1927年冬天,梅奥应邀参加了霍桑实验。

1924-1932年,由美国国家研究委员会和西方公司共同主持了一项研究活动。由于研究是在西方电器公司的霍桑工厂进行的,因此被后人称为霍桑实验。有关研究人员进行了有关工作条件、社会因素与生产效率之间关系的实验。这是企业管理早期研究的一项重要活动。这项实验的代表人物是梅奥,在这项实验的基础上,梅奥创立了早期的行为科学-人际关系学说。

知识链接

霍桑实验的4个阶段

第一阶段:照明及其他因素实验阶段 从1924年11月开始,为了研究工作条件和生产效率之间的关系,首先假设生产车间照明度增加会提高劳动效率。研究人员把参加实验的工人分成两个组:一组为控制组,即采用亮度固定的灯光照明;另一个组为实验组,即采用亮度变化的灯光照明,以研究灯光亮度对生产量的影响。令人意外的是生产效率并没有随着照明条件的变化而发生改变。实验结果表明,照明度和生产率之间没有直接的因果关系。之后又实验了工资报酬改变、工间休息时间变化、每日工作时间长度变化、每周工作天数变化等因素对劳动生产率影响的实验。同样,实验也没有取得满意的结果。

第二阶段:继电器装配室阶段 从1927年至1928年,选择了5名女装配工和1名画线工在单独的一间工作室内工作,以便有效地控制各种影响产量的因素。在实验中分期改善条件,如改进材料供应方法、增加工间休息、供应午餐和茶点、缩短工作时间、实行团体计件工资等,在工作时间内大家可以互相自由交谈。这些条件的变化,使产量上升。一年半后,取消了工间休息和供应的午餐、茶点,恢复每周工作6天,但产量仍维持在高水平上。经过研究,发现其他因素对产量无多大影响,而监督和指导方式的改善能促使工人改变工作态度、增加产量。于是,决定进一步研究工人的工作态度和可能影响工人工作态度的其他因素。这成为霍桑实验的一个转折点。

第三阶段:大规模访谈阶段 1928-1931年,在全公司范围内进行访问和调查,达2万多人次。从开始的问卷式访谈,到后来的自由交谈,使研究人员发现影响生产力最重要的因素是工作中形成的人群关系,而不是待遇和工作环境。每个工人的工作效率不完全取决于他们自身,而要受小组内其他同事的影响。在此基础上进入了第四阶段实验。

第四阶段:接线板接线工作室阶段 从1931年至1932年,该室有9名接线工、3名焊接工和2名检查

员。在第四阶段有许多重要发现。

一、大部分成员都自行限制产量。公司规定的工作定额为每天焊接7 312个接点,但工人们只完成6 000多个接点,原因是怕公司再提高工作定额,怕因此造成一部分人失业,要保护工作速度较慢的同事。

二、工人对不同级别的上级持不同态度,把小组长看作是组内的成员,对小组长以上的上级,级别越高越受大家的尊敬,大家的表现也越好。

三、成员中存在着一些小派系,每一个小派系都有自己的一套行为规范。派系中的成员如违反这些规范就要受到惩罚,谁要想加入就必须遵守这些规范。

通过霍桑实验,梅奥得出三点结论,即人际关系学说的主要内容如下:

（1）职工是"社会人" 不能把工人单纯看成"经济人",而是"社会人"。梅奥等人以霍桑实验的成果为依据,提出了"社会人"的观点,强调金钱并非刺激员工积极性的唯一动力。影响工人积极性的因素既有物质条件方面的,也有社会和心理方面的。新的激励重点必须放在社会、心理方面,以使人们之间更好地合作并提高生产效率。

（2）正式组织中存在着"非正式组织" 由于人是社会的动物,在共同的工作过程中,人们必然发生相互之间的联系,共同的社会感情形成了非正式群体。在这种无形组织里,有它的特殊感情、规范和倾向,这种感情作为重要标准的非正式组织影响着成员的日常行为。非正式组织同正式组织是相互依存的,对生产效率的提高有很大影响。

（3）通过提高职工的满足度提高士气 因为生产效率的高低主要取决于职工的士气,即职工的积极性、主动性,而士气的高低则主要取决于职工的满足度,这种满足度首先表现为人与人之间的关系,如职工在工作中的社会地位,是否被上司、同事和社会承认,其次才是金钱的刺激。职工的满足度越高,士气也越高,生产效率也就越高。所以领导的能力在于要同时具有技术-经济的技能和人际关系技能,在于如何保持正式组织的经济要求同非正式组织的社会需求之间的平衡,平衡是取得高效的关键。

2. 人际关系运动 根据霍桑实验,提高劳动生产效率的关键在于对工人给予更多的关心,以使他们对工作感到满意,并愿意去提高效率。这就要求管理者与工人建立良好的协作关系,并需要了解怎样才能使工人对工作感到满意。为此,人们从各方面开展了对人的需要、动机、行为、激励以及人性的研究,形成了人际关系研究热潮。人际关系运动和人际关系学说的主要理论家有戴尔·卡内基、马斯洛和麦格雷戈等人。

卡内基的思想和教学实践有着巨大的影响。在20世纪30年代到50年代直至今天,上百万人读过他的《怎么赢得朋友和影响人们》一书。

亚伯拉罕·马斯洛（Abraham MasLow,1908 - 1970）是美国一个著名的心理学家和行为科学家,他于1943年提出的需求层次理论,对人际关系运动作出了重大贡献。他认为人有5种需要,是依次要求、依次满足、递级上升的,即生理需要,安全需要,爱与归属需要,自尊和尊重需要,自我实现需要。管理者可依据此激励员工的行为,激发员工的积极性。在人类需要层次论的基础上,人们又提出了各种各样的激励理论,如,双因素理论、ERG理论（又称需要和激励理论）,进一步丰富了马斯洛的理论,认为管理措施应该随着人的需要结构的变化而作出相应的改变,并根据每个人的不同需要制定出相应的管理策略。

道格拉斯·麦格雷戈(Donglas McGregor，1906－1964)在哈佛大学和麻省理工学院长期从事心理学的教学工作,他在1957年发表的《企业的人性》一文中提出了著名的"X－Y"理论,认为管理者对员工有2种不同的看法,相应地他们就会采用2种不同的管理方法。他在文中所提出的"X"理论和"Y"理论,对管理者的管理实践有极大的影响。

库尔特·卢因(Kurt Lewin，1890－1947),德国心理学家,提出群体力学理论,其理论要点为:群体是一种非正式组织,是处于相对平衡状态的一种力场。群体对每一成员均有吸引力,即内聚力。群体有自身的组织结构。群体有专制的、民主的、自由放任的3种领导方式。群体中有团结、对立、同意、不同意等行为。群体的规模一般不大,以便成员间经常互相交往。

3. 行为科学学派 人际关系学家认为工人是有各种各样需求的"社会人",这比"经济人"的观点有了较大的进步,但他们对人的描述过于一般化、简单化,常常使管理人员不知道在特定的情况下应该采取何种行动。为此,就需要从各种角度更全面、详尽地分析人的工作行为。行为科学理论就是在这种需求的推动下形成的。

行为科学学派强调通过科学研究来形成关于组织中的人的行为理论,并要求能据此指导管理者的管理实践。他们运用心理学、社会学、人类学、管理学、人机工程等学科知识,从个人、群体及组织的各个方面来分析人的工作行为。不仅关心人的需求、动机和激励因素,而且研究环境的压力、沟通、组织的变革、纷争的解决、领导的方式等。最终目的是要形成管理者能据此评价各种情境并采取合适行动的科学理论。

行为管理思想的特点在于改变了人们对管理的思考方法,他把人看作是宝贵的资源,强调从人的作用、需求、动机、相互关系和社会环境等方面研究其对管理活动及其结果的影响,研究如何处理好人与人之间的关系,做好人的工作,协调人的目标,激励人的主动性和积极性,以提高工作效率。但是,由于个人行为的复杂性,使得对行为进行准确的分析和预测非常困难,因此行为管理思想要在实践中得到广泛的应用,尚有待于理论的进一步完善与发展。

四、现代管理理论阶段

现代管理理论阶段是从第二次世界大战后至今。第二次世界大战结束后,随着科学技术和社会生产力的迅猛发展,以及社会学、系统科学、电子计算机技术在管理领域日益广泛的应用,许多学者结合前人的经验和理论,从不同的背景、用不同的方法、从不同角度出发对现代管理问题进行多方面的研究,提出各种不同的分析方法和思想,产生了多种管理学派。美国著名管理学家哈罗德·孔茨在20世纪60年代对现代管理理论中的各种学派加以分类,并发表了一篇《管理理论的丛林》的论文,概括出6个有代表性的现代管理理论学派,分别是:管理过程学派、经验或案例学派、人类行为学派、社会系统学派、决策理论学派和数理学派。1980年,他又进一步把管理学派划分为11个,他认为,现代管理学学派林立,形成了"管理理论丛林"。下面主要介绍其中的几种。

(1) **管理过程学派** 管理过程学派认为,管理是个过程,由5个职能组成,即计划、组织、指挥、协调和控制。该理论围绕管理人员从事管理工作的过程,即管理人员的职能来研究管理问题。因此,该理论又叫管理职能理论。这一理论是继古典管理理论之后最有影响的一个管理理论。它对管理职能的论述是建立在法约尔的一般管理理论的基础上的。

管理过程学派的代表人物是法约尔、孔茨。这个学派试图通过对管理过程和职能进行分析,从理性加以概括,把应用于管理实践的概念、原则、理论和方法糅合到一起,以形成一个管理学科。他们认为,管理是一种普遍而实际的过程,同组织的类型或组织中的层次无关。把这些经验加以概括,就成为管理的基本理论。有了管理理论,就可以通过对理论的研究、实验和传授,改进管理实践。

知识链接

管理过程理论的主要内容

(1) 管理是一个过程,可以通过分析管理人员的职能,从理论上很好地对管理加以分析。

(2) 根据在企业中长期从事管理的经验,可以总结出一些基本管理原理,这些原理对认识和改进管理工作能起到一种说明和启示的作用。

(3) 可以围绕这些基本原理展开有益的研究,以确定其实际效用,增大其在实践中的作用和适用范围。

(4) 这些基本原理只要还没有被实践证明不正确或被修正,就可以为形成一种有用的管理理论提供若干要素。

(5) 管理是一种可以依靠原理的启发而加以改进的技能,就像医学和工程学一样。

(6) 管理中的一些基本原理是可靠的,就像生物学和物理学中的原理一样。

(7) 管理人员的环境和人物受到文化、心理、生理等方面的影响,但也吸收同管理有关的其他学科的知识。

---

(2) 社会系统学派　社会系统学派从社会学的观点来研究管理,把企业组织中人们的相互关系看成是一种协作的社会系统。这个学派的创始人是美国高级经理人员和管理学家切斯特·巴纳德,其代表作是《经理的职能》。

这个学派认为,人和人的相互关系就是一个社会系统,它是人们在意见、力量、愿望以及思想等方面的一种合作关系。管理人员的作用就是要围绕着物质的(材料与机器)、生物的(作为一个呼吸空气和需要空间的抽象存在的人)和社会的(群体的相互作用、态度和信息)因素去适应总的合作系统。

知识链接

社会系统学派的理论要点

(1) 组织是一个社会协作系统,这个系统能否继续生存,取决于协作的效果、协作的效率、协作目标能否适应协作环境。

(2) 正式组织存在的 3 个条件:有一个统一的共同目标;其中每一个成员都能够自觉自愿地为组织目的的实现作出贡献;组织内部有一个能够彼此沟通的信息联系系统。

(3) 对经理人员的职能提出 3 点要求:建立和维持一个信息联系的系统;善于使组织成员能够提供为实现组织目标所不可缺少的贡献;规定组织目标。

---

(3) **决策理论学派**　决策理论学派的代表人物是美国经济学家和社会科学家赫伯特·西

蒙(Herbert Simon)。西蒙的研究主要是生产者的行为,由于他在决策理论的研究中作出的突出贡献,因此获得了1978年诺贝尔经济学奖。西蒙的代表作有《管理行为》、《管理决策的新科学》。

这一学派是在社会系统学派的基础上发展起来的。他们把第二次世界大战以后发展起来的系统理论、运筹学、计算机科学等综合运用于管理决策问题,形成了一门有关决策过程、准则、类型及方法的较完整的理论体系。

知识链接

决策理论学派理论要点

(1) 决策贯穿于管理的全过程,管理就是决策。

(2) 决策过程包括4个阶段:搜集情况阶段、拟订计划阶段、选定计划阶段和评价计划阶段。

(3) 在决策标准上,用"令人满意"的标准代替"最优化"准则。

(4) 一个组织的决策根据其活动是否反复出现可分为程序化决策和非程序化决策。

(5) 一个组织中集权和分权的问题是与决策过程联系在一起的,有关整个组织的决策必须是集权的,而由于组织内决策过程本身的性质及个人认识能力的有限,分权也是必要的。

---

(4) **系统管理学派**　系统理论学派是在一般系统理论的基础上建立起来的,是将一般系统理论的思想观点应用于工商企业的管理中。这一学派的代表人物有理查德·约翰逊、弗里蒙特·卡斯特、詹姆士·罗森茨韦克,他们3人合著的《系统理论与管理》,从系统概念出发,建立了企业管理的系统模式,成为系统理论学派的代表作。他们认为,系统观点、系统分析、系统管理都是以系统理论为指导的,三者之间既有联系又有区别。

系统管理理论是应用系统理论的范畴、原理,全面分析和研究企业和其他组织的管理活动和管理过程,重视对组织结构和模式的分析,并建立起系统模型以便于分析。

知识链接

系统管理学派理论要点

(1) 企业是由人、物资、机器和其他资源在一定的目标下组成的一体化系统,它的成长和发展同时受到这些组成要素的影响,在这些要素的相互关系中,人是主体,其他要素则是被动的。

(2) 企业是一个由许多子系统组成的、开放的社会技术系统。

(3) 运用系统观点来考察管理的基本职能,可以提高组织的整体效率,使管理人员不至于只重视某些与自己有关的特殊职能而忽略了大目标,也不至于忽视自己在组织中的地位与作用。

---

(5) **经验主义学派**　经验主义学派以向大企业的经理人员提供管理企业的成功经验与科学方法为目标。他们认为企业管理的科学应该从企业管理实际出发,以大企业的管理经验为主要研究对象,以便在一定的情况下把这些经验加以概括和理论化;但在更多的情况下,只是为了把这些经验传授给企业实际管理工作者和研究人员,为他们提供建议。这个学派的代表人物有彼得·德鲁克、艾尔弗雷德·斯隆、亨利·福特等。这一学派又叫案例

学派。

经验主义学派的大致观点

(1) 作为企业主要领导的经理,其工作任务着重于两方面:造成一个生产的统一体,有效调动企业各种资源,尤其是人力资源作用的发挥;经理作出的决定要把眼前利益与长远利益协调起来。

(2) 普遍重视建立合理组织结构问题。

(3) 重新评价科学管理和行为科学理论。

(6) **权变理论学派** 权变理论学派是20世纪70年代在西方形成的一种管理学派。权变理论认为,在企业管理中没有什么一成不变、普遍适用的"最好的"管理理论和方法,只有根据企业所处的内外部环境权宜应变地处理问题。权变观点的最终目标是提出最适合于具体情况的组织设计和管理活动。它承认每个组织的环境和组织内部各子系统都有其特点,并为具体的设计和管理提供依据。它强调在管理中要根据组织所处的内外部条件随机应变,针对不同的具体条件寻求不同的最合适的管理模式、方案或方法。美国尼布拉加斯大学教授卢桑斯(F. Luthans)在《管理导论:一种权变学》一书中系统地概括了权变管理理论。

(7) **管理科学学派** 管理科学学派也叫数量学派或运筹学派,它产生于第二次世界大战之后。其认为,管理就是制定和运用数学模型与程序的系统,就是用数学符号和公式来表示计划、组织、控制、决策等合乎逻辑的程序,求出最优的解答,以达到企业的目标。管理科学学派解决问题的7个步骤是:观察和分析、确定问题、建立一个代表所研究系统的模型、从模型得出解决方案、对模型和得出的解决方案进行验证、建立对解决方案的控制、把解决方案付诸实施。以上7个步骤相互联系,相互影响。数学模型在管理工作中得到越来越多的应用,加上计算机技术的迅速发展,促进了管理科学学派的进一步发展。

(8) **人际关系行为学派** 这个学派的基本思想是,管理工作总是通过人去完成各项工作的,因此必须以人与人之间的关系作为管理问题的中心来研究。学派重点研究个人、个人动机(人的行为的动因)和人际关系。他们认为处理好人际关系是管理者应该掌握的一种技巧;有的则认为管理就是领导,把管理者都笼统看作是领导者;有的着重研究人的行为与动机间的关系,以此来探讨激励和领导问题。他们之中的代表人物和主要理论为:马斯洛和他的《需要层次论》、赫茨伯格和他的《双因素理论》、布莱克和穆顿的《管理方格理论》。

(9) **群体行为学派** 这个学派与人际关系行为学派密切相关,两者常常被混淆在一起。但它主要关心的是人在群体中的行为,而不是个人行为;以社会学和社会心理学为基础,而不是以个人心理学为基础。它研究的对象是各种群体的行为方式,从小群体的文化和行为方式到大群体的行为构成。一般把后者的内容称为"组织行为"。这里的组织可以是公司、政府机关、医院或任何一种事业内任何群体关系的系统或模式。

群体行为学派对群体行为的研究和分析对管理的研究和对实际工作的指导都有很大的作用,但这种研究和分析并不是管理工作的全部内容。

(10) **沟通信息中心学派** 沟通信息中心学派与决策理论学派有着密切的关系,它主张把管理人员看作是一个信息中心,它要接收、储存和发出信息,以此来形成管理理论。

该学派强调计算机技术在管理和决策中的作用。代表人物有:李维特(H. J. Leavitt),其代表作为《沟通联络类型对群体绩效的影响》;申农和韦弗,其代表作为《沟通联络的数理统计理论》。

(11)社会技术系统学派 社会技术系统学派是由特里斯特等人,对英国达勒姆煤矿采煤现场的作业组织和印度艾默达巴德纺织厂进行研究的基础上提出来的。他们认为,组织既是一个社会系统,又是一个技术系统,两者有密切的关系并相互影响。只有既满足社会系统的需要,又满足技术系统的需要的组织才是最好的组织,而且应将组织看作是对外开放的社会-技术系统。

这个学派的大部分著作都集中于研究科学技术对个人、对群体行为方式,以及对组织方式和管理方式等的影响,这个学派虽然也没有研究到管理的全部理论,却首次把组织作为一个社会系统和技术系统综合起来考虑,可以说是填补了管理理论的一个空白,并且对管理实践也是很有意义的。

五、管理理论的新发展

从科学管理时代到知识经济时代,管理理论及其实践为适应环境的变迁而发生了一系列的变革,涌现出知识管理、虚拟管理、G管理模式、人本管理、项目管理、企业再造理论和学习型组织等一批新理论、新思想。

1. 知识管理 知识管理简单地说就是以知识为核心的管理。具体讲就是通过确认和利用已有的和获取的知识资产,对各种知识进行连续的管理过程,以满足现有的和未来的开拓新市场机会的需要。知识管理的出发点是把知识视为最重要的资源,把最大限度地掌握和利用知识作为提高企业竞争力的关键。由于人是知识的重要载体,因而人力资源管理是知识管理的重要组成部分。

知识管理简介

1. **企业角度的知识分类** ①物化的资本品(如机器设备)上的知识。这类知识随着资本品的折旧而消失,随新的资本品更新而更新。②体现在书本、资料、说明书、报告中的编码后的知识。③蕴含在劳动者头脑中的隐性经验类知识。这种知识以潜在的、未编码的形式存在,个人对它拥有所有权。它随着个人的流动而流动,随个人的死亡而消失。一旦未编码的知识转化为编码知识,个人则对其失去所有权。④体现在企业的组织、制度、结构中的知识。如企业文化、企业的历史、企业信誉、经济流程、市场营销渠道、用户数据库等。

2. **知识管理的大致内容** ①推动新知识的有效开发(研究开发与学习)。②支持从外面获取知识,并提高消化吸收知识的能力。③确保新知识在企业内能及时扩散。④促使企业员工都能利用与企业目标相关的知识。⑤确保企业所有员工都能知道知识在哪里,以便在需要的时间和需要的地方都能得到。

3. **实施涉及的相关方面** ①过程方面,即如何利用信息网络技术,实现企业经营过程的创新。②组织

结构和文化方面,包括能促进知识扩散的组织和活动,使企业成为创造知识的企业。③评价方面,通过对知识的检测、评估、利用和管理好知识。④人的方面,培训已有员工,聘用有创造性的新员工,激励员工的创造性和工作热情。⑤技术方面,通过先进的技术手段,促使知识的获取、使用和扩散。

随着社会经济模式的变化,组织的形式、规模、发展战略、竞争策略、市场环境、社会思想都正在或即将发生变化,通过对以往观念思想的反思,人们有了更深刻和更直观的认识,承认知识是生产力,知识在最终产品和劳务的价值增值中起决定性作用已成必然的社会现实。于是,在对以往经营管理中关键要素的重新定位后,知识管理被置于对世纪组织管理的重要位置。今天看来,无论何时进入知识经济时代,知识管理都将融入组织的管理中,至少首先在思想和观念上走进知识管理。

2. G 管理模式 管理模式是在总结大量管理理论和实践经验的基础上,针对企业管理的具体实际需要提出的一套管理思想、管理程序、管理制度和管理方法论体系。企业管理活动是一项极为复杂和应变性较强的活动,在这种复杂活动中,企业需要寻求解决各种管理问题的基本思路和分析框架,管理模式正是适应企业的这种需要而产生的。

G 管理模式是"人+制度+创新"模式。G 管理模式中的"G"是英文 general(通用)的缩写。既然叫"通用管理模式",就要总结出企业管理中共性的方面。管理实践可以千差万别,管理环境也可能变幻莫测,但是管理思想在一定条件下却具有普遍性。只有在科学的管理思想指导下经营企业,才能使企业的经营获得真正的成功,并使之真正掌握管理模式的精髓,达到事半功倍的效果。G 管理模式认为人是企业中最重要的资源,是企业管理之本。制度是企业管理之法,创新是企业管理之源。人本管理使企业能够存在,制度管理使企业能够发展壮大,创新管理使企业经久不衰。

G 管理模式从 8 个方面对传统管理模式进行了反思与发展:即报酬体系、人员流动机制、资深职位制、股东个人偏好整合、潜在资源利用、柔性开放战略、决策体系、管理最优境界追求 8 个方面。

知识链接

G 管理模式的主要内容

1. **报酬体系** 传统管理模式的报酬体系是由工资、奖金、福利等众多因素构成的多重报酬体系,这种体制的弊端在于它的复杂性使管理者和被管理者都必须随时准备耗尽心智应对各种不确定因素;G 管理模式设计的报酬制度是单薪考评制度,这种制度可使管理者与被管理者更加关注工作业绩而非报酬本身。

2. **人员流动机制** 传统管理模式中人员流动往往会给企业带来灾难性的打击,使企业经常会面临人才流失的窘境;G 管理模式强调动态稳定机制,使企业的人员流动稳定有序。

3. **资深职位制** 传统管理模式对员工业绩的肯定除了提高薪金外,更多采用升职的办法,这种做法常使大量技术专家在升到管理岗位以后无法胜任工作,造成人力资源的极大浪费,形成"升职黑洞";G 管理模式设置的"专业资深职位"使技术专家在自己的专业领域有职有权,提升工作业绩。

4. **股东个人偏好整合** 传统管理模式对股权资源的配置更重视物质资源的配置;G 管理模式认为配

置股权资源时应优先考虑股东的个人偏好及综合素质。

　　5. 潜在资源利用　传统管理模式强调显在资源利用;G管理模式强调资源全面激发,变潜在资源为显在资源。

　　6. 柔性开放战略　传统管理模式的经营战略是刚性封闭的,战略一旦制定就成为企业相当一段时间的发展目标并动员全体员工共同追求;G管理模式的经营战略则是柔性开放的,即企业可随时从环境中吸收有利于企业发展的能量,并借以调整自己的战略目标和战略部署。

　　7. 决策体系　传统管理模式的决策模式是领导"拍板式"权威决策;G管理模式的决策是建立在网络组织结构基础上的多主体跨时空网络科学决策。

　　8. 管理最优境界追求　传统管理模式的管理是头痛医头、脚痛医脚的管理困境应付;而G管理模式则是以追求管理最优境界作为一切管理工作的出发点和立足点。

　　3. 人本管理　面临知识经济的挑战,现代企业也将发生一系列深刻的转变。20世纪60年代开始,学术界热衷于研究"人本管理"理论,到20世纪80年代"人本管理"思想已受到国内外企业的普遍重视。

　　(1) 人本管理的内涵　"人本管理"是与"以物为中心"的管理相对应的概念,它要求理解人、尊重人、充分发挥人的主动性和积极性,其核心是在管理活动中把"人"作为管理的核心。人本管理可分为5个层次:情感管理、民主管理、自主管理、人才管理和文化管理。具体内容包括:运用行为科学,重新塑造人际关系;增加人力资本,提高劳动力质量;改善劳动管理,充分利用人力资源;推行民主管理,提高劳动者参与意识;建设企业文化,培育企业精神。

知识链接

经营管理企业的"6S"

　　日本第四届世界管理咨询大会对21世纪的企业管理进行展望,认为21世纪是保护环境和满足消费者各种需求的世纪,企业的经营管理要做到"6S"。

　　CS:顾客满意(一切满足消费者的要求);　　　S:企业职工满意(员工有向心力,有发达的企业文化);

　　MS:经营者满意(同行业、关联企业满意);　　SS:社会满意(地区、国家满意);

　　IS:世界满意(相关的国家满意);　　　　　　SNS:地球满意(不对地球造成环境污染)。

　　这6大满意始终贯穿着一个宗旨,即全方位的人本管理,在企业与顾客之间、企业与企业之间、企业与社会之间寻求和谐统一。

　　(2) "人本管理"的理论模式　依据人本管理的内涵和定义推出的人本管理理论模式是:组织与成员的认识与定位—组织与成员的目标的协调—制度建设与环境塑造—选人、用人、育人、留人—实现组织与成员的共同发展。这个理论模式把对组织和成员的正确认识作为管理活动的基础,把组织和成员的目标协调作为管理活动的前提,把制度建设和环境塑造作为管理活动的外部条件,把选人、用人、育人、留人作为管理活动的主要内容,把组织与成员的共同发展作为管理活动的最终目标。

　　这个模式,与我们对人本管理的内涵和定义的认识在本质上是一致的,并且模式的各个环节之间形成一个相互关联的连续统一体,互相影响,最终共同实现人本管理的目标。

4. 企业再造理论 美国学者迈克尔·哈默(Michael Hammer)于 1990 年在哈佛大学的《哈佛商业评论》上发表了论文《再造,不是自动化,而是重新开始》;1993 年,哈默和詹姆斯·钱辟(James Champy)出版了《再造公司——企业革命的宣言》一书。其中的企业再造理论在管理学界广泛引起了对业务流程再造的重视,产生了一场震动。许多公司纷纷采用业务流程再造的思想,对自己公司的业务流程进行再造。

哈默对业务流程再造的定义是:从根本上反思业务流程,对之进行彻底的重新设计,以便在成本、质量、服务和速度等当代至关重要的绩效标准上取得戏剧性的改善。哈默在定义中强调的是对业务流程从根本上进行反思和彻底的重新设计,以取得显著的、令人瞩目的成效。

5. 虚拟组织 威廉姆·戴维冉(William Davidow)和迈克尔·马隆(Michael Malone)在1992 年给出了虚拟企业的定义:"虚拟企业是由一些独立的厂商、顾客甚至同行的竞争对手,通过信息技术联成的临时网络组织,以达到共享技术、分摊费用以及满足市场需求的目的。它既没有中央办公室,也没有正式的组织图,更不像传统企业那样具有多层次的组织结构。"虚拟经营的关键是掌握企业的核心功能,把企业的有限资源集中在附加值高的部门上,在保持竞争优势的基础上,注意品质、成本及周期等其他能力的平衡。时刻注意市场的动向,一旦利益不再,立即调整策略目标,调整虚拟企业的组合方式,以高弹性适应市场的快速变化。

知识链接

虚拟经营的主要形式

1. **业务外包** 这是虚拟企业经营采取的主要形式。业务外包所推崇的理念是,如果我们在企业价值链的某一环节不是世界上最好的,如果这又不是我们的核心竞争优势,如果这种活动不至于把我们同客户分开,那么我们应当把它外包给世界上最好的专业公司去做。也就是说,首先要确定企业的核心竞争优势,并把企业内部的职能和资源集中在那些具有核心竞争优势的活动上;然后将剩余的其他企业活动外包给最好的专业公司。Nike,最大的运动鞋制造商,却没有生产过一双鞋。这就是公司为保持其在国际市场上的核心竞争优势而采取业务外包手段的结果。

2. **企业共生** 当几家企业有着共同的需要,对出于技术保密或成本的考虑不愿外包的部分,共同出资建立专业化的厂家来生产,共同分享利益、负责成本。如某一金融机构并不擅长资讯管理,因牵涉到自己的利益不愿意外包,但也不愿意独立承担培养专业人员的成本,于是联合其他金融机构共同出资成立专门部门处理资讯管理业务,合并后的资讯业务不仅方便了自己的需求,而且容易产生规模效益。

3. **策略联盟** 当几家公司拥有不同的关键技术和资源而彼此的市场互不矛盾时,可以相互交换资源以创造竞争优势。世界计算机业的软件大王微软公司和芯片大王英特尔公司组成的 Wintel 联盟是计算机业软、硬件组合的最具垄断性的实施联盟。它们不但决定了现有 PC 的基本架构,使其产品和知识产权如幽灵般附着于每一台 PC,更重要的是它们决定了 PC 技术的未来走向及前进步伐。两家公司通过结成策略联盟,创造了计算机业的产品技术标准,进而获得了强大的垄断地位,使该产业中的任何厂家都必须在它们的阴影下生存,遵循它们制订的游戏规则,从而在一浪高过一浪的计算机业的技术创新大潮中保持其强大的竞争优势。

4. **虚拟销售网络** 即公司总部对下属销售网络解放产权关系,使其成为拥有独立法人资格的销售公司,这样首先可使总部无须为下属办事处发放工资,也不必再支出不必要的管理成本和市场开拓费用;其次,各销售公司成立后,均利用关系积极在社会上募股,无形中为公司积聚了大量的无息资金;再次,这种方式可以吸引大批的销售人才汇集到总部的旗下,网络了一批有实力有能力的人才。但虚拟销售网络的前提是,总部必须拥有具有相当市场发展基础的产品,并能以自身的品牌和技术优势保持其稳定性以防止经销公司另图别处。

6. 学习型组织

"所谓学习型组织,就是充分发挥每个员工创造性的能力,努力形成一种弥漫于群体与组织的学习气氛,凭借着学习,个体价值得到体现,组织绩效得以大幅度提高。"

彼得·圣吉(Peter M. Senge)《第五项修炼》的出版,在20世纪90年代引起了对学习型组织广泛的兴趣、研究和实践,学习型组织的战略目标是提高学习的速度、能力和才能,建立愿景并能够发现、尝试和改进他们的思想模式并因此而改变他们的行为的组织,才是最成功的学习型组织。

知识链接

未来的世界管理有十大变化趋势

创新——未来管理的主旋律;　　　　　　　知识——最重要的资源;

学习型组织——未来成功企业的模式;　　　快速反应能力——时代的新要求;

权力结构转换——变正"金字塔"为倒"金字塔";　　弹性系统——跨功能、跨企业的团队;

全球战略——下一世纪企业决战成败的关键;　　跨文化管理——管理文化的升华;

"四满意"目标——顾客满意、员工满意、投资者满意和社会满意是企业永恒的追求;

"没有管理的管理"——管理的最高境界。

显然,在学习型组织这一概念中,圣吉已经赋予"学习"以独特的含义。圣吉清楚地意识到学习型组织这种真正的含义可能不被正确理解,所以他说:"学习型组织含义广泛,对不同人有不同的理解。对大多数人来说,其指的是灵活的、有反应能力的、适应性强的组织,这些组织不那么官僚主义等。但是,在我们的工作中,本词真正的含义是培养传统组织中所缺乏的特殊的学习能力。"

首先,圣吉在其"学习型组织"理论中,完整地提出了组织发展的最高目标,即个人价值得到体现,组织绩效得以大幅度提高。其次,他的开创性研究,唤起了许许多多学者对于塑造学习型组织的兴趣。他对于个体如何超越、团队如何学习、如何管理心智模式、如何建立共同愿景、如何进行系统思考的许多论述,具有极高的应用价值。

知识链接

学习型组织的五项修炼

1. **自我超越**　就是能够不断理清个人的真正愿望,集中精力,培养耐心,并客观地观察现实。这是学习型组织的精神基础。圣吉指出,精熟自我超越的人,在其一生中,都在追求一种卓越的境界。

2. **改善心智模式**　心智模式是一个看待旧有事物而形成的特定的思维定势。这种心智模式,能够使

我们较为迅速地处理一些经验性的问题;但另一方面,在一个急剧变动的社会中,我们心中存在的许多假设、成见、印象,会影响我们看待新的事物,影响我们采取正确的行动。

3. **建立共同愿景** 共同愿景最简单的说法是:我们想要创造什么。正如个人愿景是人们心中或脑海中所持有的意象或景象,共同愿景就是组织中人们所共同持有的意象或景象。它创造出众人一体的感觉,并遍布到组织全面的活动中,而使各种不同的活动融合起来。

4. **团队学习** 团队就是彼此需要他人行动的一群人。在组织中,团队成为学习最关键的单位,"团队学习"是发展成员整体搭配与实现共同目标能力的过程。组织需要逐渐培养起越来越多的学习团队,进而形成组织整体学习的氛围。

5. **系统思考** 系统思考是看得见整体的一项修炼,系统思考要求人们运用系统的观点看待组织的发展。它要求人们,从看局部到纵观整体;从看事件的表面到洞察其变化背后的结构;从静态的分析到认识各种因素的相互影响,进而寻找一种动态的平衡。

圣吉提出的学习型组织,在得到管理学界一片叫好的同时,也引来一些怀疑的目光。圣吉本人也承认。你永远不能说"我们已经是一个学习型组织"。尽管如此,圣吉的许多开创性研究还是给了我们很大的启示。

随着经济全球化,以及信息时代、知识经济时代的到来,未来的科学技术将日新月异地蓬勃发展,国际间的交流合作将日益频繁,当代的管理学将不断发展出新理论、新方法,21世纪将是一个创造性融合的新时代。

第三节 现代护理管理学概述

护理学是在自然科学、社会科学理论指导下的综合性、应用性学科,是医学领域中的一门独立学科,它研究的内容包括护理理论、护理实践、护理教育、护理科研和护理管理等。护理管理学是管理学在护理专业领域中的具体运用,是系统地研究护理管理过程中的普遍规律、基本原理和一般方法的科学。

护理管理的发展是与社会、科技的飞速发展同步。近年来,随着现代科技和医学科学的迅猛发展、现代医学模式的转变以及人类健康观念的更新,护理工作的内容、对象、范围发生了巨大的变化,护理管理工作也同样拓宽了其内容。

一、现代护理管理学的概念

护理管理学是管理科学在护理工作中的具体应用,它既属于专业领域管理学,是卫生事业管理中的分支学科;又是现代护理学科的一个分支。在大量的护理实践中,护理人员需要运用科学管理的方法,组织执行护理职责,完成护理任务,护理管理是护理工作中重要的基本工作内容之一。

世界卫生组织(WHO)对护理管理做了如下定义:护理管理是为了提高人们的健康水平,系统地利用护士的潜在能力和有关其他人员或设备、环境和社会活动的过程。

现代护理管理学是研究护理管理活动的基本规律、基本原理、方法和技术的一门科学。它根据护理学的特点和规律,运用管理学的原理和方法,对护理工作实施科学管理,以控制护理系统,优化护理效果,激励护理人员最大限度地发挥潜能,不断提高护理人员的素质及能力,并协调好与其他部门的关系,达到保证及提高护理质量,提供高水平护理服务的过程。护理管理是实现护理学科目标的重要手段和根本保证。

二、现代护理管理学的内容与特点

1. 护理管理学的内容 护理管理学是研究护理管理工作的特点,找出其规律性,对护理工作的人员、技术、设备、信息等诸要素进行科学的计划、组织、控制和协调,以提高护理工作效率和效果,提高护理工作质量。凡护理学研究的领域或护理活动所涉及的范围,都是护理管理的研究内容。目前认为护理管理的内容主要包括护理行政管理、护理业务管理、护理教育管理3方面(图1-3)。

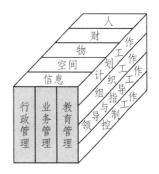

图 1-3 护理管理模式系统图

（1）护理行政管理 是指护理的组织机构为达到既定目的,制定完备周密的工作计划和方案,配合适当的人、财、物所建立的合理化组织,用有效的领导方式、积极的激励方法推动工作,力求各单位、人员之间的协调和意见的沟通,并兼顾时间和空间的运用,不断评估和改善管理手段和方法,圆满完成护理组织总目标,提供高质量的护理。

（2）护理业务管理 是指为保持和提高护理工作效率和质量而进行的业务技术管理活动,包括护理规章制度、技术规范、质量标准的制定、执行和控制,新技术、新业务的开展和推广,护理科研的组织领导等。

（3）护理教育管理 是指为提高各级护理人员的素质及业务水平而采取的培训活动的管理过程,包括护生的教学安排,新护士岗位培训,以及在职护士的培训提高等。

2. 护理管理的特点 护理管理作为护理专业领域的一种管理活动,除了具有管理的二重性、目的性、人本性、综合性、创新性、科学性和艺术性等外,还有以下特点:

（1）学科的综合性与交叉性特点 现代护理学是一门涉及多学科的综合交叉科学,包括管理学、护理学、临床医学、社会医学、心理学、相关人文科学等的理论和知识,其宗旨是帮助、指导、照顾人们保持或重新获得机体内外环境的相对平衡,达到身心健康、精力充沛。护理学有自己独特的理论知识体系和实践规范,而医学模式的转变,促使护理工作更具有独立性,规律性。护理学的发展变化,要求护理管理工作与之相适应,护理管理体制和管理方法必须适应护理学专业综合性和交叉性的特点,从事护理管理工作的人员,必须熟练掌握上述有关的理论、方法和技术,并将其综合应用于护理管理中。

（2）技术与管理的双重属性特点 护士既是护理理论、护理技术的履行者,又是病人、病房、药品和医疗护理器械的管理者。因此,护理管理既是一项技术工作,又是一项管理工作,有技术、管理的属性,护理工作者不但要熟悉护理诊断、治疗等技术,又要掌握和运用科学的管理方法。

在医院内,各层次护理人员各有不同的管理职责,因为在护理工作中,护士、病人及其他有关人员构成一个管理体系,护士是管理者,病人是被管理者。护理过程就是管理过程,护理过程要运用管理学的科学方法,所以每个护理人员都是护理管理者,护理工作的计划、组织、协调和控制等活动,是护理人员在管理中的主要职能。而现代护理理论和实践的不断发展,新技术、新知识的引入,更加强了护理工作的科学性和技术性。因此,要求护理管理中重视护理业务技术的管理,加强专业化、信息化建设,注重通过各种不同途径提高护理人员的业务水平,培养专业骨干人才,并重视医疗仪器、设备的建设与管理。

(3)护理管理的实践性特点 护理管理的实践性即具有可行性,能够将护理管理理论联系临床实际工作并加以应用。护理管理学是以管理学为基础,同时综合了多学科的知识及研究成果,护理管理活动广泛存在于护理实践过程中。如:它重视护理人员的因素和团队的作用,注重与病人、医生及一切与病人有关的人员进行沟通和交流,并在临床护理活动中广泛、及时、准确地收集、传递、储存、反馈、分析和使用护理管理信息,用科学的方法预测未来,对意外事件进行前瞻性控制,创造性地开展工作。目前,国外护理管理理论较多,我们应在临床实践中积累本土的管理经验,不断提高管理工作的艺术性,逐步建立适合于我国护理模式的管理理论和管理模式。

(4)护理管理的广泛性特点 护理管理涉及学科多、内容广、范围大,是一项复杂的系统工程。包括组织管理、人员管理、业务管理、教学管理、科研管理、质量管理、病房管理等。护理管理人员不但要协调医院内部各部门之间的关系,还要协调医院与社会方面的关系。因此,要求护理管理人员具备丰富的管理学知识和广博的社会人文科学知识。

在医院内,各层次护理管理人员各有不同的管理职责。护理部主任主要是建立全院护理工作目标,指导和协调全院性的护理活动,控制护理质量等。科护士长主要是贯彻执行上级护理管理部门提出的任务、决策,指导和管理本部门的病房护士长及护理工作。病房护士长主要管理指导护士工作、管理病人。护士则参与管理病人、管理病房、管理药品等活动,也是一名管理者。因为在护理工作中,参与护理管理的人员层次多,护理管理的涉及范围大,所以具有广泛性。

三、现代护理管理学的研究对象

现代护理管理学是在总结护理管理发展历史经验的基础上,综合运用现代社会科学、自然科学和技术科学的理论和方法,研究现代条件下护理管理活动的基本规律和一般方法的科学。它既是现代医院管理学的分支学科,又是现代护理学的一个分支。

根据管理学的研究内容和特点,护理学研究的领域或护理活动所涉及的范围都是护理管理学的研究范围。因此,护理管理学研究的对象就是护理领域内护理管理活动的基本规律和一般方法。探索现代护理管理活动的有关规律,是一个复杂的综合过程,它既要总结国内外护理管理经验,又要分析国内现实,同时还要综合运用管理学的一般原理与方法及现代科学技术提供的先进手段。

研究和应用现代护理管理学,有助于提高整个护理管理队伍的素质和科学管理水平,有助于改善护理管理的现状和提高护理工作的效率和效果,有助于推动护理学科的发展。

四、管理学和护理管理学的关系

管理的载体是组织。组织包括国家机关、政治党派、企事业单位、社会团体以及宗教组织等。管理不能脱离组织而存在,同样组织中必定存在管理。不同组织中所进行的管理活动是各不相同的,有多少种不同的社会组织,就会有多少种特殊的问题,相应也就会有多少种解决这些特殊问题的管理原理和管理方法,由此形成了各种不同门类的管理学,如企业管理学、学校管理学和医院管理学等。这些专业管理学根据具体的研究对象还可以加以细分,如护理管理学就是医院管理学的一个分支。

尽管不同组织中人们的管理活动各不相同,但都有共同之处:即都是为了本单位的既定目标,通过计划、组织、领导、控制等职能进行任务、资源、职责、权利和利益的分配,协调人们之间的关系。管理活动的这种共性构成了管理学的研究对象,即以各种管理工作中普遍适用的原理和方法作为研究对象。不同专业的管理学都包含着共同的、普遍的管理原理和管理方法,管理学是对各专业管理学中具有普遍意义的思想、原理、方法的综合、提炼和总结。

综上所述,护理管理学是一种专业领域管理学,和管理学之间的关系是普遍性与特殊性的关系。护理管理学是管理学一般原理和方法在护理管理实践中的具体运用。

第四节　护理工作中的科学管理

科学技术决定社会生产力发展水平,但如果没有相应的管理科学的发展,将会限制科学技术成果作用的发挥。科学技术和科学管理是推动现代社会发展的两个车轮,二者缺一不可,与技术的潜力相比,管理的潜力更大,护理学要获得飞跃,离不开科学的管理。

一、科学管理在护理工作中的作用

随着社会发展和生产社会化程度的提高,人们已经认识到:管理学是促进社会、经济、政治、文化发展的一门重要学科。在社会生产中,管理的实质将起到放大和增效作用,放大的倍率主要取决于管理功能的发挥。

管理有方、管理有效,可使某一组织拥有远大的目标,极强的内在凝聚力;组织内部成员可以在讨论决策时坦诚相待,各抒己见,集体利益高于个人利益;执行决策时则同舟共济,全力以赴,共同完成任务,从而在实现组织目标、个人目标、社会责任等方面取得满意的效果。反之,管理无方、管理无效,则使组织内部缺乏奋斗目标、凝聚力差,进而影响组织的经济效益和社会效益。所以,对一个组织而言,科学的管理在发挥社会功能,提高组织系统的社会和经济效益中起着不可忽视的重要作用,必须充分重视。

二、科学管理在护理工作中的地位

护理工作是医疗卫生工作的重要组成部分,护理工作的质量直接影响着医院的整体医疗水平和工作成效,而护理工作质量的高低取决于护理管理的水平、护理人员的专业素质和业务技术能力等诸多因素,其中护理管理是关键。

在医院,护理人员占全院技术人员的二分之一以上,遍及医院的各个部门,在医、教、研、预防保健、经济管理中担负着重要任务。传统的护理管理主要是经验管理,管理者往往因缺乏科学管理理论的指导,缺少创新能力和科学的管理手段,容易忽视主要管理职责,陷入繁杂的日常琐碎工作中去,管理效率十分低下。

随着现代科学和医学科学的飞速发展,各种新技术广泛运用于临床,护理学模式的转换以及人类健康观念的更新,护理服务的对象、内容、范围也在发生变化,以前传统的家长式经验管理已跟不上护理学科的发展需要。现代护理管理适应了护理工作越来越高的科学技术性要求,在护理管理过程中充分有效地运用了管理学的科学原理、原则和方法,护理管理者由于掌握了科学管理理论,因而在临床实践过程中,能够合理地分配和运用各种资源、开拓创新、科学决策,在不同层次的护理管理岗位上取得了最佳效能。

所以,护理管理的科学化,不仅有助于提高护理质量,有助于增强护理专业的权威性,也有利于护理学科的发展,有利于促进医院建设和推动医学科学的发展。护理技术和护理管理相辅相成、缺一不可,不断提高护理专业技术是护理学的重要任务,但护理管理水平的加强和发展则是提高护理专业技术水平的前提。

目前,我国的护理管理仍处于经验管理水平,距离管理现代化、科学化还有很大的差距。而提高护理管理水平,首先应该从每个护理人员都掌握科学管理知识入手,使科学的护理管理理论成为不同层次护理人员的必备知识。其次,护理管理本身需要加快速度,加强科学化、现代化建设,使护理管理水平和护理专业发展同步。

(王秀红)

思考题

案例一 最近,一位朋友的孩子因急性阑尾炎住进某市的一家大医院。动手术前,朋友按照惯例分别给主治医生、麻醉师、护士长等相关医护人员送了红包,这些医护人员没作太多推辞就收下了,朋友也由原先的焦虑变得稍微心安了。手术做得十分成功,朋友十分高兴,正庆幸"红包送对了"时,却发生了一件奇怪的事,所有曾经接受过馈赠的医护人员都把红包退还给了他,并微笑着解释说:手术前若不接受红包,怕家属因此胡思乱想,担心手术不认真做。其实,根本不会发生此类事情。后来,朋友了解到,这家医院现在正在执行一项新规定:医护人员若收受红包,经查实后,除退还红包外,该病人的全部医疗费用将由该医护人员全额负担。据说,这家医院针对红包问题,曾经制订过许多措施,但都不如这条规定有效。

问题:从这个案例中,你得到了哪些有关制度创新方面的启示?

案例二 甲、乙、丙三人分别任某市 A、B、C 医院的护理部主任。有一次,三人同去参加护理专业的全国会议,会议时间是 7 天。回来后,有记者要采访她们。A 医院的甲主任推托说:"我的办公桌上有一大摞待处理的文件,暂时没有时间,以后再说吧。"B 医院的乙主任说:"上午我要处理开会期间遗留下的工作,下午有时间,欢迎你采访。"C医院的丙主任说:"没问题,你现在来都可以。"记者感到按三位主任的不同回答,正好可以错开采访三位主任,在时间上一点不发生冲突。

　　问题:从这个案例中,请你说说三位护理部主任的不同管理风格。

▶▶▶ ▶ ▶

第二章 现代护理管理理论及其发展

管理的基本理论是对管理工作的本质及其基本规律的科学分析和概括,而管理原则是根据对管理理论的认识和理解而引申出的管理活动中所必须遵循的行为规范。研究现代管理的基本理论和原则,对护理管理实践有着重要的指导意义。

第一节 现代护理管理的基本理论

现代管理的基本理论包括系统理论、人本理论、动态理论和效益理论等,其中每项理论又包含若干原则,本节概括介绍这几大理论的内容及其在护理管理中的应用。

一、系统理论及其在护理管理中的应用

系统理论是来源于系统论,系统论是 20 世纪 40 年代美籍奥地利学者贝塔朗非创立的。系统论的创立,为管理上的系统分析、系统工程的产生和发展,奠定了基础。系统原理就是运用系统论的基本思想和方法指导管理实践活动,解决和处理管理的实际问题。

1. 系统的概念 系统是指由若干相互联系、相互作用的要素组成的,在一定环境中具有特定功能的有机整体。自然界和人类社会中,一切事物都是以系统的形式存在的,小系统可以构成大系统,大系统又可组成更大系统,所以系统只是相对的概念,而没有绝对的界限,系统之间是相互依存、相互联系、相互制约的。

系统按照与环境的关系分类,可分为封闭系统和开放系统。封闭系统是指与外界没有联系或联系较少的系统,又称孤立系统。开放系统是指与环境保持密切的物质、能量、信息交换的系统。

系统按照组成要素的自然属性分类,可分为自然系统和人工系统。自然系统是自然生成的系统,如银河系、太阳系和生态系统等。人工系统是人们为达到某种目的而建立的系统,如卫生系统、教育系统、法律系统和护理系统等。

系统理论认为：任何一个管理对象都是一个特殊的系统，现代管理的每一个基本要素，都不是孤立的，它既在自己的系统之内互相联系，又与其他系统发生着各种形式的联系。为了达到现代科学管理的优化目的，必须对管理对象进行充分的系统分析，运用系统论的基本思想和方法指导管理实践活动，解决和处理管理中出现的实际问题。

系统理论要求每个管理工作者必须从思想上明确，自己所负责控制的对象不是一个个孤立分割的部分，而是一个整体的动态系统，应该从整体着手去看待部分，使部分服从整体；同时还应该明确，自己管理的系统既是一个整体系统，又是一个更大系统的构成部分之一，即子系统，因此必须具有全局观，摆好自己系统的位置，为更大系统的全局效益服务。

2. 系统的主要特征 系统的一般特征包括目的性、整体性、层次性、环境适应性和动态平衡性。

（1）目的性 系统的目的性是指系统活动最终趋向于有序性和稳态，因为有序方向正好是系统追求的目标方向。任何一个系统都有自己明确的总目标，子系统为完成大系统的总目标而协调工作，而子系统还有自己的分目标。通常一个系统只有一个目标，目标不明确，或者混淆了不同的目标，都必然导致管理工作陷入混乱。如医院是一个系统，其目标是以病人为中心，提供优质服务；护理工作是医院工作的一个子系统，护理部组织管理的各项工作必须服从医院管理大系统，紧紧围绕以病人为中心的目标，提供高质量的护理服务，才符合管理的系统原理。

（2）整体性 系统的整体性表现为系统是由两个或两个以上相互区别的要素，按照一定的方式和目的，有秩序地排列而成，系统的整体功能大于各要素功能之和，这是系统最基本的性质。任何一个要素都不能脱离整体去研究，要素间的联系和作用也不能离开整体的协调去考虑。在错综复杂的条件下，局部与整体有着复杂的关系与交叉的效应，局部与整体的利益并不总是一致的，从局部观察有利的事，从整体看未必有利。因此，管理工作强调从整体出发，部分服从或服务于整体，局部服务于全局。

医院作为一个整体系统，具有护理、医疗、检验、后勤等组成部分，但医院的功能远不止上述各子系统功能之和。因此，作为护理管理者必须有全局观念，必须有一个系统的运筹规划，必须有一个尽可能考虑多方面因素的管理模式，只强调自己所主管工作的重要，不顾大局和整体利益，其结果只能处处碰壁。

（3）层次性 复杂的系统是有层次的，对某一系统来说它既是由一些子系统组合而成，同时又要作为一个子系统去参加更大的系统的组成，系统之间运动的有效性及效率的高低，绝大部分取决于层次是否分明。系统的每一层次都有各自的功能，并规定了明确的任务、职责和权利范围。同一层次各子系统之间的横向联系，应由各子系统本身全权处理，只有在他们协调出现矛盾时，才需要上一层次出面解决。也就是说，领导只行使领导的职责，各层只做各层的事，层次清楚，职责分明，才是有效管理的基础。

如护理系统从行政上由上至下分为护理部主任、科护士长、病区护士长3个管理层次，她们在日常管理工作中只负责对下一层次下指令，护理部主任不能越过科护士长、甚至护士长直接指挥到护士，指定让谁干，如何干。这种干扰下一层次，下下层次的行为，最终会严重挫伤下一层管理者的积极性、主动性和责任心,或把一切问题上交,导致高层次管理者忙于应付具体事务,失去了指挥者应有的作用。所以,上一层次系统的主要任务就是:首先根据系统的功能、目的,向下一层次发出指令信息,最后考核指令执行的结果;其次,解决下一层次各子系统之间的不协调。

(4)环境适应性 任何有生命力的系统都是开放的。系统及其内部的子系统,不断与环境之间进行物质、能量和信息的交流,系统是在与环境的相互作用和影响中达到综合平衡的。当环境发生变化时,这些系统、子系统的结构和功能也会随之改变,以便适应环境,继续生存和发展下去。医院是属于社会的一分子,护理系统又是属于医院的一个系统,要做好护理管理工作,必须适应社会和医院的环境变化。例如,为适应目前社会人口老龄化和疾病谱改变的需求,出现的社区护理,就是系统适应环境的一个很好的例子。

(5)动态平衡性 系统不是静止不动、一成不变的,而是不断运动和发展变化的,系统通过反馈调节来维持动态平衡。系统的平衡性是指系统需要处于一个相对稳定的状态,以保证系统的正常发挥和运转;系统的动态性是指系统的生存发展需要根据内外环境的变化随时调整和变化,这种调整变化是在系统相对稳定的前提下实现的。换言之,系统通过不断从外界接受物质、信息和能量,经过系统内部的运行和过程,再输出一些物质、信息和能量,同时通过反馈机制调整系统内部的运行程序,从而保持系统自身平衡,不断促进系统的良性上升发展。

3. 系统理论的主要原则 系统理论是贯穿在整个管理过程中的最重要的基本理论,在实际运用中,可主要体现为整分合原则、相对封闭原则、弹性原则、反馈原则。

(1)整分合原则 为提高工作效率,管理者必须在对如何完成某一整体工作充分了解的基础上,将整体分解成一个个基本要素,进行明确的分工,使每项工作规范化,建立责任制,然后进行科学的组织综合。简言之就是整体把握、科学分解,组织综合就是整分合原则的主要内涵。

知识链接

整分合原则的主要内涵

(1)整体把握 在管理实践中,管理者首先要了解本部门、本系统的全面情况,其次还必须了解本部门、本系统在整个社会中所处的地位和作用。只有这样,才能从大局出发,从整体出发,制订出既符合本部门利益的系统目标,完成管理任务,又能满足社会的需求。

(2)科学分解 是对系统目标进行科学的分解,将整体任务分解成一个个基本组成单位和具体任务,进而明确分工,规定各分工单位的权限、责任、范围,明确各分工单位的协同关系。

(3)组织综合 为避免分工导致的各个环节上产生的矛盾和脱节,管理者必须对分工单位进行强有力的组织综合,使各个环节协调同步,综合平衡发展。

这样的管理过程,有分有合,先分后合,最终保证高效率完成管理任务。

护理目标管理就是在系统管理和整分合原则指导下形成的管理模式。就是把总目标按护理系统的结构、层次、功能、水平层层分解,形成子目标、次子目标,构成完整的目标体系和网络。即目标和目标之间相互联系,融会贯通,在护理整体目标下,分工合作,层层负责,有效综合,确保总体目标的实现。

（2）相对封闭原则 任何一个系统的管理手段（机构、政策、法律、信息管理人员），都必须形成一个连续封闭的回路,才能形成有效的管理控制,否则就无法实现管理目标。这就是相对封闭原则。护理管理系统中封闭回路情况见图2-1。

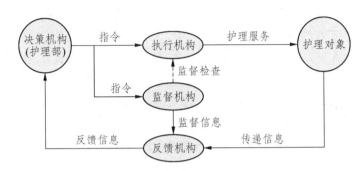

图 2-1 护理管理系统封闭回路示意图

图2-1表明,在管理系统中,决策机构、执行机构、监督机构和反馈机构同时并存。执行机构要坚定迅速、准确无误地贯彻决策机构的指令;监督机构监督检查执行机构是否严格执行决策部门的指令;反馈机构则搜集外界信息,了解决策通过执行产生的实际效果,并及时将反馈信息和修正意见传递到决策机构。这样才能保证决策更加符合客观实际,取得卓有成效的成果。护理管理必须学会掌握和运用这一原则,使决策、执行、监督、反馈环环相扣,实现成功的护理管理。

系统原理已广泛地应用于护理管理中,它要求在制定护理管理系统目标和决策时,要充分把握系统原理的主要特征,在护理系统的目的性、整体性、层次性、环境适应性、动态平衡性方面进行全面分析,根据科学的分解,明确各科室和部门的目标,进而在合理分工的基础上有效综合协调,从而保证护理管理目标的顺利实现。

二、人本理论在护理管理中的应用

1. 人本理论的概念 人本理论又称主观能动性原理,即人是管理活动的主体,一切管理活动都要坚持从人出发,以调动和激发人的主观能动性为中心,从而保证管理目标的实现。

在现代管理的诸要素中,人是管理系统中最具能动性、创造性和最活跃的因素。在管理过程中,人们必须跟物理系统、生物系统打交道,进行合乎要求的改造,这些都离不开人,任何管理工作都要充分调动人的主观能动性,做好了人的工作,管理就抓住了根本,这就是人本理论的基本内涵。人本理论强调关心人、尊重人、理解人、解放人、发展人,强调人在整个管理对象中占据主导地位。作为管理对象的财、物、时间、信息等,只有在为人所掌握、所利用时,才有管理价值。

换言之,人本理论的实质是:一切管理工作的根本问题,就是要做好人的工作,即提高每个人的素质,规范每个人的行为,调动每个人的积极性,发挥每个人的创新精神。人的主观能动性发挥得越好,管理的效益就越高。

遵循人本理论,做好护理管理工作,要注意以下几点:①重视激励各级护理人员的积极性和主动性;②重视不同层次护理人才的培养和合理使用;③重视在职护理人员的培训和提高;④重视广大护理人员的积极参与和民主管理。

2. 人本理论的主要原则 人本理论的主要原则有:能级原则、动力原则和行为原则等。

1) 能级原则 能级原则是指管理的组织结构、组织成员和规章制度必须具备不同的级别,按能级量才录用,同时建立各级不同的工作规范和标准,使管理的内容能动态地处于相应的能级之中,以利于进行有效的管理。在管理活动中,能和级都是不以人们意志为转移的客观存在,具有一定能量的人员只有处在相应级别上才能充分发挥个人的潜力,并可激励个人不断提高能力以获得更高的级别。现代管理的任务就是建立合理的能级,保证管理的内容能够动态地处于相应的能级中,充分发挥各自的作用。能级原则的基本内容包括:

(1)必须按层次进行能级管理,必须具有稳定的组织结构,管理结构中的能级和层次必须符合客观实际,稳定的管理结构应该是正三角形或宝塔形。

(2)不同的能级应该拥有不同的权利、职责、物质利益和精神荣誉。在其位,谋其政;行其权,尽其责;取其值,获其荣。权利、职责、物质利益、精神荣誉是能级的外在表现,不同的能级给予不同的待遇,有助于调动人们的工作主动性、积极性和创造性,实现有效的管理。

(3)各类能级必须动态对应。人的才能各种各样,管理岗位也有不同的能级,现代管理要求知人善用,使有相应才能的人处在合适能级的岗位上,做到人尽其才,各尽所能,并且允许人们在各个能级中不断地自由运动。另外,管理能级不是绝对的,时期不同,任务不同,岗位能级就有所差异;而人的才能也是不断变化的,因此必须动态地实行能级对应,才能发挥最佳的管理效果。

在护理系统,以技术职称为例,分为正、副主任护师,主管护师,护师,护士5个层次,自上而下呈金字塔排列,不同职称有不同的职责、权利、待遇和相应能级的岗位,每个能级的护理人员可以根据工作年限、职业道德、专业技能、科研能力评、聘上一能级职称,做到了能级岗位合理有序,人才运动动态可变这一科学有效的管理。

能级原理的特征是现代管理的岗位级别必须是合理而有序的,而人才运动又必须是可变的,这就是管理的科学性的体现。

2) 动力原则 管理需要动力,它不仅是管理的能源,也是一种制约因素,没有动力管理就不能有序地运行。正确地运用动力,使管理有效地进行下去,这就是动力原理。在管理中有3种不同但又相互联系的动力,它们分别是物质动力、精神动力和信息动力。

(1)物质动力 是指用适量的物质利益和经济效益来调动人的积极性。物质的存在决定人们的意识,物质动力是推动事物发展的基本动力。正确发挥物质动力的作用,是调动员工工作积极性、提高组织工作效率和经济效益的重要保证。当然,物质动力不是万能的,要正确处理好社会效益和经济效益的关系。在护理管理活动中,必要的奖金、适时的提级加薪、特殊时期的补贴等,都是现代管理中不可忽视的杠杆。

(2)精神动力 精神动力是支柱,它主要指理想、道德、信念,包括日常的思想教育工作,精神鼓励等。精神动力是客观存在的,它不仅可以补偿物质动力的缺欠,并且本身就有巨大的威力。在特定条件下,可以成为决定性的动力。在护理管理中,对新护士进行职业理想教育、建立护理信念、评选优秀护士、评选护理技术标兵,都属于管理系统对员工激发精神动力的一种形式。

(3) 信息动力 通过信息交流产生的动力,包括消息、情报、指令、代码等。从管理角度看,信息作为一种动力,有超越物质和精神的相对独立性。从护理系统来看,它可以从自身和国内外有关的系统中,收集一切有用的护理信息,进行加工处理和再利用,以不断改进工作,发展自我。同时,本身又可以作为信息系统向外界提供对他人有帮助的信息。信息可以促进竞争,它是一种经常性的动力。

物质动力、精神动力和信息动力在实际中必须注意正确、合理和灵活地运用。要正确认识和处理个体动力和集体动力的辩证关系,同时在运用管理动力时要把握好"刺激量"的阈值,否则欲速则不达。

3) **行为原则** 管理的行为原则是指在掌握人的行为一般规律性和个体差异性的基础上,对管理对象中的各类人员进行科学的心理、行为分析,针对不同管理对象的需求行为类型实施相应的管理方式,以便进行有效管理。

行为原则来源于行为科学学派,是在行为科学及有关行为管理理论指导下形成,用以规范、预测和控制人类行动的准则。其目的在于发挥人的积极性和内在潜力,改善人际关系,进行合理的组织劳动和分工协作,发挥组织效能,以便提高员工的工作效率,达到最佳组织目标。行为原则可分为个体行为原则、群体行为原则和组织行为原则。

行为原则认为,人的需要产生人的动机,人的动机产生人的行为,人的行为是具有可塑性的,它可以受到目标高低和外界环境的影响,根据人们行为的共同特征,管理者要注意从满足下属需要、合理设置目标、严格奖惩制度三方面激发员工的行为,调动员工的工作积极性、创造性和自主性,在实现组织目标的同时,最大限度地实现组织成员的自我价值。

(1) 满足下属需要 每个组织成员都有自身的客观要求,管理者应尽量满足那些正当的、合理的,又可解决的物质和精神要求,这是调动职工工作积极性的根本条件。按劳分配、多劳多得、自尊和被他人尊重、现有组织的爱和归属感等是人们正当、合理、普遍性的客观要求,管理者要理解并尽最大可能满足护理人员的需要,充分调动护理人员工作的热情,从而进一步提高护理质量。

(2) 合理设置目标 人的行为都是有一定目标的,为实现某个目标,人的潜能常常被引发出来,并努力争取实现愿望。因此,护理管理者要为各层次护理人员设置相应的目标,并帮助她们选择正确的目标、认识目标的价值,并提供多途径的物质或精神上的帮助措施,使其达到目标,实现自我价值。

(3) 严格奖惩制度 管理者要对每个组织成员的工作效率、结果进行认真的考核鉴定,并根据有关规定给予奖惩。奖励可以使受奖者更加努力工作,激励未受奖者;惩罚会使人吸取经验和教训。但是,要注意以奖为主,因为有时惩罚会带来负效应。

护理行为是指护士在病人诊疗中执行各项护理技术和操作规程,及时准确地完成护理任务过程中的各种活动。护理管理中要注重护士的护理行为,学会综合应用行为原则解决工作中的实际问题,协调好个人需要和组织利益的关系,在不影响组织根本利益的前提下,在使用和工作安排上尽量满足个人的愿望,这样,既有利于充分挖掘和发挥护士的潜能,又能最大限度地利用护理人力资源,有利于保持护理队伍的稳定。

梅奥及人际关系学说

梅奥(G. E. Mayo,1880-1949),美国哈佛大学教授,心理学家和管理学家。他领导了著名的"霍桑试验",并由此创建了"人际关系学说"理论。梅奥对其领导的霍桑试验进行了总结,写成《工业文明中人的问题》一书,创立了人际关系学说。该学说阐述了与古典管理理论不同的全新观点。

第一,人是"社会人",其行为不仅受到物质因素的影响,还受到社会、心理因素影响。

第二,生产效率在一定程度上取决于职工的积极性以及他和周围人的关系。

第三,企业中存在非正式组织,它与正式组织相互依存,对生产率的提高有重大影响。

梅奥的人际关系学说,揭示了人际关系和组织行为的意义,强调了人与人的关系,要求管理者搞好团结,以便提高生产效率,它对管理活动产生了有革新意义的影响。此后,马斯洛的需要层次学说、麦格雷戈的 X-Y 理论、卢因的群体力学理论、赫茨伯格的双因素理论进一步丰富了人际关系学说,并构成"行为科学学派"。它以人为研究对象,目的是解释、预测、控制人的行为,以便充分调动人的积极性和内在潜力,改善团体气氛和人际关系,提高领导艺术和领导效果。这些学说,奠定了管理学的重要理论基础。

三、动态理论在护理管理中的应用

1. 动态理论的概念 管理本身是一个过程,这是毋庸置疑的。因为任何过程本身就是一种运动的形式,加上任何管理对象又都是一个复杂的、多因素的系统,各因素内部及各个因素之间的关系始终处于不断发展变化之中,所以,管理是一个动态的过程。动态,是现代科学管理的重要特征,只有善于把握动态和应对变化的人,才是管理上的强者。

有的学者认为,现代管理工作的全过程至少包括 10 个周而复始、循环往复的环节,即确立目标、明确方向、制订计划、健全机构、组织力量、指挥行动、跟踪变化、调节关系、控制系统和总结经验这 10 个交错进行的环节。其中确立目标、制订计划、健全机构、组织力量是作为科学管理的前提,比较偏于静态;从指挥行动到控制系统这几个环节始终围绕预定的目标旋转,几乎完全处于动态之中。管理者如不运筹帷幄,灵活控制局势,则会功败垂成。

管理的动态理论的概念就是:组织和管理处于动态变化的社会大系统中,由此带来管理主体、管理对象、管理手段和方法上的动态变化。为了保证组织在外界环境变化的情况下维持自身的稳定和发展,在整个复杂、多变的管理过程中,管理者必须始终注意把握管理对象运动、变化的情况,做到随机制宜,原则性和灵活性相结合,有预见和留有余地。

动态理论要求任何管理者必须明确随着系统内外条件的变化,人对问题的认识也在不断地深化,不仅会修正和更新组织目标,而且对于组织目标的评价标准也会有所改变。因此,管理者不能一成不变地看问题。管理过程的实质是在把握管理对象运动、多变的前提下,注意调整各个环节,以实现整体目标。目前,随着医学模式的改变、人口老龄化和疾病谱的改变,对护理专业提出了新的要求,这就需要护理管理者重视搜集信息和科研成果,注意反馈,及时调整工作内容和方向,保持一定的弹性,以便随时适应客观世界各种可能的变化,有效地实现动态管理。

2. 动态理论的主要原则

1) **反馈原则**　反馈是控制论中的一个极为重要的概念,其定义为:控制系统把信息输送出去,又把其作用结果返送回来,并对信息的再输出发生影响,起到控制作用,以达到预定的目的。

在现代管理中,反馈实质上是在原因与结果之间架起的一座桥梁,并在因果性和目的性之间通过收集、过滤、加工、分析、提取正确信息等一系列步骤,修正原来的管理行动,使之更符合实际情况,以取得更大的效益。反馈原则要求在管理活动中,各层决策者要注意随时收集反馈信息,并与管理目标进行比较,当行动偏离目标时,要及时进行调整,以达到预期的管理目标。灵敏、准确、有力是对反馈系统的基本要求。

知识链接

反馈系统的基本要求

1. **灵敏**　主要是指在管理上要加强信息的接受和处理工作,善于及时发现管理和客观实际之间的矛盾和变化,防止由于民主制度不健全、信息通道堵塞而导致反馈信息的减少或中断。

2. **准确**　是指在管理上要有高效能的分析系统,来过滤、加工所接收的各种信息,达到去伪存真、由表及里的目的。

3. **有力**　是指把分析过的信息转化为管理中心有力的行动,以修正原有的管理行动,使之更符合实际情况,获得更大的效益。

如护理部下达任务后,要定期检查各科室的执行情况,及时发现存在的问题,作出有益的反应,并提出相应决策的意见,即是反馈。反馈系统的有效运转,是整个管理系统充满生机和活力的标志。

2) **弹性原则**　弹性原则是指管理应具有伸缩性,要求管理者在进行决策和处理管理问题时,除了尽可能考虑多种因素之外,还要留有余地,以求综合平衡;同时,在组织机构的设计上,在管理层次和管理部门的划分上也应富有弹性,使组织机构能适应环境的变化。管理工作必须保持适当的弹性,因为这是管理科学本身的特点所决定的。

(1) 管理所遇到的问题一般都要涉及众多千丝万缕、有机联系在一起的因素,而人们想要完全掌握所有因素是不可能的,每个人对客观事物的认识都存在一定的局限性和片面性。因此,科学的管理必须留有余地。

(2) 世界上的一切事物都在运动变化之中,管理系统也是如此,所以,管理更带有不确定性。并且管理本身是一种人的社会活动,人作为有思维活动的高级生命,其"意料之外,情理之中"的事情还是常有的事,这也增加了管理的不确定性。

(3) 管理是行为科学,它有后果问题。"失之毫厘,谬之千里"的后果在现实中时有发生。因此,不能仅仅依靠谨慎,而应从开始就保持管理的可调节的弹性,以便随时自如应变。

在应用弹性原则时,护理管理者要严格区分消极弹性和积极弹性。充分发挥人的智慧,进行科学预测,在关键环节保持可调性,预先准备多种可供选择的调节方案,以适应内外环境的变化和社会的发展。

四、效益理论在护理管理中的应用

1. 效益理论的概念 效益理论是指一切管理都应首先服从经济规律,以最小的投入和耗费,获得最佳的管理效益,包括管理的经济效益和社会效益。所谓经济效益是指以尽量少的劳动耗费和劳动占用,生产尽量多的、符合社会需要的劳动成果;所谓社会效益就是指在消耗了一定量的活劳动和物化劳动后实现社会目标的程度。社会效益和经济效益是一个整体,不能片面强调某一方面而忽视另一方面。在管理工作中,既要讲经济效益,又要讲社会效益,要以社会效益为前提,以经济效益为根本,这是管理工作的根本要求和最基本的行为准则。

管理的根本目的在于创造出更多更好的、有形可见的社会效益和经济效益。因此,在护理管理中,一切活动都要以最小的投入获得最大的效益为目标,即运用管理科学的理论、方法、技术,达到科学管理,从而提高护理质量,发展护理学科,更好地为大众健康服务,以争取最优的社会效益和经济效益。

2. 效益理论的主要原则 价值原则是效益理论的主要原则,它是指管理过程中的各个环节、各项工作都要紧紧围绕提高社会效益的这个中心,科学地、有效地使用人、财、物和时间,以创造最大的经济价值和社会价值。现代管理学强调的价值原则是经济价值和社会价值统一的原则。一般情况下,经济价值和社会价值是一致的,但是当两者发生矛盾时,经济价值必须服从社会价值。

价值原则对医院护理管理来说是一个重要原则。医院是救死扶伤、治病救人的场所,这是医院的社会价值;同时医院为适应市场经济,必须按经济规律办事,追求经济效益,这又体现了医院的经济价值。作为医院的一个系统,护理管理活动应兼顾医院的经济效益和社会效益,正确处理好两者关系,做到低投入、高产出,始终把社会效益放在首位,卓有成效地做好各项管理工作。

第二节 现代护理管理的发展趋势

目前,世界发达国家的护理管理模式随着护理对象、内容、观念的改变而发生了很大的变化。护理管理的宗旨是以优质的护理服务满足人的生理、心理、精神、文化方面的健康需要;尊重及保护病人的权益,以护理质量的标准化及护理质量保证体系,培养高素质的护理人员来实现护理管理目标。护理管理全部采用微机化、标准化管理,保证了护理质量标准的统一和落实。

未来护理管理的科学化程度会越来越高,随着相关法律及法规的不断完善,护理标准化管理将逐步取代经验管理,护理质量保障体系的建立和完善将成为护理管理的重点,计算机将广泛地运用在护理管理中,以人为本、注重管理人员的培训、建立临床护理支持系统、使护士职能专业化、探索具有中国特色的护理模式将成为护理管理中的重要内容。

一、现代护理管理发展概述

1. 以人为本将成为未来护理管理的基本点　在现代管理的各要素中,人是最重要、最积极的因素。作为管理对象的其他要素,如财力、物力、时间、信息等,只有在被人所掌握、所利用时,才有价值。因此,要把对人的管理放在首位,重视人的需求,激励人的积极性和创造性,并给予人更好的教育和培训,使人与组织共同发展。

在医院的工作人员中,护理人员的比例最高,分布最广,与病人的接触最密切,护理人员综合素质水平,直接影响整个医院的工作质量。另外,护理学科的发展,护士角色的多元化,对护士的职业素质提出了更高的要求,积极培养、合理使用、充分挖掘和发挥护理人员的积极性和创造性,把以人为本的管理思想贯穿于整个管理活动中,将是护理管理者今后的一项长期任务。

在以人为本的宗旨下,护理管理者必须把培养和提高护士整体素质放在工作首位,各种形式的护理培训、继续教育将会受到普遍的重视;在以人为本的宗旨下,护理管理者必定会对现有的传统管理模式进行改革创新,探索和完善岗位责任制,增加护士对护理专业的热爱,减少护士的流失;在以人为本的宗旨下,护理管理者将更多地学习、运用社会人文学科的知识,系统研究护士的心理和行为,提高护理管理人员对护士行为的预测、引导和控制能力,更好地实现护理目标,进一步完善护理管理的科学性。

知识链接

护士的多元化角色

随着护理学的发展,护士的角色也发生了根本的变化,由过去类似于母亲、修女、侍女、医生的助手的角色发展到受过专门教育、受人尊重、有专门知识的独立的实践者。一般护理人员所扮演的多元角色有:①护理计划者;②护理活动执行者;③护理管理者;④健康教育者;⑤健康协调者;⑥健康咨询者;⑦病人利益维护者;⑧护理研究者和改革者。

---

2. 探索中国特色的护理模式　护理工作模式历经个案护理、功能制护理、小组护理、责任制护理和整体护理几大过程。

功能制护理是生物医学的体现,它是一种流水作业的工作方法,以完成各项医嘱和常规基础护理为主要工作内容。在这一护理模式下,护士分工明确,易于组织管理,省时省力,可保证病人治疗护理工作的顺利完成,但护士工作机械,缺少与病人交流的机会,较少考虑病人的心理社会需求,较难掌握病人的全面情况,无法体现护理工作的主动性、独立性;而且功能制护理不考虑护理人员的知识、能力、学历和职称结构,不能按能级原则分层使用护士,影响了各级护理人员的工作积极性。因此功能制护理已不能满足护理学发展的需要。

责任制护理是由责任护士和辅助护士按护理程序对病人进行全面、系统和连续的整体护理,其结构是以病人为中心,要求从病人入院到出院均由责任护士对病人实行8小时在岗,24小时负责制。这种模式提高了护理质量,改变了护士被动执行医嘱的情况,但由于对病人24小时负责难以实现,加以文字记录任务多,而在编护士少,使责任制护理的推行在20世纪80

年代遇到一定的困难,未能真正替代功能制护理。

自 20 世纪 90 年代开始,经国内外学者的共同努力,结合国情,在责任制护理的基础上提出整体护理模式,它以病人为中心,以护理程序为核心,注重心理护理和健康教育,保证了护理工作的连续性和护理质量的提高。此模式一经开展,即在全国普遍推广开来,取得了较好的实践效果。但近年的《医疗事故处理法规》的出台,医护人员的举证倒置,对整体护理的实施提出了新的课题,如何在新的社会和环境的变化下,探索出一条符合国情,能够最有效地利用各种资源,为服务对象提供既节约成本,又高效率、高质量的护理模式,将是护理管理今后的工作重点。

当前,我国医院管理发展趋势:①规划决策社区化;②管理职能分离化;③信息管理自动化;④管理手段法制化;⑤管理人员职业化。

3. 建立临床护理支持系统,使护士分工专业化 护理学是一门独立的专业,护士的权利和义务是"保持生命、减轻痛苦、促进健康"。目前,我国护理人员在履行基本义务外,还要承担大量的非护理、非技术性的工作。这样既降低了护理工作的专业性、科学性,又降低了护理人员工作的积极性和创造性,更影响了护理专业的社会地位,造成各层次护理人才的流失。因此,如何建立护理专业支持系统,保证具有不同经验、能力、学历层次的护理人员在工作中得到合理的分配和使用,以最佳地使用人力资源并促进其发展,将是未来护理管理的一个重要课题,护士分工专业化,将推动护理学科的发展,必将有广阔的发展前景。

4. 全面普及计算机网络化操作 计算机的发展规模和应用程度已经成为衡量管理水平现代化的重要标志之一。计算机可准确迅速地处理和储存各种信息,改变了传统的手工收集、整理护理信息和资料的方法,它把护理管理人员从繁重的重复劳动中解放出来,提高了管理效率。医院信息系统,以病人原始资料为基础,从病人门诊挂号开始到出院的全过程,通过所在科室工作站直接录入诊疗的第一手资料,再由计算机进行汇集,处理成各部门、各单位所需的信息资料。

计算机网络的运行,可使护理部随时掌握科室护理工作的动态变化,进而有计划、有目的地深入临床护理第一线,依据计算机提供的信息到科室检查、指导工作;计算机生成的各种登记、统计表为护理质量监测提供了客观依据。另外,护理部还可以根据计算机提供的情况,及时、灵活地调配科室护理人员,以满足病人的护理需要。

总之,计算机网络在护理中的应用,首先,促进了护理管理手段进一步科学化、最优化,使管理效率及管理决策更加精确有效;其次,保证了护理管理与医疗、后勤、医技等方面的协调统一及护理管理中各项活动的统一协调;再次,计算机管理以控制为中心,通过周密的分析、计划、研究,量化了各种指标,提高了管理效益;另外,计算机的应用,使护理人力节约化,减少了护理人员和护理管理者从事非护理性工作的书面重复劳动,使她们有更多的时间为病人提供直接的护理服务,使管理者有更多的时间从事计划、组织、决策、协调及控制工作。

由于技术、资金等客观条件的影响,目前计算机网络化管理在我国尚处于起步阶段,少数大医院在试行之,由于计算机网络能促使医院管理从传统型向现代化的转变,提高医院管理的效能,从而增加医院的经济效益和社会效益,有力地促进医院管理的规范化、标准化、自动化建设,因此,广泛运用计算机网络技术是医院现代化发展的趋势。护理系统作为医院的一个子系统,应用计算机网络技术,提高现代化管理水平也将势在必行。

5. 现代管理学将成为护理教育、护理培训的重要内容 在我国,医院护理管理人员历来都是从临床优秀护士中培养而成,她们具有丰富的临床护理经验和一定的管理能力,但是,由于没有接受过正规、系统的管理科学的培训,她们的管理经验主要来源自身的工作实践及他人的工作经验,护理管理仍处于经验管理的状态。

随着我国医院的现代化发展和护理学科发展的需要,卫生部自1994年提出护理管理人员必须经过管理理论培训才能上岗的规定,一大批的护理管理人员经过各种级别的培训走上了管理岗位,给临床护理管理活动带来了科学管理的春风。但是,与国外发达国家的护理管理相比,还有一定的差距。因此,在高等医学院校护理专业增设管理学课程,对在职的护理部主任、护士长、护士举办不同层次的管理学培训班,加强护理人员群体管理素质的提高,将成为现在及将来一段时间内护理管理工作的重要内容。并且,随着管理科学理论和技术与护理实践的密切结合,将进一步提高护理管理的效率和效果,推动护理学科的发展。

知识链接

国内医院护理管理现状

1. **管理者的教育层次** 国内护理管理者的教育层次偏低,且大多数没有经过专业的管理课程培训。这是阻碍护理管理水平提高的负性因素。近年来卫生管理部门逐渐重视,并在一些院校开设管理课程教育和学位教育。

2. **护理管理者的管理地位** 护理管理体系均属垂直领导,并直接向院长负责。

3. **管理行为** 国内的护理管理者目前多采用经验式管理方法,主要是常规检查、监督、反复训练基本功、强调统一性,限制了护理人员的创新性思维,有的护理人员缺乏独立思维和判断能力。

4. **管理内容** 大多数管理者被大量事务性工作包围,集行政与业务于一身,缺少时间在管理策略和技巧上有所深化和突破。

二、现代护理管理面临的挑战

医学模式的转变,现代医学及科学技术的不断发展进步,以及人们健康观念的转变,对护理的要求越来越高,加上全球化信息产业的发展,对护理专业产生了很大的影响,给现代护理管理赋予了新的内容,同时也给护理发展带来了新的机遇。护理管理者必须在进一步完善护理管理的组织体制、提高自身管理水平的同时,重新调整管理思路,抓住机遇,大胆改革,以推动护理专业的发展。

1. 新技术、新知识对护理管理的挑战 当今世界的发展,可以说日新月异,一日千里。科学技术的进步,医学理论的飞速发展,大量高精尖仪器设备在医学领域的应用,各种新知识、新技术在临床实践中的广泛开展,使护理新理论、新知识、新技术的范围日益拓展。护士不仅是病人医疗护理措施的提供者,还是健康教育的执行者、心理问题的疏导者,因此现代护士不仅要掌握医学基础知识、护理学理论和技术,还要掌握一定的社会学、心理学、人文学、管理学、宗教、艺术等多学科的知识。

由于历史的原因,目前我国接受过全日制大学本、专科护理教育的护士比例偏低,中专护士依然是护理队伍的中坚力量,护理人员的综合素质与人们日益增长的健康保健需求相差甚远,不能满足社会的需求,护理队伍的整体素质亟待提高。随着经济全球化趋势的到来,临床护理实践和护理教育的发展都将面临着与国际接轨的挑战。因此,如何提高现有护理人员的综合素质将成为护理管理者的重要任务之一。

2. 人才竞争对护理管理的挑战　近年来,首先,由于地区经济发展的不平衡,外资医院的进入、人事和分配制度的改革,促使护理高精尖人才的流失率呈上升趋势;其次,由于平均住院日缩短,病床周转率提高,使护士在单位时间内的工作量增加,护理任务日趋繁重,而护理人员的社会地位低,工资水平不高,造成一部分护理人员转向其他行业;再次,医院承包制使某些医院为减低运行成本,对新毕业的大专、中专护士多采用临时工制度和短期合同工制度,各种保险待遇欠缺,使某些护士对专业前景、个人前途感到渺茫而转行。

以上原因均造成相当数量的医院出现护士缺编、护理骨干短缺,而社会、经济、文化的发展,又促使人们对护理人员的数量、护理服务的质量提出了更高的要求,两者此消彼长,不仅制约了临床护理服务质量的提高,也制约了护理人才队伍的建设和护理专业的发展。

人才竞争已经成为护理管理者所遇到的突出问题之一,如何解决需要管理者综合思考。

3. 全方位管理模式对护理管理的挑战　全方位管理模式是对每个人每一天所做的每一件事进行全方位控制和管理,其本质是把组织核心目标量化到人,把每一个细小的目标责任落实到每一个组织员工。

全方位管理模式的具体做法:①确定护理管理目标,明确护理服务宗旨;②建立质量管理体系的组织结构;③制订一系列管理考核标准,标准要量化、细化、透明化,要将工作目标分解到每一个岗位,每一个员工;④营造服务氛围,推进质量管理体系的运转;⑤建立工作质量考核监督办法;⑥建立有效的激励机制。

全方位管理模式将护理质量列入考核标准,能有效地指导护理实践,增强护士全面周到细致的服务意识,有助于提高护理管理水平。目前,国内一些权威医院护理系统正在尝试此种管理模式,处于探索之中。

开拓创新是推动护理管理发展的动力,21 世纪要求护理管理者必须拥有与时俱进的管理理念,面对挑战,护理管理者们应该树立科学的发展观,从世界角度、从战略高度去认识、思考、分析我国护理管理的发展方向,不断提高护理管理的效率和组织竞争力,以满足社会对多层次、多元化、高品质化护理服务的需求。

（王秀红　赵德伟）

思考题

案例　在一个护理管理经验交流会上,有两个医院的护理部主任分别阐述了她们进行有效管理的观点。A 护理部主任认为:护理部的首要资产是护士,只有护士们都把医院当成自己的家,都把个人的命运与医院的命运紧密联系在一起,才能充分发挥她们的智慧和力量为医院服务。因此,管理者有什么问题,都应该与护士们商量解决;平时要十分注重对护士需求的分析,有针对性地为护士提供学习、娱乐的机会和条件;每月的信息栏应公布本月过生日护士的名单,祝愿其生日快乐;如有护士结婚、生育,护理部主任都代表医院送上贺礼。在 A 医院,护士们都普遍地把医院当作自己的家,全心全意地为医院服务,医院的护理质量越来越好。B 护理部主任则认为,只有实行严格的管理才能实现医院的护理目标,才能保证各项护理活动的顺利开展。因此,护理部要制订严格的规章制度和岗位责任制,建立严密的控制体系;注重上岗培训;实行奖励制度等。在 B 医院里,护士们都非常注意遵守规章制度,努力工作以完成任务,护理工作井然有序,护理质量得到保证。

　　问题:你认为哪位护理部主任的观点更有道理,为什么?

第三章　我国卫生系统的组织管理

学习目标

1. 能说出医院的概念；
2. 能描述卫生系统组织分类、医院的护理管理组织系统；
3. 能简述医院的功能；
4. 了解护理部的职能作用。

卫生事业是整个国民经济体系中的一个子系统，它既依赖于国民经济的发展，又反过来影响社会经济的发展。根据卫生工作奋斗目标，为实现人人享有卫生保健，提高全民的健康素质，我国应设置合理的卫生组织机构，这同时也是实现卫生工作既定目标的组织保障。

第一节　我国卫生系统概况

我国卫生系统是我国国民经济体系中的一个重要组成部分。它肩负着发展全国和地方的公共卫生、医疗卫生、保健卫生事业，实现人人享有卫生保健，提高全民族健康的重任。

一、卫生系统组织的分类

我国卫生系统的组织结构，按其性质和任务主要分为 3 类：卫生行政组织、卫生事业组织和群众卫生组织。

1. 卫生行政组织　卫生行政组织是贯彻实施党和政府卫生工作的方针政策，领导全国与地方卫生工作，提出卫生事业发展的战略目标、规划，制定医药卫生法规和进行督促检查的国家行政机构。目前我国卫生行政组织的体制设置如下。

（1）国家卫生和计划生育委员会　根据第十二届全国人民代表大会第一次会议批准的《国务院机构改革和职能转变方案》和《国务院关于机构设置的通知》（国发〔2013〕14 号），设立国家卫生和计划生育委员会（简称国家卫计委），为国务院组成部门。

主要职责是，统筹规划医疗卫生和计划生育服务资源配置，组织制定国家基本药物制度，拟订计划生育政策，监督管理公共卫生和医疗服务，负责计划生育管理和服务工作等。

内设机构有办公厅、体制改革司（国务院深化医药卫生体制改革领导小组办公室）、卫生应急办公室（突发公共卫生事件应急指挥中心）、疾病预防控制局（全国爱国卫生运动委员会办公室）、医政医管局、基层卫生司、妇幼健康服务司、食品安全标准与监测评估司、综合监督局、药物政策与基本药物制度司、计划生育基层指导司、计划生育家庭发展司、流动人口计划生育服务管理司等 21 个司局机构。

（2）省、直辖市、自治区卫计委　根据国家卫计委主要职责和内部机构设置，各省、直辖市、自治区人民政府下设与国家卫计委相对应的卫生和计划生育委员会（卫生局），负责各省、直辖市、自治区的卫生和计划生育行政管理工作。

（3）省辖市及地区级卫计委（卫生局）　负责省辖市及地区的卫生和计划生育行政管理工作。

（4）县级市、区级卫生局（卫生科）　负责本辖区的卫生和计划生育行政管理工作。

（5）乡镇、街道办事处设卫生专职干部　专职负责本乡镇、街道的卫生行政工作。

我国各级卫生行政组织的主要任务是：根据党和国家对国民经济和社会发展的统一要求，贯彻国家卫生工作的方针、政策；结合各地实际情况，制定卫生事业发展的总体规划和工作计划；制定有关卫生工作的法律、法规、技术标准和重大疾病防治规划；制定医学科研发展规划，组织科研攻关；依据卫生法律、法规对社会公共卫生、劳动卫生、食品、医用生物制品和医疗器材行使监督权；对重大疾病及医疗质量等实行监测；制定爱国卫生方针、政策和措施。

知识链接

理想的行政组织模式

韦伯认为理想的行政组织模式应具有以下特点：①明确的组织分工，即每一职位都应有明确规定的权利和义务；②自上而下的组织体系，即职权应按照等级原则建立指挥系统；③合理任用人员，即任用人员能完全胜任该岗位职务，可经过考核和教育训练来实行；④建立职业性的管理人员制度，即管理人员应有固定的薪金和明文规定的升迁制度，并作为一种职业人员去对待；⑤建立严格的、不受各种因素影响的规则和纪律；⑥建立理性的行动准则，即人与人之间的关系只有职位的区别，不应受个人情感的影响；人与人之间应具有一种不偏不倚的态度。

---

2. 卫生事业组织　卫生事业组织是具体开展业务工作的专业机构，按工作性质和任务划分如下。

（1）医疗防治机构　包括各级综合医院、专科医院、门诊部、医疗保健院（所）、疗养院、康复医院、护理院等，主要承担诊疗和预防疾病的任务。这是我国任务最繁重、分布最广、卫生人员最集中的机构。

（2）卫生防疫机构　包括各级防疫站，职业病、地方病、寄生虫病防治机构及国家卫生检疫机构，主要承担预防疾病的任务，对危害人群健康的影响因素如环境卫生、食品卫生、学校卫生等进行监测和监督。

（3）妇幼保健机构　包括妇幼保健院（所、站）、妇产院、儿童医院、计划生育门诊部、咨询站等，主要承担妇女、儿童的保健任务和优生优育工作。

（4）药品管理检查机构　包括药品检验所、生物制品研究所等，主要承担发展我国医药学和保证安全用药的任务。

（5）医学教育机构　包括高等医药院校、中等卫生学校、卫生进修学院等，主要承担发展医学教育,培养医药卫生人才的任务,并对在职卫生人员进行培训。

(6) 医学研究机构　包括医学科学院、中医研究院、预防医学中心、医学研究所等,主要承担医药卫生科学研究的任务,为推动我国医学科学和卫生事业的发展奠定基础。

3. 群众卫生组织　群众卫生组织是由专业或非专业人员在政府行政部门的领导下,按不同的任务所设置的机构,可分为以下 3 类。

(1) 由国家机关和人民团体的代表组成,以协调有关方面的力量,推进卫生防疫的群众卫生组织,如爱国卫生运动委员会、血吸虫地方病防治委员会等。由各级党政组织负责人参加,组织有关单位、部门支持,共同做好卫生工作。

(2) 由卫生专业人员组成的学术性团体,如中华护理学会、中华医学会、中华药学会等。这类组织以组织会员学习、开展各种学术活动和培训讲座、交流工作经验、开展群众性科普咨询为主要任务。

(3) 由广大群众中卫生积极分子组成的基层群众卫生组织,中国红十字会是这个组织的代表机构。以发动群众开展卫生工作,宣传卫生知识,组织自救互救活动,开展社会服务活动和福利救济工作为主要活动任务。

二、医院的行政组织系统

1. 医院的概念及构成条件

1) **医院的概念**　医院是运用医学科学理论和技术,对病人或特定的人群进行防病、治病,提高保健服务的场所,备有一定数量的病床设施、相应的医务人员和必要的设备,通过医务人员的集体协作,以达到对住院或门诊病人实施科学的和正确的诊治、护理与防病工作的医疗事业机构。

2) **医院的基本条件**　主要包括以下几方面:①应有病房、病床设施、门诊部和基本的医疗设备。②应有能力为住院病人提供合格与合理的诊疗、护理和保健基本生活服务。③应具备基本医疗、休养环境及卫生学管理设施。④应设立药剂、检验、放射、辅助检查、手术及消毒供应等医技部门。⑤应有相应的人员配备,包括卫生技术人员和行政后勤人员等,各类人员分工协作,以构成整体医疗功能。⑥应有相应的规章制度、岗位职责、诊疗和护理常规等。

2. 医院的组织系统　根据医院组织中不同的职能作用,医院一般分为 5 个组织系统:

(1) **党群组织系统**　包括党组书记、党委办公室、工会、共青团组织、宣传部、统战部、纪律检查和监察部门。

(2) **行政管理系统**　包括院长、院长办公室、医务处(科)、护理部、科教科、设备科、财务处(科)、人事处(科)、信息科、保卫处(科)、总务处(科)、膳食科和门诊部等部门。

(3) **临床业务组织部门**　包括内、外、妇产、儿、眼、耳鼻喉、口腔、皮肤、麻醉、中医和传染等临床业务科室。

(4) **护理组织系统**　包括病房、门诊、急诊、供应室、手术室以及有关医技科室的护理岗位。

（5）医技组织系统 包括药剂、检验、放射、理疗、超声、心脑电图、中心实验和营养等部门。

3. 医院的类型与分级

1）医院的分类 根据不同划分条件，可将医院分为以下不同类型。

（1）综合医院 是各种类型医院的主体，有利于发挥现代医疗多学科协作会诊、治疗的功能，配备有一定数量的病床，分有内、外、妇产、儿、眼、耳鼻喉、口腔、皮肤、麻醉、中医科等各专科，药剂、检验、影像等医技部门，配备相应的人员、设备；具有综合整体治疗、护理能力，通过医务人员的协作解决急、难、危、重病人的健康问题。

（2）专科医院 是为诊治专科疾病而设置的医院，如传染病医院、结核病防治院、精神病防治院、妇产科医院、儿童医院、眼科医院、口腔医院、胸科医院和肿瘤医院等；有利于集中人力、物力，充分发挥技术设备的优势，开展专科疾病的预防、治疗和护理。

2）**医院的分级** 1989 年以来，我国的医院实行分级管理制度。按照医院的功能、相应规模、服务地域、隶属关系、技术力量、管理水平、服务质量等综合水平，将其分为三级（一、二、三级）、十等（每级分甲、乙、丙等，三级医院增设特等）。

（1）一级医院 是直接为一定人口的社区提供预防、保健、医疗和康复服务的基层医院，包括农村乡、镇卫生院和城市街道医院。主要任务是直接为人群提供一级预防，并进行多发病、常见病的管理，对疑难重症进行正确转诊，协助高层次医院做好住院前后的服务。

（2）二级医院 是向多个社区提供综合医疗卫生服务，并承担一定教学、科研任务的医院，包括一般市、县医院、省辖市的区级医院和相当规模的厂矿、企事业单位的职工医院。主要任务是提供医疗护理、预防保健和健康服务，参与指导对高危人群的监测，接受一级医院转诊病人，对一级医院进行业务指导，承担一定程度的教学和科研任务。

（3）三级医院 是跨地区、省、市以及向全国范围提供高水平、专科性医疗卫生服务，并承担高层次教学和科研任务的医院，包括国家、省、市直属的市级大医院和医学院校的附属医院。主要任务是提供全面连续的医疗护理、预防保健、康复服务和高水平的专科医疗服务，解决危重疑难病症，接受二级医院转诊病人，对下级医院进行指导和培训，承担全面的教学、科研任务。

4. 医院的功能 医院的功能就是医院的任务。原卫生部颁发的《全国医院工作条例》指出：医院的任务是"以医疗工作为中心，在提高医疗质量的基础上，保证教学和科研任务的完成，并不断提高教学质量和科研水平。同时做好扩大预防、指导基层和计划生育的技术工作"。具体表现在以下几方面。

（1）医疗 是医院的主要功能，以诊治疾病和护理服务两大业务为主体，并与医技部门密切配合，为病人提供整体的医疗服务。医疗工作一般分为门诊医疗、住院医疗、急救医疗和康复医疗等部分。门诊、急诊诊疗为第一线，住院诊疗为中心，主要解决病人的危重、疑难、复杂等问题；康复医疗则以心理调整、物理疗法为手段，纠正因疾病引起的功能障碍或心理失衡，促进病人的功能恢复和心理健康。

（2）教学 任何医院都有培训医务人员的功能。任何专业、任何层次的卫生技术人员所接受的学校教育只是医学教育的一部分,必须进行临床实践教育、毕业后培训和继续教育,医务人员只有通过终身教育,不断接受新知识、新技能,才能适应医学科学的飞速发展。一般医学院校附属医院的教学功能比重相对较大。

(3)科研 是医院提高业务技术水平和推动医学科学发展的需要。医院是开展医疗实践的场所,在临床实践中发现的许多问题成为医学科研的课题,通过科研不仅解决了医疗护理工作中的难题,为临床实践提供了新手段、新办法,同时也推动了医学科学和教学的发展。

(4)预防和社区卫生服务 在"人人享有卫生保健"这一全球目标的引导下,预防保健工作和社区卫生服务成为医院工作的又一个重点。各级医院面向全社会开展社区医疗和卫生保健服务,通过健康教育,普及卫生知识,倡导健康的生活行为,强化自我保健意识;进行疾病普查、体格检查、妇幼保健指导、老人生活指导与咨询等,提高全民生活质量和健康水平。

三、卫生组织的工作目标

1997年,《中共中央、国务院关于卫生改革与发展的决定》指出:人人享有卫生保健,全民族健康素质的不断提高,是社会主义现代化建设的重要目标,是人民生活质量改善的重要标志,是社会主义精神文明建设的重要内容,是经济和社会可持续发展的重要保障。

1999年,党的十五届五中全会审议通过的《关于制定国民经济和社会发展第十个五年计划的建议》中明确指出:全面发展卫生事业,提高全民健康水平,进一步改善城乡特别是农村卫生设施,加强预防保健。

2002年,党的十六大提出了"形成比较完善的'全民健身和医疗体系'作为全面建设小康社会的目标之一"。党中央、国务院确立的全国卫生事业改革发展的方针、政策和目标,就是各级各类卫生组织都要遵循的工作守则和努力奋斗的工作目标。

2007年,党的十七大提出:建立基本卫生制度,提高全民健康水平。

到2010年,在全国建立起适应社会主义市场经济体制和人民健康需求的、比较完善的卫生体系,国民健康的主要指标在经济发达地区达到或接近世界中等发达国家的平均水平,在欠发达地区也达到发展中国家的先进水平。

1. 具有中国特色的卫生体系 我国卫生工作奋斗目标规定的卫生体系由卫生服务、医疗保障和卫生执法监督三部分组成。

1)卫生服务体系 卫生服务体系是卫生工作的载体,主要包括城乡卫生服务设施网络、卫生人力的培养、卫生机构的培训机制。按照我国实际情况,需要构建以满足城乡初级卫生保健和综合防治工作、直接面向人群的社区卫生服务组织为基础,以医疗、预防、保健、康复、教育和科研等高层次专业性机构为技术指导,布局合理、功能明确、层次协调的卫生服务新体系。

(1)农村卫生服务体系 以三级卫生服务网络为基本框架,不断巩固和完善。县级卫生机构要控制规模,健全服务功能,改进服务质量,扩大服务范围,加强对基层卫生机构的技术指导和人才培养;乡镇卫生院要调整功能,加强管理,提高服务水平,充分发挥预防保健、计划生育技术指导和基本医疗服务、卫生行政管理的作用;村级卫生组织做到有医有药、能防能治。有条件的地区可实行乡村一体化管理体制。

(2) 城市卫生服务体系 按照区域卫生规划的要求,发挥政府宏观调控卫生资源配置和卫生发展管理的作用。按地区卫生服务需求,合理确定卫生服务设施规模、布局和功能,对机构、床位、人员、经费等资源实行宏观调控,逐步解决自成体系、条块交叉、重复建设,资源配置和服务能力与需求脱节的状况。发展城市社区卫生服务组织是城市卫生服务管理的方向。城市医疗机构应坚持在治疗疾病的同时,面向人群、面向基层,开展预防保健工作。

2) 医疗保障体系 医疗保障包括城镇职工医疗保险制度、农村合作医疗等多种形式的农民健康保障制度和多种补充性的商业医疗保险。

城镇职工医疗保险是要保证职工的基本医疗需要,医疗费用由国家、用人单位和职工三方筹措、合理负担,并实行属地化原则,控制医疗费过快增长。农村和合作医疗制度是保证农民获得基本医疗服务,落实预防保健任务,防止因病致贫、因病返贫。预防保健保障制度是在遵循"自愿、适度、出资者受益、资金定向使用"的原则下,群众自愿参加的预防保健制度,如儿童计划免疫保障制、母婴系统保健保障制等。未来我国完整的医疗保障体系将包括基本医疗保险、补充医疗保险(商业医疗保险)和社会医疗救助三个部分。

3) 卫生执法监督体系 目前,我国有《中华人民共和国护士管理办法》、《药品管理法》、《食品卫生法》、《传染病防治法》、《国境卫生检疫法》、《母婴保健法》、《执行医师法》、《献血法》和《红十字会法》等多部卫生法律,颁布的卫生行政法规有 20 多部。这些法律法规的颁布实施,对维护我国卫生秩序,防治疾病,提高人民健康水平发挥了重要作用。

随着国家法制建设不断加强,对执法机关、执法监督队伍和执法水平都提出了更高的要求。在卫生执法监督工作中,在规范执法主体方面逐步由卫生防疫机构、食品卫生监督机构等多个执法主体转向由各级卫生行政部门统一监督执法。执法是行政行为,依法行政是行政机关的主要职责。卫生执法监督体制改革,一是强化卫生行政部门的执法职能,逐步承担起执法监督主体的职责;二是调整卫生防疫站内部机制,协调好卫生行政部门和卫生防疫站的工作衔接。在健全监督体制的同时,加强卫生执法监督的队伍建设也十分重要。

2. 提高人民健康水平 国民健康是指一个国家或地区全体居民的整体健康水平。常用的指标有平均期望寿命、婴儿死亡率和孕产妇死亡率三个重要指标。

(1) 婴儿死亡率 婴儿死亡率是一个很敏感的健康指标。它不仅是一项评价婴儿健康状况的指标,而且是评价整个人群健康水平及社会经济条件的指标。婴儿死亡率在大多数发达国家已经降到 10‰以下,我国婴儿死亡率目前已下降到 31.4‰。

(2) 孕产妇死亡率 孕产妇死亡率在大多数发达国家已小于 10/10 万,而在发展中国家仍高于 450/10 万。我国孕产妇死亡率 1997 年为 61.9/10 万。

(3) 平均期望寿命 世界人口平均期望寿命从 1950—1955 年的 47.5 岁增加到 1985—1990 年的 63.9 岁。目前我国人口的平均期望寿命已达 70 岁。

从上述三项指标总体情况来看,我国已位居发展中国家的前列,但我国地区间经济发展不平衡,卫生服务条件差别较大,平均期望寿命在不同的省份之间相差达 10 岁之多,城乡之间婴儿死亡率和孕产妇死亡率差距更大。因此,实现卫生发展目标中的全民健康目标需要全社会的共同努力。

新时期我国卫生工作方针是:"以农村为重点,预防为主,中西医并重,依靠科技与教育,动员全社会参与,为人民健康服务,为社会主义现代化建设服务。"

第二节 我国现行的护理管理体制

我国现行的护理管理系统由两方面组成:一是各级卫生行政部门的护理管理组织机构;二是各级医院的护理管理组织,实行独立、垂直的护理管理体制。

知识链接

香港的护理管理体制

香港的护理管理体制由护理总经理、高级护士长、部门运作经理、病房经理、护士长、专科护士、注册护士、登记护士、健康服务护理组成。部门运作经理相当于科护士长。病区经理—护士长—专科护士,三者职位差不多,工作安排不一样,薪酬不一样,专科护士的薪酬高于护士长。每个病房有1名病区经理,主要负责行政、排班等工作,不值夜班;2名护士长,负责专业业务护理,要参加值班;专科护士1人,主要负责专科护理,不参加值夜班。

护士的退休年龄为60岁,可以提前申请退休,工作期间每月按比例(大约15%)提取退休基金,退休时一次领取。护士退休前全部参加倒夜班,产假10周(产前4周,产后6周),妊娠与哺乳期照样倒夜班。医院职工工资由医管局发放,没有奖金,没有夜班费。

护士职位的晋升:护理总经理、病房经理、护士长等职位的晋升,在香港43家公立医院内公开招聘,医院之间可以流动,一般任期3～5年,中途如有退休等空缺,均采取公开招聘的形式进行,无年龄限制,但必须是注册护士,有学历要求。与内地明显不同的是,许多护理总经理、高级护士长、病房经理、护士长等职位均由男性担任,各病房也有很多男护士,男女护士之间关系融洽,各尽其责。

一、各级卫生行政部门护理管理机构

1. 各级卫生行政部门护理管理机构设置 我国各级卫生行政部门都设置有主管护理的医政司、处、科,配有专职干部,并由一名分管医疗、护理工作的副部长、副厅长、副局长领导。

2. 各级卫生行政部门护理管理机构职能 根据十八届二中全会通过的《国务院机构改革和职能转变方案》,国家卫计委医政医管局下设医疗与护理处,其有关护理管理工作的职能主要有以下几方面:

(1)拟订护理工作发展和学科建设规划,并组织实施。

(2)拟订有关护理管理的政策、法规、规章,并实施监督管理。

(3)拟订护理服务技术标准及技术操作规程,组织进行护理质量的调查;指导护理执业考试,实行护士执业注册,对护理执业管理工作进行监督。

(4)建立护士管理信息系统。

（5）配合有关司局拟定护理人员的配置标准。

（6）开展护理方面的国际合作与交流项目等。

各省、直辖市、自治区卫计委（卫生局），省辖市、地区卫生局以及县（市）、区卫生局的处、科、股，参照上述职能，规定相应的护理管理职能。

二、各级医院的护理管理组织系统

1. 我国各级医院的护理管理组织 我国实行三级医院管理体系，形成医疗网络（图3-1～图3-3）。

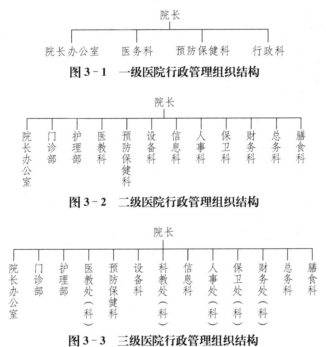

图3-1 一级医院行政管理组织结构

图3-2 二级医院行政管理组织结构

图3-3 三级医院行政管理组织结构

知识链接

美国的护理组织结构

1. **护理管理组织结构** 主要分为三部分：①美国护士协会（American Nurses Association, ANA），主要的职能是争取护士、病人的权力和立法。②美国护士学会（American Nurses Institute, ANI），主要分为护理基金会、护理学院、护理资格学会并管理相关事宜。③美国护理联盟（the National League for Nursing, NLN），主要的职能是研究护理教育、主管全美护理教育。

2. **医院护理管理体制** 分为护理副院长、护理部主任、护士长三级管理。在病房，设有护士长、护士、护理员或病人服务助理。

---

2. 护理管理部门的设置 按照卫生部《关于加强护理工作领导，理顺管理体制的意见》的规定，县和县级以上医院都要设立护理部，实行院长领导下的护理部主任负责制。

1) 护理管理人员配置 300张床以上的医院要逐步创造条件设专职的护理副院长，并兼任护理部主任,另设护理部副主任 2~3 名;病床不足 300 张,但医、教、研任务繁重的专科医院,设护理部主任 1 名,副主任 1~2 名;其他 300 张床以下的县和县级以上医院,设总护士长 1 名。100 张床以上或 3 个护理单元以上的大科,以及任务繁重的手术室、门诊部,设科护士长 1 名,护理单元或病房设护士长。

德国综合医院护理管理结构及特点

德国综合医院护理工作在行政分管护理院长领导下,下设 3 个护理部主任,负责综合医院护理工作,病区设床位 30~60 张不等,实行小组制工作,病人没有陪护。护理人员爱岗敬业,工作态度严谨,精神饱满,全身心地投入。护理人员根据分工,负责病人的生活护理和基本护理,病人的病情观察及记录。与国内护理工作不同的是,病人静脉穿刺、抽静脉血等操作由医生完成,护士只负责配液工作,且病区除重症监护病人外,很少有病人输液。

病区护士分为一般护士和专科护士,一般临床科室的护士来自 3 年制护理专业学校,毕业即可上岗。儿科、ICU、肿瘤科、助产专业等专科护士,需要进行相应专业继续培训 1 年,取得资格方可上岗。护士长、护理部主任分别需要进行 1~2 年高级护理管理专业培训,取得资格后方可聘用。

---

2)护理管理者的选拔

(1)护理部主任或总护士长由院长聘任;副主任由主任提名,院长聘任。护理部正、副主任应选拔精通护理专业技术、管理经验丰富、德才兼备、年富力强的科护士长或护士长担任。

护理部主任的资格

护理部主任所肩负的职责十分繁重。为了保证医院护理工作达到标准化、规范化、程序化、系统化的需要,保证护理工作高效、优质、低耗的运转,因此,对护理部主任的要求是很高的。根据医院分级管理标准,护理部主任应具有学士学位或高等护理教育本科毕业学历,具有主任或副主任护师技术职称,任科护士长 5 年以上,具有护理业务、科研、教学、组织行政管理能力,有较好的人际关系和公共合作能力,为大多数护士所依赖、拥护。

---

(2)科护士长由护理部主任聘任,应选拔具有相应的专科护理业务知识及护理技能,有一定的教学和组织管理能力的护士长担任。科护士长在护理部主任领导和科主任业务指导与配合下全面负责本科室的护理工作。

(3)病房护理实行护士长负责制。病房护士长由护理部主任聘任,在科护士长领导下和病房主诊医生共同配合做好病房管理工作。病房护士长应选拔具有专科知识、熟悉护理技术,有一定教学、管理能力,有临床护理经验的护师或护士担任。

综上所述,医院内的护理管理系统,实行的是在分管医疗护理工作或专职护理副院长领导下的护理部主任、科护士长、护士长三级负责制或总护士长、护士长二级负责制(图 3-4 和图 3-5)。

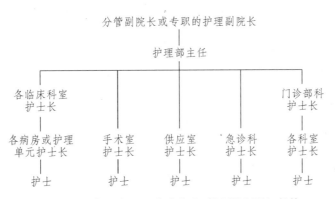

图 3-4　综合医院(300 张床以上)护理管理组织机构

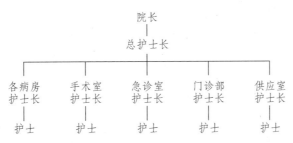

图 3-5　综合医院(300 张床以下)护理管理组织机构

三、护理部的设置及其职能作用

1. 护理部在医院管理中的地位和作用　护理系统是医院医疗、护理、后勤三大管理系统之一。护理部是医院职能管理部门,它与医务、科教、后勤等部门平行,相互配合,共同完成医院的各项任务。

按照《卫生部关于加强护理工作领导,理顺管理体制的意见》的规定:护理部的职权范围是,负责全院护理人员的培训、院内调配、考核、奖惩等;护士的调出、调入、晋升晋级、任免及护校毕业生的院内分配,均由护理部提出意见,会同人事部门决定;为加强护理技术管理和护理科研工作,护理部主任参加医院学术委员会,下设护理学术组,为护理业务技术提供咨询,并对护理科研成果及护理人员的晋升晋级进行评议。

医院的医疗工作以诊疗与护理两个方面组成,相互配合,相辅相成。护理管理的水平和护理质量直接关系到医院的管理水平和医疗质量,关系到医院的经济效益和社会效益。同时护理部还承担着繁重的教学、科研、预防、科普、咨询和社区服务等任务。

知识链接

韦伯行政组织理论在护理管理中的应用

(1) 护理部的组织结构应采用层级结构的形式,阶层体系很清楚,每一个职位有职权,其层级有护理部主任、总护士长、护士长、副护士长、小组长等;

> (2) 奖惩处理有明文规定的程序；
>
> (3) 晋升时除了考虑个人的学历、经历,也应参考过去的工作表现和奖惩记录。

1) **护理部的地位** 护理部是医院管理中的职能部门,在院长或主管护理的副院长领导下,负责组织和管理医院的护理工作,既是医院的参谋机构,也是管理机构。护理部负责组织实施与管理护理临床、护理科研、护理教学等工作,处于承上启下的枢纽地位,与医务行政、教学、科研、后勤等职能部门并列,相互配合,共同完成医院各项工作。护理部在护理垂直领导体制中有指挥权,这对加强护理管理,提高指挥效能有重要意义,但该指挥权原属院长职责范围,是由院长授予的。

2) **护理部的作用** 护理部在医院管理和完成医疗、教学、科研和预防保健任务中具有重要作用。医院工作的质量,是医、护、教、研、防各方面工作质量的综合反映。护理部对全院护理人员进行统一管理,制订各种护理技术操作规程和疾病护理常规,确立各项护理质量标准,建立完备的工作制度和规范,安排继续教育计划、培训各级护理人员等措施,以保证各项任务的完成,并不断提高护理质量。

(1) **参谋助手作用** 在医院管理中发挥参谋作用。现代医院管理日趋复杂多变,护理部作为医院的职能机构,应主动当好院领导的参谋、助手。首先,根据护理工作的规律、特点和任务,在调查研究的基础上,定期分析评估护理工作形势,及时提供有关资料、信息及建设性意见,为领导决策服务。其次,在贯彻实施领导决策的过程中,主动搞好跟踪调查,及时发现问题,反馈信息,为院领导调整计划提供科学依据,为实现医院总目标服务。

(2) **组织指挥作用** 按照医院组织结构的规定,护理部不是一级领导层次,无指挥命令权限,但在院领导授权下,在业务工作范围内可行使组织指挥职能。如对护理活动中的人、财、物、时间和信息等卫生资源进行合理组织,使人尽其才,物尽其用;对全院临床护理、教育与科研等工作统筹安排,进行有效的指挥、领导和监督等。

(3) **向导作用** 在转变观念中要起好向导作用。任何一项变革的实施、实现是从管理者开始的。管理者有什么样的思想观念,就会有什么样的管理行为,观念的转变首先是认识的转变,然后才是个人行为和组织行为转变。医疗制度的改革,决定了护理的改革势在必行。护理部必须加强自身学习、开阔眼界、更新观念,接受新鲜事物,站在改革的前列,从全新的角度认识护理基本观念、人的健康观念与新医学模式的关系,从整体护理入手,研究护理模式的改变。广泛开展宣传教育活动,统一全院护理人员的思想,使他们认识到护理工作的改革既不靠行政命令,也不靠经济手段,而是靠护理学科自身发展的前景与价值。只有认识提高、观念转变,才能为新生事物的实施创造条件,使护理工作跃上新台阶。

(4) **带头作用** 在护理学科发展中要起好带头作用。护理部既是管理职能部门,又是护理专业的业务指导部门。必须站在学科发展的前沿,及时掌握国内外护理发展的动态;加强新理论、新知识、新技术、新方法的学习;在护理技术与新业务的开展、护理科研及护理学科建设中起好带头及指导作用。

(5) **规范作用** 在护理工作中做好规范作用。护理工作是一项复杂而繁琐、艰苦而细致、众多护理人员共同参与的系统工程,如果没有统一的行为规范为准则,没有严格的质量标准和科学的管理,护理工作就不能有序、安全地运行,护理目标也难以实现。因此,护理部必须重视行为规范、文明用语、规章制度、质量保障等方面的建设。对护理人员的职责、制度管理及技术操作规程都要作出明确的规定,做到工作有标准、行为有规范、检查有依据、评价有指标。

（6）协调沟通作用　医院的护理组织机构是一个由各个相互联系又相互独立的专业组成的多层次的有机整体,不仅机构内部关系错综复杂,而且与外界环境也有着千丝万缕的联系。因此,协调好各种关系和沟通各方面的信息,建立和维持医院良好的内外关系,使护理工作保持惯性运行是护理部的重要工作。

知识链接

护理部的任务

　　①制订护理工作规划并负责实施、检查和总结;②制订和贯彻执行护理工作制度、护理常规、护理质量标准;③合理配置和使用护理人力资源;④提高临床护理、护理教学和护理科研的水平;⑤提高护理技术水平、护理服务水平;⑥增强护理人员的法律意识,确保护理安全;⑦护理人员的培养、考核及奖惩;⑧策划护理学科建设。

---

2. 护理部（主任）的管理职能

（1）在分管护理工作的副院长领导下,负责全院护理人员的行政和业务管理工作。

（2）贯彻国家和上级有关护理工作的法律、法规、方针、政策、指示和决定。

（3）制订全院护理工作发展规划、工作计划、护理管理标准、护理质量标准、工作制度检查考评指标体系等,并组织贯彻实施,定期总结改进工作。

（4）参加医院学术委员会、医疗护理质量管理委员会、院内感染控制委员会、医疗事故鉴定委员会等组织的活动。

（5）制订和实施护理规章制度、护理专业、护理技术操作规程和护理用文书写标准（护理病历、各种记录单、表格、交班报告等）、护理质量标准,组织护理质量评价,做好护理资料统计工作。

（6）确定各科室护理工作全面质量管理指标体系,进行质量控制,反馈信息,制定措施,完善护理管理。

（7）组织全院护理人员的政治学习、业务进修、技术培训,做好护理人员思想政治工作和职业道德教育工作,培养护理骨干,关心护理人员生活,保障护理人员的合法权益,稳定护理队伍,加强护理队伍建设。

（8）加强对护士长的领导培养,提高她们的政治思想素质、业务水平和管理能力。对重、危、难病人的护理进行技术指导。

（9）协调和处理与科主任、医教、后勤等部门的关系,合理调配护理人员。协同人事部门做好各级护理人员的任免、考核、奖惩、晋升等工作。

（10）领导护理教学和科研工作,建立护理技术档案。组织业务学习和开展护理查房,推广、应用护理新技术,不断提高护理质量。

3. 护理部的工作方法 护理部的工作方法与其他管理部门的工作方法有许多相似之处。但鉴于护理工作的特殊性和复杂性,除 ABC 管理法、运筹学方法、重视团队建设、横向管理法及 PDCA 循环管理等现代方法外,下面结合实际工作需要,介绍几种常用的管理方法。

（1）**目标管理的方法** 目标,就是想要达到的境地或标准。目标管理是一种管理理念,也是一种管理方法。它是以目标为各项管理活动的指南,根据工作目标来控制每个科室、每个护士的行动。护理部在制订计划时,应确立全院护理的总体目标和单项目标,然后按目标设定、行动规则、自我控制和定期检查四个程序不断循环进行。要求总护士长及护士长根据护理部的总体目标要求,制订各层目标。

目标管理实施过程中要注意:①目标应反映护理部及领导的理念,并由护理工作任务衍生而来;②应明确目标管理的方法、目标、优缺点,并对护理人员进行目标教育,统一认识;③目标内容应适宜、清晰、明确、具体;④目标的确定者就是目标的执行者。护理部目标制定要吸收总护士长、护士长参与,这样,在工作中才能实现自我管理的控制,取代单纯的行政命令,增强压力感和责任心;⑤护理部应定期检查、考评目标的落实,根据考评情况,发现问题并及时解决,必要时进行补充修正,给予相应的奖惩;⑥根据上一轮目标实现情况,再次决定下一轮新目标。

（2）**行政管理的方法** 行政管理的方法是护理管理的主要方式,是实现管理目标的必备条件,也是实施其他管理方法或解决问题的主要手段,对提高管理效率有着重要的作用,具有权威性、强制性、垂直性等特点。它主要是通过下达各种行政命令、规定、指标、指令等,运用行政组织中的职务和职能进行管理,以鲜明的权威和服从为前提,直接控制组织和个人的行为,以保证各项护理工作的完成。

（3）**制度规范的方法** 护理管理必须遵循"以法治院"的方针,为保证必要的护理工作秩序,调节各种管理因素之间的关系,必须把护理管理纳入规范化、制度化、法制化的轨道,制定符合医院客观实际的、符合护理工作规律的、行之有效的管理制度和方法,以法律的形式来实现医院护理的正规化、条理化和标准化,使整个护理管理过程中做到有章可循、有据可依,形成用制度管人、靠规范治理的工作氛围,从而提高管理效率和效益。

（4）**教育培养的方法** 百年大计、教育为本。在护理部工作中必须重视教育培养的方法,教育决非一朝一夕之事,而是一项长期的、艰苦细致的工作,必须有"滴水穿石"之功。教育包括政治思想教育、职业道德教育、专业素质教育等。护理部要把对护士的养成教育列入管理的重要议事日程,要进行正面的、持续的教育或引导。教育中要抓住 4 点:①目的要明确;②方式要正确;③内容要实在;④计划要落实。教育的途径有 3 种:一是学习－实践－再学习;二是评价－自省－再评价;三是自律－慎独－再自律。

（5）**奖与惩的方法** 奖与惩是多年延续下来的一种传统的管理手段。奖与惩的主要形式有精神及物质两种。在管理活动中,管理者指出问题是责任,回避问题是失职,发现问题是水平,解决问题是能力。护理部要定期或不定期地对科室或个人的工作给予客观、公正的评价,对护理质量高,病人反映好的给予表扬、表彰等奖励,如先进护理单位、优秀护士等荣誉。对发生问题或严重差错、事故的则给予批评及处罚。同时,运用经济杠杆的手段,把工作绩效与奖金挂钩,拉开档次,改变干好干坏一个样的不良倾向,奖惩分明,有利于充分推动护理人员的积极性、主动性和创造性。

(6)**民主集中的方法**　在护理管理中,出现难度较大、意见分歧或棘手的问题时,可采用民主集中的方法,在调查研究、反复酝酿的基础上,召集护士长或护士代表会,让大家畅所欲言,充分发表意见,尽量集中多数人的正确意见,对少数人意见,应认真分析并做好解释说服工作。同时,也应注重"重要的少数与次要的多数"这个问题。民主集中制的方法有利于增强集体领导意识,防止官僚主义和形式主义。

第三节　中华护理学会和原卫生部护理中心

中华护理学会是我国卫生系统中由护理科技工作者组成的专业学术性群众团体,是全国性的护理学术组织,是中国科学技术协会所属的一个专门学会,受国家卫生和计划生育委员会与中国科协双重领导。

一、中华护理学会

1. 中华护理学会的建立与发展　中华护理学会成立于1909年,初名为"中国看护组织联合会"。1914年6月30日至7月2日在上海召开了第一次全国看护大会,决定更名为"中国护士会",以这次大会为标志,中国护士和护理工作走上了有组织的发展道路。1936年,第13届会员代表大会在南京召开,改名为"中华护士学会"。1942年,第14届会员代表大会在四川成都召开,改名为"中国护士学会"。1950年,第17届会员代表大会在北京召开,恢复"中华护士学会"名称。1964年,第18届会员代表大会在北京召开,改名为"中华护理学会"。曾于1922年参加国际护士会,成为第11个会员国。至今已有近百年的漫长历程,代表全国100多万专业护理科技工作者,是我国建立最早的专业学术团体之一。

2. 中华护理学会的作用　中华护理学会的章程规定,中华护理学会是中国共产党领导下的护理科技工作者的学术性团体,是党联系广大护理工作者的纽带和桥梁,其宗旨是团结广大护理工作者,为繁荣和发展中国护理科学事业,促进护理科学技术的普及、推广和进步,为保护人民健康服务。中华护理学会作为中国科学技术协会(以下简称中国科协)所属的全国性学会之一,受中国科协和卫计委(原卫生部)双重领导,其总会设在北京,全国31个省、直辖市、自治区和香港、澳门特别行政区均设有地方护理学会。2013年5月8日中华护理学会获准加入国际护士会,拥有18个专业委员会,其中包括:内科护理、外科护理、妇产科护理、儿科护理、肿瘤科护理、精神病科护理、五官科护理、口腔科护理、传染病科护理、中医、中西医结合护理、感染护理、行政管理、门急诊、骨科护理、手术室护理、老年护理、社区护理、静脉输液护理专业委员会,其中肿瘤科护理专业委员会已加入国际肿瘤护士协会。其主要任务如下。

(1)积极开展学术交流活动,组织重点学术课题的探讨和科学研究活动。

(2)编辑出版学术期刊《中华护理杂志》、《中华护理学会会刊》和《华护信息》及其他护理学术资料。

（3）大力普及护理科普知识，通过广播、电影、电视、出版、讲学等各种形式向广大人民群众普及卫生保健和护理知识。

（4）发动会员和护理科技人员对国家重要的护理技术政策和问题发挥咨询作用，积极提出合理化建议。

（5）积极开展国际学术交流活动，加强对国外护理团体和护理科技工作者的友好联系。

（6）根据国家经济建设和医药卫生事业以及护理学科发展的需要，举办各种培训班、讲习班或进修班，努力提高会员的学术水平，并积极发现人才，向有关部门推荐；推荐、奖励优秀学术论文和科普作品。

（7）经常向有关部门反映护理科技工作者的意见和呼声，维护他们的正当权益。

总的说来，中华护理学会是团结全国广大护理人员，为繁荣和发展我国的护理事业，为促进护理学科改革创新、培养人才的学术团体。

二、原卫生部护理中心

原卫生部护理中心于1984年根据卫生部（84）卫医字第29号文批准成立，是卫生部领导全国护理工作的主要参谋和咨询机构。2000年国家机构改革期间，卫生部将护理中心并入卫生部医院管理研究所，作为该所的护理管理研究部，改名为卫生部医院管理研究所护理中心。其主要任务如下：

（1）配合国家卫计委推动护理教育与临床护理工作的改革（医院、社区）。

（2）配合国家卫计委开展护理相关政策、法规、规划、标准和规范的基础研究。

（3）承担国家卫计委国际合作项目，开展护理方面的国际交流。

（4）参与医院管理研究所相关研究项目中护理课题的研究。

（5）具体负责《中国护理管理》杂志的出刊工作。

（6）负责我国护理教育和临床护理质量控制和技术指导。

（7）开展护理科学研究。

（8）组织一定范围内的护理教学师资及在职护理骨干的培训工作。

（赵德伟　赵　捷　王　超）

思考题

1. 请说明我国卫生行政组织、卫生事业组织和群众卫生组织的主要任务是什么？

2. 请列出中华护理学会的主要任务有哪些？

3. 请阐述我国医院内护理管理指挥系统是如何设置的？

第四章　护理管理中的计划工作

学习目标

1. 能够准确说出计划、计划工作、决策的概念；
2. 能理解计划的意义、种类和形式；
3. 可以运用所学计划工作的步骤制订一份计划；
4. 能理解计划工作的原则；
5. 能说出解决问题和决策的基本程序；
6. 能简述护理管理中计划工作的内容。

《礼记·中庸》云："凡事预则立，不预则废。"这里所说的"预"就是计划，是人们对未来的筹划与安排。科学而周密的计划是成功的一半。计划是在对未来的事件进行科学预测的基础上，规定组织发展的方向和对未来一定时期内的工作作出安排的活动，它包括对组织所拥有的和可能拥有的人力、物力、财力所进行的设计和谋划，找到一条合适的实现组织目标的途径。计划工作为管理活动提供基本依据，是管理者的一项重要职责。

第一节　计划工作概述

管理学家亨利·法约尔曾指出：管理即意味着展望未来，预见是管理的一个基本因素。实践经验和理论研究均证明：科学的计划能提高管理的效能；有效的管理必须注重计划和计划工作。提高护理管理的水平也必须从管理的计划职能开始。

一、计划的概念及其意义

1. 计划及计划工作　计划是指工作或行动之前预先拟定的方案，包括工作的具体目标、内容、方法和步骤等，其含义就是确定目标及实现目标的途径。如为病人制订的护理计划、护士长的全年工作计划等。计划应当包括以下要素：有针对性，有可操作性，有组织执行，有专人负责，并有一定的时间期限等。国外管理学家将计划的内容归结为"5W1H"，即计划要预先决定做什么（What）——目标和内容？论证为什么要做（Why）——原因？确定何人做（Who）——人员？何时做（When）——时间？何地做（Where）——地点？如何做（How）——方式、手段？

在管理科学中，重点研究的是计划的动态过程，即计划工作。计划工作是管理过程的首要职能，这种首位性一方面是指计划工作在时间顺序上是处于管理职能的始发或第一职能位置上的；另一方面是指计划工作对整个管理活动过程及其结果施加影响具有首要意义。它的含义有广义和狭义两种。广义的计划工作是指制订计划、实施计划以及检查评价计划 3 个阶段的工作过程,它贯穿在管理工作的始终。狭义的计划工作仅指制订计划的活动过程。

自我评估:你是一个称职的计划人员吗?

(1) 我的个人目标能以文字的形式清楚地说明。

(2) 多数情况下我整天都是乱哄哄的和杂乱无章的。

(3) 我一直都是用台历或约会簿作为辅助。

(4) 我很少仓促地做出决策,总是仔细研究了问题之后再行动。

(5) 我利用"速办"或"缓办"卷宗对要办的事情进行分类。

(6) 我习惯于对所有的计划设定开始日期和结束日期。

(7) 我经常征求别人的意见和建议。

(8) 我想所有的问题都应当立刻得到解决。

一个优秀的计划人员对以上问题可能的答案是:(2)和(8)的答案为"否",其余为"是"。

---

2. 计划工作的意义

(1) **有利于运转有序地实现组织目标**　计划工作使人们就组织的目标以及实现目标的途径作出事先的安排,由此明确组织的发展方向,使各方面的行动获得明确的指示和指导。护理工作繁杂琐碎,但解决的每一个具体问题都与组织目标相联系。计划可以使行动对准既定目标,经过周详的计划过程,将工作统筹安排,使工作运转井然有序,有利于实现组织目标。护理管理者的工作如缺乏计划性,由工作"推着走",就会出现行动盲目、工作杂乱无章而偏离组织目标的现象。

(2) **有利于适应变化和应对突发事件**　计划工作是面向未来的,而环境在解决问题过程中经常会不断地发生变化,计划工作就在于如何适应或正确解决变化所产生的问题,达到预定的目标。计划虽然无法消除未来的不确定性和环境的变化性,但通过计划过程,可以预测未来可能的变化,以及各种变化对组织的影响,并制订适应变化的最佳方案,而且还可进一步地评估各种反应所造成的结果,以弥补变化可能对目标造成的影响。例如,国家制订的"国家突发公共卫生事件应急预案"、"国家突发公共事件医疗卫生救援应急预案"、"国家地震应急预案"等,在出现相关紧急情况时即可迅速启动,避免慌乱无序。

(3) **有利于提高管理的效率和效益**　计划提供了工作的目标及达到目标的最佳途径,可以避免不协调的行为发生,减少人、财、物的重复及多余的投入,从而提高工作的效率和效益。例如,科学合理的护理分工,可使各级护理人员职责明确,充分发挥各自的作用,并为病人提供优质护理。

(4) **有利于组织活动实施中的控制**　计划工作为组织活动制订的目标、指标、步骤、进度、预期成果,是管理控制活动的标准和依据。而控制工作的目的就是纠正脱离计划的偏差,促使活动保持既定方向,所以计划有利于控制、控制是实现计划的保证,两者在管理活动中互相制约、互相促进,使组织活动得以顺利进行。

（5）有利于为管理过程奠定基础　计划工作是管理的首要职能,是管理活动的基础和前提条件。美国管理学家哈罗德·孔茨认为:"计划工作是一座桥梁,它把我们所处的这岸与我们要去的对岸连接起来,以克服这一天堑。"计划工作给组织提供了通向未来目标的明确道路,给组织、领导和控制等一系列管理工作提供了基础。孔茨曾以下图(图4-1)来说明计划职能与组织、用人、领导、控制等职能的关系。

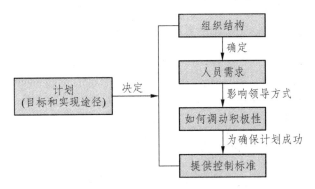

图4-1　计划是管理的基础

哈罗德·孔茨简介

　　哈罗德·孔茨(Harold Koontz, 1908-1984)是美国当代最著名的管理学家之一,是西方管理思想发展史上管理过程学派最重要的代表人物。孔茨担任过企业和政府的高级管理人员、大学教授、公司董事长和董事、管理顾问,给世界各国高层次管理集团人员讲课。他独自或参与撰写了19部专著。孔茨教授曾获以下荣誉:当选为美国管理科学院和国际管理科学院院士,并担任一届管理科学院院长;1962年,获米德·约翰逊奖;1974年,获美国管理促进协会最高奖赏——"泰罗金钥匙"。此外,他被收入《美国名人录》、《金融和产业界名人录》和《全世界名人录》。他着力推广了根据管理职能对管理知识的分类,现在这种分类已成为世界各国较广泛使用的一种结构体系。

二、计划的种类和形式

1. 计划的种类　计划工作是人类活动的一种形态。无论国家、企业、家庭、个人的活动都离不开计划。由于人类活动的复杂性和多元性,计划的种类也变得十分复杂和多样,从不同的角度可以对计划作出不同的分类。

1) 按作用时间划分　可分为长期计划、中期计划和短期计划。

（1）长期计划　又称长远规划,一般指5年以上的计划。对组织具有战略性、纲领性的指导意义。其特点表现为:通常由高层管理者制订;具有战略性,涉及重大的方针、政策、策略;不确定因素较多;时间跨度长;以问题为中心。如医院发展的5年规划、护理人员队伍建设的长期规划等。

（2）中期计划　一般指1～5年的组织计划。它是根据长期计划提出的阶段性目标和要求,并结合计划期内实际情况制定的计划。它是长期计划的具体化,同时又是短期计划的依据。其特点表现为:由中层管理人员制订,具有战役性,时间跨度较长,内容较详细,以时间为中心。

(3) 短期计划 短期内需完成的具体工作部署。时间一般为1年或1年以内。其特点表现为:由基层或操作层管理人员制订;一般针对具体的工作任务或问题,具有战术性;时间安排短;内容详细、单纯;以任务为中心。

2) 按计划的规模划分 即根据计划对组织影响范围和程度不同,可分为战略性计划和战术性计划。

(1) 战略性计划 关于整个组织总体目标和战略方案的计划,由高层管理者制订。其基本特点为:计划所包含的时间跨度长,涉及范围宽广;计划内容抽象、概括,并且一旦实施,不易更改。因此,战略计划的制订者必须有较高的风险意识,能在不确定中选定组织未来的行动目标和发展方向。

(2) 战术性计划 对具体工作问题,在小范围和较短时间内实施的计划。其主要特点是:计划所涉及的时间跨度比较短,覆盖的范围也较窄;计划内容具体、明确,要具有可操作性;计划的任务主要是规定如何在已知条件下实现根据总体目标分解而提出的具体行动目标,是战略性计划的一部分。战术性计划的风险程度也远比战略性计划低。

3) 按计划的覆盖面划分 可分为整体计划和局部计划。

(1) 整体计划 指组织和系统所有一切工作的总体设计,整体计划的范围随该组织或系统所从事工作的广度、深度及涉及的项目多少而有所不同。如整个医院的年度发展计划。

(2) 局部计划 又称专项计划,指为完成某个局部领域或某项具体工作而制定的计划,是整体计划的子计划。如护理部的年度发展计划、各病房的年度护理计划。

整体计划与局部计划相互配合,整体计划为局部计划规定了方向、原则、范围及重点,而局部计划是整体计划在各个部门、各种任务上的具体化。

4) 按计划的约束程度划分 可分为指令性计划和指导性计划。

(1) 指令性计划 由主管部门制定,以指令的形式下达给执行单位,规定出计划的方法和步骤,要求严格遵照执行的具有强制性的计划。如政策、法规。

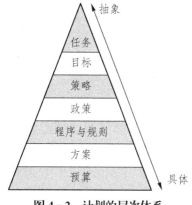

图4-2 计划的层次体系

(2) 指导性计划 由上层管理阶层下达给下层各执行单位,需要以宣传教育以及经济调节等手段来引导其执行的计划。指导性计划一般只规定需要完成任务的方向、目标及指标,而对完成任务的方法、步骤不作硬性规定。如病房护理人员业务学习计划。

2. 计划的形式 哈罗德·孔茨指出:"只要记住,计划包含有将来任何的行为过程,我们就能认识到计划的多样性。"按照计划的不同表现形式,可把计划分为宗旨、目的或任务、目标、策略、政策、程序与规则、规划或方案以及预算等的形式。计划的层次体系见图4-2。

（1）宗旨 是组织存在的基本职能和基本使命，它是组织的最高原则。具体来讲，宗旨是组织或系统对其信仰和价值观的表述，它回答一个组织是干什么的和应该干什么。每个组织都必须有明确的宗旨，并将组织的宗旨灌输到每一位成员的头脑中去，贯彻到计划的制定、执行过程中。护理工作的宗旨应该包括护理活动、病人、护士三个方面。明确组织宗旨，是发展具体计划的前提条件。

（2）目的或任务 是组织的作用，是社会赋予一个组织的基本职能，如医院的任务是"治病救人"；WHO规定护士的任务是"保持健康、预防疾病、减轻痛苦、促进康复"。这是所有相关组织都应该遵行的任务，并根据具体情况制定目标。

（3）目标 是在宗旨、任务已明确的情况下，整个组织活动要达到的可测量的、具体的成果。目标必须是具体的、可测量或可评价的。例如，"本年度医院护理人员考核合格率≥95％；5种表格书写合格率≥95％"等。目标不仅仅是计划工作的终点，也是组织工作、人员管理、领导和指导，以及控制工作等活动所要达到的最终结果。

（4）策略 是为实现组织目标而采取的对策，是实现目标的指导方针和行动方针。它指出工作的重点及顺序，人力、物力、财力、时间、信息等资源的分派原则。其重要意义在于可以避免资源浪费，指出统一的方向，从而完成组织全部的目标。如医院在发展中采用有效的策略，聘请知名医学专家、学术带头人，重点发展优势专科，开展特色服务，以提高社会效益和经济效益；护理部通过加强护士长的培训，来提高医院的护理管理水平等。

（5）政策 是组织为达到目标而制订的一种限定活动范围的计划。具体地说，它规定了组织成员行动的方向和范围，明确解决问题的原则。政策不仅限于国家规定，各级组织均制定执行决策时所遵循的原则和方针。政策是指导作决策的统一指南，同时政策的广泛性可使下级在不违反政策的前提下具有一定的自由处理问题的决策权。如奖金分配政策、专业技术职称晋升政策等。

（6）程序 是根据时间顺序而确定的一系列相互关联的活动，它规定了处理问题的例行方法、步骤。如护理程序，规定了处理护理问题的步骤。政策和程序都含有规定的性质，但程序规定的是办事细则，是执行政策的具体实施方法。一般来讲，越是基层，所规定的程序也就越详细，数量也就越多。

（7）规则 是一种最简单的计划。是根据具体情况采取或不采取某个特定行动的要求。规则可被作为要求员工为实现计划而努力的行为规范。规则容易和政策、程序混淆，规则与政策的区别在于政策的主要作用是指导人们在决策时如何考虑问题，留有自由处理问题的决策权，而规则在应用中不具有自由处置权，例如各项护理常规、消毒隔离制度等。规则与程序的区别在于规则不规定时间顺序，如医院墙上挂"禁止吸烟"、"不要大声喧哗"等标示牌的规则就与程序无关。

（8）规划或方案 是一种最常见、最典型的计划形式。在一个规划中，组织的宗旨、计划所要实现的目标、实现目标应该采取的策略、执行策略时所需遵守的政策、程序和规则等都将得到体现。但是，规划并不等同于计划，它只是一种综合性的计划形式。一个主要的方案或规划可能要求有许多派生的计划。例如，护理部制订的护理人员继续教育3年发展规划，其中包含各层次护理人员不同类型的培训计划,如培训目标、相关政策、规定、培训方法、时间安排及经费保证等。

（9）预算 是对组织活动从经济角度进行的一种计划形式。是组织在一定期限内(通常为1年)将所预期的收入和所计划的支出用数据形式表示出来的报告书。与其他计划形式相比较,预算应做到更严格、精确一些,才可能取得良好的经济效益。护理管理者需要参与预算的制订。例如,护理预算中有年度预算、季度预算及月预算等,包括了医疗护理器械、资金、人员教育经费等各方面的预算。

第二节　计划工作的方法步骤

科学合理的计划对组织目标的实现具有重要意义,为使计划尽可能科学、合理、完善,计划的编制要遵循一定的原则、方法和步骤。

一、计划工作的一般步骤

任何计划工作的步骤都是相似的,依次包括以下8个阶段:估量形势、确定目标、评估组织潜力和条件、发展可行方案、比较各种方案、确定最佳方案、制订辅助计划和编制预算等(图4-3)。

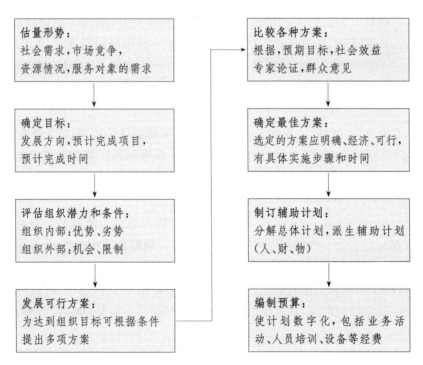

图 4 - 3 计划过程的步骤

1. 分析评估 对现存形势的分析和评估是计划工作的第一步。能否确定切实可行的目标取决于对形势的分析。将组织、部门置于更大的系统中,而且要有动态的观点,考察环境、对手与组织自身随时间的变化与相互间动态反应。通过适当的社会调查,获取一定的背景材料,重点作下列项目的评估:①社会需求;②社会竞争;③组织的资源情况;④服务对象的需求。例如,医院护理部门计划开设家庭护理服务项目,在第一步应该评估以下内容:如社会对家庭护理的需求;医院所处社区对家庭护理的需求;医院的地理位置,开展家庭护理服务的人力、物力资源及其他医院开展家庭护理的有关信息资料。

同时,管理人员应对组织的人力资源、设备物资资源、物理环境、人际关系、与相关部门的关系等进行 SWOT 分析。S(strengths)是指组织内部的优势,W(weaknesses)是指组织内部的劣势,O(opportunities)是源于组织外部可能存在的机遇,T(treats)是指来源于组织外部可能的威胁或不利影响。例如,护理部计划开设家庭护理服务项目,经评估:S——人力资源可得到保证,有一批经验丰富的护理人员;W——建立家庭护理中心的场所难于落实;O——可向上级部门申请一定的经费支持;T——医院所处城市开展家庭护理的机构较多。

2. 确定目标　目标通常是指组织预期在一定时间内达到的数量和质量指标,是未来行动的方向和努力的动力。在估量形势的基础上根据组织自身的条件,确立通过努力可以达到的合理目标。通常在确定总目标后,各部门按照总目标拟定分目标,各部门的分目标又控制其基层下属单位的目标。层层控制,可有效地把握全体员工努力的方向。

明确的目标应包括 3 个方面:①目标的优先次序;②达到目标的时间安排;③目标的结构。目标陈述应清晰、精确、具体、可行。否则计划后无法执行、检查和评价。例如,某三级医院 1 年内达到 50% 病人按护理程序进行整体护理。既有达到的时间,又可衡量的成果。

3. 拟定备选方案　"条条道路通罗马"、"殊途同归",都描述了实现某一目标的途径是多样化的。应在分析的基础上,拟定尽可能多的方案。通常可供选择的方案数量越多,对选中的方案的相对满意程度就越高。因此,要发扬民主,充分利用组织内外的专家,产生尽可能多的有利于组织目标实现的方案。

发展可选方案应考虑到方案与组织目标的相关程度;可预测的投入与效益之比;公众的接受程度;下属的接受程度以及时间因素。例如,护理部的目标是提高护理人员的业务素质,则可行的备选方案是:①聘请护理专家进行专题讲课;②招聘一定数量大学毕业的护理人员;③成立护理质量管理检查组;④加强护士的在职培训;⑤加强护士的学历教育等。

4. 比较各种方案　根据前提条件和目标,将所有备选方案进行分析、比较,评价各方案的优缺点,按优先次序进行排列。如某方案可能效益好,但操作难度大或职工不满意;某方案可能获益小,但风险少;某方案可能更有利于组织的长远目标等。

5. 选定最佳方案　是计划工作的关键一步。对各种备选方案进行分析和评价后,选择明确、经济、可行的方案。有时会采用几个方案的优势,而不只是一个最优方案,舍去不合理或者不可行的方案。

6. 制订辅助计划　基本方案选定后,一般要有派生计划以辅助和扶持该方案,即总计划下的分计划。例如,建立家庭护理服务的总计划中,选择和培训家庭护理专业人才计划,有关设备添置计划等均属辅助计划。

7. 编制预算　预算是数字化的计划。通过分析、比较、选定方案后,将计划转化为预算的形式,使之数字化。编制预算实质上是资源的分配计划,包括人员、设备、经费、时间等方面的内容。通过编制预算,组织对各类计划进行汇总和综合平衡,控制计划的完成进度,才能保证计划目标的实现。

知识链接

计划步骤示例:产科患者的出院护理计划

1. 宗旨　根据上级指示,短期内,做好出院计划的规划。

2. 设定目标　做好产科患者的出院计划。

3. 进行有关环境因素的预测　产科病患出院时,可能会面临到如母亲的自我照护、饮食的选择、乳房的护理、新生儿的护理等问题。

4. 评估本身资源条件　产妇生产后进入病房,就可以开始实施产妇产后的自我护理的健康教育,宣教乳房护理、会阴护理、新生儿的喂养等问题。

5. 发展可行方案　参考护理技术手册、教科书及质量管理的有关规定,制订出可行的方案。方案可以定成条文、描述性文字、表格以及核对表等各种形式。

6. 比较各种方案　对各种方案的优缺点进行充分分析讨论。

7. 选定某一计划方案　选定出院计划以表格及核对表格方式较佳。

8. 制订辅助计划　包括出院健康教育的项目及内容、护士的培训、表格的印制等。

二、计划工作的原则与方法

1. 计划工作的原则　计划工作有很强的针对性,它是在一定的时间内、一定的内外环境条件下,针对具体情况所作出的实施方案。尽管计划工作的性质不同,内容各异,但都应遵循以下原则:

（1）**系统性原则**　指计划工作要从对象系统的整体出发,全面考虑系统中各构成部分的关系以及它们与环境的关系,并依据这些关系的特点,把握住它们的必然联系,进行统一筹划,做到小局服从大局,部分服从整体。

（2）**重点性原则**　指在制订计划时,不仅要考虑全局,还要分清主次和轻重缓急,抓住关键要害,着力解决好影响全局的问题,而不要等同对待,眉毛胡子一把抓。

（3）**灵活性原则**　未来事物发展变化是人难以准确预测的,有时也会出现一些偶然及突发事件。因此,计划工作应坚持动态的、发展变化的观点,在时间、人、财、物等诸方面留有一定余地,以适应各种不确定因素的变化。

（4）**效益性原则**　计划必须有益于在总体上提高管理的效益,包括经济效益和社会效益两个方面,并使其相互促进。

（5）**优选性原则**　指在制订计划的过程中不能只考虑一种途径,而应尽可能多地设计出多种可供选择的计划,并从中选取一种效果最好的作为执行计划。

（6）**群众性原则**　指计划工作必须依靠群众、发动群众,让大家献计献策、群策群力,要为群众所理解和执行,而不能由少数人"闭门造车"或由领导者强制执行。

2. 计划工作的方法　计划的科学性和有效性在很大程度上取决于所采用的方法。在计划工作的不同阶段,有不同的方法。例如,在搜集和处理资料时常用到现状调查法、历史比较法和未来预测法;在拟制计划方案时要用到综合平衡法;在确定计划时采用优选抉择法等。其他如线性规则、网络计划、概率论等数学、计算机科学的成果也在计划工作中得到广泛应用。下面简单介绍几种。

(1) 现状调查法　是制订计划的前提、出发点。现状调查法要求先列出调查的纲目,按照调查纲目进行有计划的调查,细致周密地摸清对象系统内部结构和外部关系的现状、作用。现状调查法必须保证调查情况的真实、具体、全面,并要求对调查所得的材料进行认真的分析研究,才能达到对现状的综合的、本质的了解,才能为制订计划提供可靠的依据。

(2) 历史比较法　计划既要根据现状又要借鉴历史。历史比较法就是把同类问题在不同时期、不同地区单位中所呈现的不同结果进行分析研究,总结历史经验教训,掌握客观规律,用以指导计划的制订。做好历史比较,不仅要全面收集历史文献资料,还要邀请知情的人进行座谈或个别采访。

(3) 未来预测法　计划立足于现实,但它的实施要有一个过程。因此,按照客观规律预测其发展的趋势和可能出现的情况,是制订计划的一个重要根据。进行未来预测要根据对象的特性和要求选择具体的预测方法,以提高预测的可靠性及准确度。

(4) 综合平衡法　是从计划全局出发,对计划的各个构成部分进行全面的平衡。综合平衡法把任何一项计划都看作是一个系统,不去追求局部的、单指标的最优化,而要追求系统整体的最优化。

(5) 优选决策法　一般在制订计划时准备有多种方案,计划的制订者要依据严谨的逻辑和严格的程序,运用数学分析和技术经济分析的方法,并从社会学的角度,对各种可行的计划方案作出全面、科学的论证与评价,最后按照整体优化原则,从中选择一种最佳方案或将几种方案的优点重新组合成一种新的方案,作为最终的执行计划。

三、计划工作中问题解决的程序

问题,即期望的目标和预期结果与现实之间有差距,以致产生不协调、不平衡、不明确的状态。护理实际工作中存在大量问题。例如,护理人员编制不足、护理质量不高等。计划工作过程也是解决问题的过程,计划工作的步骤与解决问题的基本程序是一致的,经常是同步进行的。

1. 解决问题的基本程序

(1) 发现问题　即在所管辖的范围和工作环境中寻找存在的问题。工作中产生问题是必然的,事物是在不断解决问题中发展前进的。经过调查,收集资料,在分析、解释资料信息等过程中寻找问题。护理管理者可从执行计划与护理质量方面、人力物力使用与护理人员切身利益等方面,以及突发事件等角度发现和识别问题。

(2) 确定问题　在众多问题中,要选择对组织目标的实现有重要影响的关键问题进行考虑,按先后顺序逐个解决。例如,护理管理者应优先解决直接影响病人及护理质量的问题或影响管理过程与管理效果的问题。问题确定后,需抓住实质,避免对问题的认识含混、范围和界限不清晰等情况。

（3）分析问题 主要目的是找出问题的根源或发生问题的主要环节,以便从根本上解决,而不是暂时消除困难或促使问题严重。分析现实与期望目标之间的差距,找出问题的实质及严重程度,以便针对具体问题提出解决方案。在分析发生问题的原因及相关因素时,还要分析解决问题的利弊条件,如管理者的权限范围、时间限制、人财物力条件和上级的态度等。

（4）提出选择方案 根据存在问题的主要原因及现有条件,经民主讨论,首先提出数种可供选择的行动方案。

（5）比较各种方案 评价和比较各方案的优缺点及实施中的利弊条件,经筛选决定解决方案,明确解决问题的标准,对选定的方案应具有可行、明确、经济、符合解决问题标准等要求。

（6）方案具体化 选定基本方案后,制订具体行动计划,设立行动日程表,以便逐步落实,并需针对预测的可能障碍,提出预防、应对及补救措施。

（7）实施 按照行动计划和日程表付诸实施。

（8）评价 根据解决问题的标准和目标要求,进行评价反馈。

2. 解决问题时的注意事项

（1）根据权限解决问题 解决问题的效果和质量,取决于管理者采取的措施是否有足够的空间和充分的自主权,因此管理者应面对权限内能解决的问题。若提出的问题不属于管理者权限范围或因某种因素不能解决,会使人沮丧、失望,这时应重新评估,以确认能在权限内解决的问题。

（2）问题分解 当对影响组织利益关键的问题确认后,可将关键问题分解为数个小问题,依据组织的原则、规定逐个解决,最后再用较多时间全面、综合、周密地解决完整问题。

（3）授权下属 将分解的数个小问题分配给下属,下属可根据组织的有关政策、规则加以解决;授权下属解决问题可促使下属了解组织目标及有关政策、规定,并能增进其工作自主性、积极性,锻炼其能力。

（4）集思广益 解决问题过程应集思广益、畅所欲言、献计献策、群策群力,以便确定解决问题的适当方法。领导者在讨论和争议中,充分听取各种意见,鼓励大家提出解决问题的各种方案,在寻找适宜的方案时,不急于下判断。如果处理较复杂的问题,可向组织内外专家进行咨询。

（5）避免犹豫、求全 在解决问题时,不可能做到十全十美,但当确定解决方案后,应立即付诸行动,不可踟蹰不前。

四、计划工作中的科学决策

决策是管理的核心,直接关系到事业的兴衰成败。护理管理者们在制订计划、管理病房、组织开展工作、分配和训练护理人员等各项活动中,都需要决策。科学的决策起着避免盲目性和减少风险的导向作用。因此,管理者要按照科学的决策程序和方法,以达到决策的正确性。

1. 决策的概念 决策是针对需要解决的问题,运用科学的理论和方法,系统地分清主、客观条件,提出各种可行方案并从中选择最佳方案的活动。决策是计划工作中的步骤,也是解决问题的核心。但决策并不只限于计划职能,在管理的各项职能中,几乎都会遇到决策问题。决策管理学派的代表人物赫伯特·西蒙认为"决策贯穿于管理的全过程,管理就是决策"。

2. 决策的类型 决策按划分依据的不同,有多种类型(图 4 - 4)。

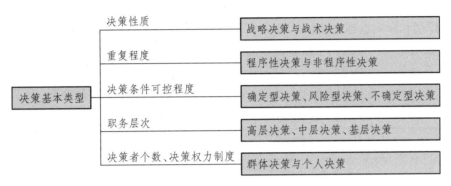

图 4 - 4 决策基本类型图

1) **按决策的性质划分** 可以分为战略决策与战术决策,战略决策与战术决策属于一个完整的决策体系中的不同层次。划分的依据按决策调整的对象和涉及的时限不同,可以概括为以下几点:

(1) **从调整对象看** 战略决策调整组织的活动方向和内容,解决"干什么"的问题,是根本性决策;战术决策调整在既定方向和内容下的活动方式,解决"如何干"的问题,是执行性决策。

(2) **从涉及的时间范围看** 战略决策面对未来较长一段时期内的活动,而战术决策则是具体部门在未来较短时期内的行动方案。战略决策是战术决策的依据,战术决策是在其指导下制定的,是战略决策的落实。

(3) **从作用和影响上看** 战略决策的实施效果影响组织的效益和发展,战术决策的实施效果则主要影响组织的效率与生存。

2) **按决策的有无程序划分** 按决策的重复性和有无既定的程序,可分为程序性决策与非程序性决策。

(1) **程序性决策** 又称常规决策,是对管理中经常重复出现的问题按预先规定的程序、处理方法和标准来处理的决策。程序性决策通常用于解决一般性问题,组织中大约有 80% 的决策可以成为程序性决策。如日常护理管理中有关病室管理、病人陪护、护理制度执行等问题,护理管理者就可按既定的程序、模式和标准进行决策。越是基层管理者,程序性决策所占的比例越大。

(2) **非程序性决策** 是为解决不经常重复出现的、非例行的新问题所进行的决策,是一次性的决策。如对护理中突发事件的处理,它的决策主要依靠决策者的经验、学识和创造力。

3）**按决策条件的可控程度划分** 可分为确定型决策、风险型决策和不确定型决策。

（1）**确定型决策** 在主要的约束条件已十分明确和肯定,每个被选方案的预测期望结果也比较确定时,决策者可通过比较,选择结果最佳的决策方案。

（2）**风险型决策** 又称随机型决策,决策者不能肯定决策将来出现的结果,但对其出现的概率可以预先作出估计或计算,根据概率选择方案。

（3）**不确定型决策** 是决策者对决策问题未来各种结果状态发生的概率毫无所知。不确定性决策中可行方案的选择和评判,主要取决于决策者的知识和经验。

4）**按决策者的职务层次划分** 可分为高层决策、中层决策和基层决策,管理者的地位越高,决策的作用和影响也越大（表4-1）。

（1）**高层决策** 一般是指上层管理者制订的战略性决策,多属于非程序性决策。

（2）**中层决策** 是中层管理者制订的管理性决策。

（3）**基层决策** 多为基层管理人员制订的技术性决策,多属于程序化决策。

表4-1 高层决策、中层决策和基层决策的比较

决策种类	高层决策	中层决策	基层决策
性质差别	非程序化多,程序化少	程序化多,非程序化少	基本为程序化
层次差别	战略性的多	业务性的多	执行性的多
决策的复杂程度	复杂	比较复杂	比较简单
决策的定量化程度	大部分无定量化 具有风险性	大部分定量化 小部分无定量化	全部定量化

5）**按决策形成的机制划分** 按决策主体和决策形成的权力机制可分为个人决策与群体决策。

（1）**个人决策** 决策者是单个人,适用于日常事务性决策或程序性决策。个人决策及时、快捷,但决策的效果受决策者的能力水平的影响比较大。

（2）**群体决策** 决策者可以是几个人、一群人甚至扩大到整个组织的所有成员,如护理组织中成立的评审组、委员会等组织就是群体决策的工具。群体决策适用于所有的决策活动,尤其是对组织影响重大的关键性问题的决策。

群体决策与个人决策相比的优点有:①群体通常能比个人做出质量更高的决策,因为它具有更完整的信息和更多的备选方案;②以群体方式做出决策,易于增加有关人员对决策方案的接受性。缺点是:群体决策的效果受到群体大小、成员从众现象等因素的影响,效率相对较低,也易导致责任不清。可以采取一些改善群体决策的方法,如头脑风暴法、名义群体法、德尔菲法、电子会议、鱼缸观鱼法等。

知识链接

头脑风暴法

美国创造学家 A. F. 奥斯本首创的一种决策方法,又称思维共振法。典型的头脑风暴法通过小型会议

的组织形式,一般5～10人为宜。主持者首先以明确的方式向所有参与者阐明问题,让所有参加者在自由愉快、畅所欲言的气氛中,"自由"提出尽可能多的方案。不允许任何批评,并且所有的方案都当场记录下来,然后再讨论和分析。以此激发与会者创意及灵感,使各种设想在相互碰撞中激起脑海的创造性"风暴"。它适合于解决那些比较简单、严格确定的问题。

3. 决策的基本程序　绝不能把决策仅仅理解为管理者一瞬间的"拍板",决策的程序实际上是一个提出问题、分析问题、解决问题的分析、判断过程。健全的决策程序基本上包括以下几步:

(1) 确立问题　决策的开始应及时准确地发现问题。经过调查研究,全面详细地收集资料,认真分析问题的性质、范围、程度,产生的主客观原因及真正根源,以确立问题。

(2) 确定目标　目标是影响方案拟定、选择和实施的关键。决策目标必须具体明确,不能含糊不清,并且目标要有明确的标准,以便于考核。

(3) 拟定方案　就是把实现目标的多种途径具体化,使之成为指标清晰、目标合理、方向明确的能够对人们的行为起指导作用的行动方案。

(4) 方案评估　是对方案进一步论证,依据前面建立的价值准则,从实用性、效益性和可行性等方面对方案进行综合评价。通过对每个方案的权衡比较,提出每一方案的执行条件和环境要求等,排出它们的优劣顺序,为下一步的方案择优工作做好准备。

(5) 方案选优　是决策的关键环节,选优的标准主要是指在一定条件下,效益最佳的方案。决策者应具有勇于开拓创新、敢于承担风险的心理素质,依靠经验、试验、研究分析等方法,确立正确的决策方案。要注意处理好下述几个方面的问题:①要统筹兼顾;②要注意反对意见;③要有决断的魄力。

(6) 实施中追踪决策　选定了方案,在付诸实施过程中,要建立信息反馈系统。决策者要根据反馈信息,采取各种相应的措施。在执行中,如果由于主客观条件发生了变化,就要对原定方案进行必要的修正,以尽量防止或减少失误。

4. 决策的基本要求

(1) 要解决关键性的问题　在决策中,面对要解决的众多复杂问题,必须找出关键性问题,抓住重点和难点,才能从根本上解决问题。要做到这一点,就必须在决策中做好对决策问题的综合诊断和评估。

(2) 要有明确的目标　目标明确是进行决策的前提条件和重要保证。避免在目标不明、条件不清、要求模糊的状态下匆忙决策。

(3) 要对多个方案综合评价　决策的基本含义是"抉择",如果只有一种方案,无选择余地,也就无所谓决策。因此,决策至少要有2个或2个以上可供选择的方案。对每个可行方案都要进行综合的分析和评价,即进行可行性研究。决策方案不但必须在技术和经济上可行,而且应当考虑社会、政治、文化等诸多方面的因素,还要使决策结果的副作用减小到可以允许的范围内。

(4) 要集思广益和实事求是　由于现代社会信息变化快,决策的难度增大,如果仅凭个人的能力、智慧进行决策,已难以达到科学、合理的要求,设立专家智囊团、发挥群体智慧是科学决策的一个重要方法。

(5) 要有风险责任意识 任何方案都需要在未来付诸实施,而人们对未来的认识能力是有限度的,在实际工作中,百分之百不冒任何风险的决策是难以存在的,并且越是那些可能获得高收益的方案,包含的风险就可能越大。决策者要"谋"和"断",既要有胆识和魄力,敢于决断,又不能蛮干。要清醒地估计到各项决策方案的风险程度,估计到最坏的可能性,并拟定出相应的对策,使风险损失不会引起灾难性的、不可挽回的后果,即决策要留有风险发生后生存的余地。

第三节 护理管理计划的内容和范围

护理管理工作需要通过全面而详细的计划,才能保证护理工作的正常进行,才能保证护理目标的实现,达到为护理对象提供高质量服务的目的。

一、护理管理中计划的作用

1. 有利于应对变化带来的问题 随着护理专业的不断发展、医学护理模式的转变以及公众对健康需求的不断增加,促使护理服务工作不断改进。为使护理工作能够应对变化、适应变化,需要做好护理管理的计划工作,考虑到可能的变化和应对的方法,体现计划的预见性和创新性,使本单位的护理工作更加完善。

2. 有利于合理的使用有限的资源 良好的计划使护理工作协调、有序地进行,最大限度地合理使用人力、物力、财力等资源,减少了护理活动中不必要的浪费及重复。如制定病房物资、被服、仪器、设备等的领取、使用、保管、维护计划,可以减少不必要的物资损耗。

3. 有利于评价、控制及提高护理质量 计划为将来的护理结果提供评价的依据,使管理者做到有章可循。评价一个医院的护理工作,可从护理管理计划中衡量其服务质量。

4. 有利于减少护理事故的发生 科学而具体的护理管理计划保证了护理工作正常有序地进行,可减少由于忙乱而出现的差错事故,保证了护理工作的安全。

二、护理管理中计划的内容

1. 人员计划 对护理人员的选择、使用、晋升以及培养方面的计划,应包括以下几个方面。

(1) 护理人员的选用、晋升及培养 制定护理人员计划有一个过程:首先要求护理管理者明确为实现组织目标所必需的护理人员的数量和类型;然后要对现有的人力资源状况进行考察,预测出人力资源的短缺程度或者超员情况,制订出满足未来人力资源需要的行动方案,包括具体招聘、解聘和甄选护理人员的行动方案。由于知识更新速率的加快,尤其是现代护理理论及实践的不断发展,因此护理人员需要不断地学习。继续教育计划是护理管理者制定的人员计划中一个重要内容。在制订计划时,应明确继续教育的目标、方式、时间安排、地点、教育内容、所需要花费的时间及精力等。护理人员的晋升计划应包括晋升的等级、原则、要求、具体标准等方面的内容。

（2）护理人员的编制、安排及分工　护理部的计划包括各病区人员的管理体制、数目、类型、素质、能力要求、编制预算等方面的计划。病区的人员计划包括护士的分工与排班等。

（3）护理人员的考核、评价及奖惩　护理人员的考核是从管理的角度控制护理质量的方法。护理人员考核包括对护理人员的业务理论水平、操作技能、工作表现、素质以及能力等方面的综合考察及评价，是晋升及奖惩的依据。考核的基础是制定切实可行的考核计划，包括考核的对象、时间间隔、内容、方式、地点、费用等方面的详细计划。在考核的基础上，要制订一定的奖惩计划，明确规定奖惩的对象、方法、内容、手段、条件等。

2. 护理服务计划　护理服务计划是护理管理计划的重要组成部分，应包括以下几个方面。

（1）完善及提高服务质量计划　包括提高服务质量的目标、提高服务质量的具体措施、如何评价服务质量等。

（2）物资规划及减少资源浪费计划　包括需要的各种护理物品的计划、统筹及安排；如何通过提高护理质量，减少病人的住院天数；如何减少护理人力和物力资源的浪费等。

（3）病人管理及陪护管理的计划　包括病人及陪护的管理制度、方法等。

（4）成本及效益等方面的计划　护理总成本包括直接成本和间接成本。直接成本如护理人员的工资、药品费、卫生材料费等；间接成本如行政管理、设备器材、考核、排班及护理人员教育与训练等。如计算护士平均每小时的护理人力成本，根据测定各项护理活动或护理工作所需的时间，计算各项护理活动的人力成本费用等。并在衡量效益时注意结合护理实际，以探讨成本与效益之间的比例关系，达到既提高服务质量，又减少成本的目的。

3. 预算计划

（1）人力预算　人力预算要考虑床位的分配、病人疾病性质、医院的评定标准、护理人员的数量、教育程度、职称、素质及能力、人力费用、人员流动及流失的情况等。在人员预算时要注意计算护理中的直接及间接服务时间，护理人员所付出服务的体力含量及知识含量等。

（2）物资消费预算　包括需要的物资的品种、数量、功能要求、消耗的程度、折旧等。如果一个病房的护士长要考虑购置一台呼吸机，在进行预算时就需要考虑使用的时间、折旧率、对功能方面是否有特殊的要求、价格如何等。

（3）日常护理运转预算　一般包括护理工作中日常使用的医疗护理器械的维修与保养费用等。

三、护理管理计划的层次范围

在医院护理管理中，根据不同级别可以分为高层护理管理者、中层护理管理者和基层护理管理者，不同层次护理管理的计划范围是有区别的。

（1）高层管理　指护理部主任层次的管理，主要根据组织的纲领来制定护理部的长远计划、总体方针政策、提高护理质量的总体规划等。

（2）中层管理　指科护士长（总护士长）层次的管理，主要是根据上级部门的计划要求，制定本部门的计划，大多涉及一些具体程序及政策的制定。

（3）基层管理　指护士长层次的管理,主要制定具体活动安排,如每日的计划、日程表,应急问题的处理计划及病人护理的安排等。

四、护理管理计划的标准与要求

护理管理的计划工作应注意以下几点:

（1）明确地阐明计划的目的及目标。

（2）以整个组织的宗旨、政策、程序及目标为指南。

（3）先后次序符合逻辑,主次分明。

（4）针对现有的人力、物力、财力及其他情况,设计出切合实际的行动方案。

良好的护理管理计划,可以减少资源浪费,提高效率,保证目标落实。护理工作关系到人类的生命,为了减少工作中的差错及失误,有效地利用各种资源,各级护理管理人员必须做好计划工作,从而保证护理质量。

（王庆美　赵德伟）

思考题

案例一　苏珊是内科一病房护士长。她认为当今医疗纠纷增多,为了提高本病房的护理质量和防范护患纠纷,她制订了一份计划如下:

（1）加强对护士的职业道德教育,强化以病人为中心的服务意识。

（2）加强基本理论、基本技能、专科技术的训练和考核。

（3）重视护理文书书写的准确、及时和法律效力,由护士长经常检查。

（4）实行责任护士负责制,提供优质服务。从患者入院到出院健康教育贯穿始终,对病人实施整体护理。

（5）评估病房内的环境隐患,及时给予纠正。

（6）对没有取得执业资格的护士进行严格考核考评,跟班工作,不允许自行倒班。带教老师加强对实习护生的管理,做到放手不放眼。

（7）调查出院病人满意度,每月底进行统计、总结,分清责任,奖优罚劣,与奖金挂钩。

问题:根据计划职能的知识,你将对以上计划如何进行评价。

案例二　某医院护士主要为中专和专科学历,本科护士只占5%。今年有12名护士退休,还有4名需要休产假的护士。在如何落实补充护理人员的问题上,大家有不同的看法。人事科长认为应全部由院长决定;院长认为要全部向社会公开招聘拥有护士资格和工作经验的护士;护理部主任认为可招聘一半有经验的护士和一半应届护理专业本科毕业生。

问题:你认为哪个方案比较好? 为什么?

第五章　护理管理中的组织工作

组织工作是根据组织的任务和目标，设计及维持合理的组织结构，将组织各项资源进行最有效的安排，并通过完善的组织运作，以成功实现既定目标的工作过程。在护理管理程序中，为了实现计划目标，必须通过组织工作这一过程。组织工作是管理的一项基本职能，它是进行人员配备、领导、控制的前提。根据护理工作的专业特点，建立合理的组织管理体系，是做好各项护理管理工作的基础。

第一节　组织与组织工作概述

组织是人类社会生活中最普遍、最常见的社会现象。医院、学校、研究机构、机关、公司、工厂等都是组织的表现形式。组织是发挥管理功能达到管理目标的工具，是综合发挥人力、物力、财力等管理资源及有效利用的载体。组织的目的就是通过组织成员的分工协作，共同努力，实现组织目标。

一、组织的基本概念

研究护理管理中的组织职能，首先需要明确组织的有关基本概念，并理解其含义。组织一词有名词和动词两种词性。名词性组织是指为了实现既定目标，按一定规则和程序设计的多层次、多岗位并具有相应人员形成隶属关系的责权角色机构，如医院、学校、工厂等。动词性组织是指一种工作过程，是对人、财、物、信息、时间进行有效组合，为实现目标而进行的活动。管理职能中的组织有以下几个方面的内容。

（1）**组织具有明确的目标**　任何组织都是为目标而存在的，这个目标是组织活动所要达到的目的，它是组织存在的前提。例如，医院这个组织，它的目标就是治愈病人，保障人民身心健康，医务人员为此目标而开展救死扶伤的各项工作；大专院校的目标是培养高层次科技人才。

（2）**组织是实现目标的工具**　组织不是自然形成的产物，管理学上的组织，首先有一定的目标，为了实现这个目标而进行分工合作，建立某种责权关系，从而形成组织。它是实现目标的工具,是人为的结果,受目标左右,其规模受业务量的影响。

(3)组织是不同层次的分工合作 组织的目标是单独的个体所无法达到的,组织的效率也是单独的个体所无法比拟的。组织为了达到这样的目标和效率,就必须分工合作,并需要不同的权力和责任制度来保证。例如,医院里有院长、科室主任、护士长,各有明确的职权和职责,既有分工又有合作。组织的分工合作是由上下层次构成的一个责权角色结构系统。

(4)组织有不同层次的权力和责任制度 这是由于分工之后,就要赋予每个部门以及每个人相应的权力和责任,以利于实现组织的目标。完成任何一种工作,都需要具有完成该项工作所必需的权力,同时又必须让其负有相应的责任。仅有权力而无责任,易导致滥用权力,而不利于组织目标的实现,权利和责任是达到组织目标的必要保证。

二、组织的作用及职能

组织是社会发展过程中人们的分工与合作要求的必然结果。在社会活动中,人们由于各自生理、心理及社会文化环境的限制,使每个人的知识及能力表现不同,为了提高工作效率,必须进行分工,使人们在同一时间、不同的地点从事相同的或不同的劳动,或同一地点从事相同或不同的工作,但这种分工必须在协调一致的基础上才能产生综合效益,这种既分工又合作的组合就构成了组织。因此,组织具有以下几方面的作用。

(1)组织是实施管理目标的载体及工具 任何管理活动都是有目的的活动,而组织为了实现目标提供了载体及工具。组织就是根据管理目标设计的一套由不同的部门、职位、人员所组成的权责角色结构,用来保障目标的实现。

(2)组织在对外联系中有实体作用 在与外界的联系过程中,管理人员都是以所在组织的代表的身份出现的,即在各种管理活动的社会联系中,管理者都是以自身组织为实体,而不是以个人或其他形式出现的。因此,组织在对外联系中具有实体作用。

(3)组织有内外协调的作用 现代管理面对的是一个不断变化的环境,要适应内外环境的不断变化,就必须通过组织的形式收集信息资料,对各种变化作出相应的反应及正确的决策,协调各种内外关系,以实现组织目标。

(4)组织有塑造社会文化的作用 社会中有各种组织,组织构成了社会。组织在与外界联系的过程中,一方面从社会中吸收相应的社会文化要素;另一方面,组织也从自己的内部向社会输出特定的文化要素,影响社会文化的形成、发展及变革。因此,组织文化也从一定的角度塑造了社会文化。

组织职能是管理的重要职能。它是为了实现目标,对人们的活动进行合理地分工和协作,合理地配备使用资源,正确处理人际关系的管理活动。为了实现目标和计划,必须要有组织保证,必须对管理活动中的各种要素和人们在管理活动中的相互关系进行合理的组织。组织职能的主要内容有以下几个方面:①按照目标的要求建立合理的组织结构。②按照业务性质进行分工,确定各部门的职责范围。③给予各级管理人员相应的权力。④明确上下级之间、个人之间的领导和协作关系,建立信息沟通渠道。⑤配备、使用和培训工作人员。⑥建立考核奖惩制度,对人员进行激励。

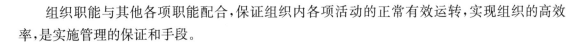

组织职能与其他各项职能配合,保证组织内各项活动的正常有效运转,实现组织的高效率,是实施管理的保证和手段。

三、组织的基本要素

组织的基本要素是每个组织结构、组织活动以及组织的生存和发展最基本的条件。组织要素包括以下内容。

1. 有形要素 有形要素是达到组织目标的人力、物力、财力、信息及技术方面的要素。

(1)人力 是组织有形要素中的最主要因素,人力资源是其他资源不可替代及转换的。因此,合理的人才结构及人力资源是组织生存发展的基本条件及保证。

(2)物力 是指实施组织活动的基本物质条件,包括活动场所、土地、房屋、机器、设备、原材料等。一个组织要正常运作,必须有及时稳定的物质供应。

(3)财力 即一个组织的资金情况。它是组织占据重要市场地位的必要条件,是推动组织各项活动的动力之一。一般情况下,财力及物力可以根据市场的供求情况进行互换,组织的部分财力要经过市场变成物力后才能进入组织活动。

(4)信息 随着人类社会的发展、现代科技的进步,信息在组织中的作用越来越重要,也成为组织必不可少的要素之一。有时一条有用的信息可以使企业迅速发展壮大,而一条错误的信息可能会毁了一个组织。

(5)技术 技术也是组织实现自身目标、满足社会需要的根本保证,良好的技术力量,为组织的发展提供了技术保证。

2. 无形要素 无形要素是指组织的法律、道德及精神条件,具体包括以下几个方面。

(1)组织目标 组织是为了实现一定的目标而存在的。目标是组织自我设计和自我维持的依据。没有目标,一个组织就没有存在的意义。组织的目标必须与社会需求相适应,组织才具有生命力。组织目标也是组织成员进行活动的行动指南和工作奋斗的方向。例如,护理部的存在,主要是配合医院的总目标,提供病人治疗、康复过程中护理方面的服务。护理人员有义务为病人提供身心及社会各方面的护理需求服务,进而协助其自我照顾,使其获得健康的最佳状态。

(2)任务 是组织实现自己的使命,履行社会责任的基础。组织目标建立后,接下来就是确定为实现目标必须进行的工作任务。组织工作就是分配任务的过程。

医院组织中的工作任务可分为两大类:一类工作由满足病人和大众健康需求的服务部门完成如医院的门诊部、急诊科、住院部等,是医院的主要工作部门。这类工作的目标是以病人为中心,为大众提供优质服务;另一类工作是由所有支持、扩展主要工作的部门所完成如医院的总务后勤部门、辅助检查部门、财务部门以及行政管理部门等。这类工作的主要目标是保证主要服务部门工作正常有效地运行。

(3)职权与责任 职权是指被组织正式承认的权力,是履行岗位责任的重要手段之一。组织根据各成员所承担责任的大小,赋予其相应的职位权力,使各级管理人员能够采取一系列有效行动完成本部门的工作任务,最终实现组织目标。

（4）**技术力量** 技术是组织实现目标、满足社会需要的根本保证。一个组织必须具有基本的技术队伍，才能保证其生存能力。拥有一支具有现代化技术力量的医疗护理队伍，是医院满足社会需要和自身发展的关键。

（5）**适应和变化** 组织是一个开放的系统，由各个相互联系、相互影响的子系统构成整体，并与其他组织发生联系，受到周围环境的影响。组织的内外环境总是处于不断变化的过程中，组织必须不断获取信息，根据环境变化调整自己的活动，才能在市场竞争中求得生存和发展。随着医学模式的转变，医院的医疗、护理模式也应随之调整，才能满足不断变化的社会需要。

四、组织的主要类型

组织的类型主要可分为正式组织和非正式组织。正式组织和非正式组织的划分，是由梅奥（Mayo）和巴纳德（Barnard）等人的研究结果证实而提出的。

1. 正式组织 正式组织是指为了实现组织目标，有目的、有意识地设计和建立的各种关系体系。这个关系体系主要包括：组织中各种职位之间的责任、权力、利益关系；一些相关职位形成的不同工作群体、工作部门之间的责任、权利、利益关系。正式组织成员的权力和义务均由上一级管理部门规定。正式组织成员的活动要服从所属机构的规章制度和组织纪律。医院的护理组织就是正式组织。正式组织一般具有以下特点：①有明确的目的；②讲究效率；③分工专业化，但强调成员工作之间的协调配合；④建立职权，权力由组织赋予，下级必须服从上级；⑤不强调工作人员工作的独特性，组织成员的工作及职位可以相互替换。

2. 非正式组织 非正式组织是指没有自觉的共同目标的人们根据个人需要，自然地、自发地形成的非正式关系体系。不是由管理部门规定，而是由成员共同的兴趣爱好而自发形成的组织，其主要功能在于满足成员的个人需要。非正式组织具有以下特点：①由成员间共同的思想和兴趣相互吸引而自发形成，不一定有明确的规章制度；②有较强的内聚力和行为一致性，成员间自觉进行互相帮助；③具有一定的行为规范控制成员的活动，有不成文的奖惩办法；④组织的领袖不一定具有较高的地位和权力，但一定具有较强的影响力。

一般情况下，组织管理都是针对正式组织而言，着重研究其结构、章程、规范等。但非正式组织对管理工作起着不可忽视的作用，它是指在正式组织中占据各种职位的组织成员在较长时间的相互接触、相互作用过程中，逐渐形成的超出组织正式关系体系的、稳定的非正式关系模式。这种关系直接或间接地影响成员的个别及集体行为，对于一个组织的工作效率有重要的影响。

非正式组织可以在正式组织与个人之间起调节作用，在实际工作中非正式组织所起的作用也不尽相同。在组织工作中，非正式组织可发挥积极作用，有利于正式组织目标的实现；也可起消极作用，干扰或破坏正式组织达到既定的目标。值得注意的是，这些作用不是一成不变的，是可以发生转变的，这就需要管理人员给予适当的引导。

非正式组织的存在和其产生的作用是一个客观现实，所以每一个管理人员都应当承认这个现实，正确对待非正式组织。一位有智慧的管理者，会根据情况处理与非正式组织的关系。尽量设法运用其正面的作用，减弱其反面作用。管理一个组织时，应细心观察有哪些非正式组织存在。首先是对非正式组织要有正确的分析和认识,对其性质、作用、形成原因、成员构成、"领袖"人物、发展趋势等情况要有所了解,这样才能找到合理引导、发挥其积极作用的方法。对非正式组织采取不同的态度,会产生截然不同的效果。积极引导处理得当,可以使其与正式组织产生合力,促进组织目标的实现;如果压制、对抗、处理不当,会使之与正式组织产生对立,使两者力量相互抵消。一般情况下,非正式组织与正式组织的目标是有所差异的,管理者的作用是要合理引导,使非正式组织的积极因素得到发挥,使其消极因素转化为积极因素。当有工作需要推动时,可以先找这些非正式组织中的领导人物,让其代为宣导、推行,以加速目标完成。当遇到反抗力量时,亦可直接找到关键人物,予以疏通、澄清,进而借其影响力,除去工作上的阻碍。

3. 正式和非正式组织的区别　正式组织和非正式组织的形成过程和目的不同。正式组织的活动以成本和效率为主要标准,要求成员为提高效率和降低成本而保持合作关系,根据在活动中的表现给予正式的奖惩,以此引导他们的行为。因此,维系正式组织的是理性因素。而非正式组织则以感性为基础,它要求遵守共同的、不成文的规则,以赞许、欢迎、鼓励作为奖励,以嘲笑、讥讽、孤立作为惩罚。因此,维系非正式组织的是接受、欢迎或孤立、排斥等情感因素。

五、组织工作的内容与特点

1. 组织工作的概念　组织工作是指根据组织目标设计及建立合理的组织结构,并使其有效地运转起来,在必要时调整组织机构的工作过程。

2. 组织工作的内容　组织工作主要包括两个方面的内容:①设计固定静态的组织结构,通过组织设计形成相对稳定的组织结构;②动态的组织运作过程,即将组织中的人、财、物、时间、信息、技术等各种资源进行有效的分配及协调过程。

(1) 组织设计　根据组织目标,将实现这个目标的各项活动综合归类划分,设置并确定必要的组织机构、层次及部门,选派适当的人员,确定责任范围,并授予相应的权力,在合理分工与协作的基础上,充分发挥协调配合的作用,使全体员工齐心协力实现组织目标。

(2) 组织运作　执行组织所规定的各部门及工作人员的工作职责,根据组织原则,制定具体的方法,并开展正常的组织活动,规定组织结构中各部门之间的运作关系,建立指挥命令的下达、检查及反馈系统,明确协调原则及方法。

通过组织工作,可以充分发挥组织的功能,使每个组织成员都能认识到自己所从事的工作对完成组织目标的重要性,并协调组织内部的各种分工合作关系,使组织取得更好的社会和经济效益,促进组织的发展。

3. 组织工作的特点

(1) 组织工作是一个过程　是根据组织的目标,考虑组织内外部环境来建立组织结构和协调组织运作的过程。例如,护士长组建新病房。

(2) 组织工作是动态的　随着组织内外环境的变化,要随时对组织结构做出适当的调整。例如,实施整体护理,病房则需调整业务岗位的设置。

（3）要充分考虑非正式组织的影响　由于非正式组织对组织的目标会产生积极和消极的影响，因此，在组织工作的过程中，注意与非正式组织保持协调与平衡，避免形成对立的局面，同时注意对非正式组织进行引导和控制。

4. 组织工作具体步骤　组织不仅仅是一种静态的固定结构，而且是一种动态的关系体系。组织工作是为成功地实现既定目标而采取行动的过程。具体步骤如下：①确定组织目标；②对目标进行分解，拟订派生目标；③确立和划分实现目标所必需的各项业务工作；④根据可利用的人力、物力及采用最佳方法划分各项业务工作；⑤向执行各项有关业务工作的人员授予相应的职责和权限；⑥通过职权关系和信息系统，使各单位、各部门之间相互联成一体；⑦随组织的运转、变化进行不断调整。

组织系统在运转中由于内外环境的影响，有时需要修正目标，其组织结构也应进行调整。例如，在医院护理过程中，为推行系统化整体护理管理方式，病房需要调整业务岗位的设置。组织结构同时也随组织工作程序的变化而进行调整。

组织工作可避免工作中的混乱，排除人员在工作和职责方面的冲突，建立相互合作，发挥各自才能的良好环境，并有利于组织发展，使护理人员为组织目标的实现作出贡献。

第二节　组织设计的原则及步骤

组织设计是把一个单位的有关组织要素如任务、责权、工作程序等合理组合并加以制度化的动态设计过程。组织设计的任务是对管理要素进行合理组合和建构，是把实现组织目标需要完成的工作在组织内进行合理划分，最终达到降低成本、沟通上下关系、提高组织效益的目的。组织设计包括个体设计、群体设计和组织结构设计。

一、组织设计的概念

组织设计是指管理者将组织内各要素进行合理组合，建立和实施一种特定组织结构的过程。组织设计是有效管理的必备手段之一。通过组织设计，可以协调组织内各成员、各部门之间的关系，明确组织中的沟通渠道，减少组织中各部门及成员之间的摩擦和矛盾，使组织内各级目标、责任、权力等要素发挥最大的效应，从而提高组织的整体功效。

组织设计是对组织进行有效管理的工作基础，是对组织活动和组织结构的设计过程，是把有关组织要素如任务、责权、工作程序等合理组合并加以制度化的动态设计过程。主要包含以下两个方面内容。

（1）确定组织总目标和需要完成的全部任务，设置机构，安排部门和岗位，明确职责权限、工作程序，合理配置资源，建立有效的相互关系。

（2）设计同时要考虑组织内部诸要素的协调和外部环境的影响。设计的结果形成组织结构。例如，病区护理组织的设计，要对护理人员的职责、权限、护理工作程序与其他各项工作程序科学合理地进行组合，既要考虑本病区人、财、物等内环境因素，又要考虑医院整体及专业发展的外环境因素，使病区护理组织形成具有生命力的合理结构。

二、组织设计的原则

1. 目标统一的原则　目标统一的原则是指在建立组织结构时,要有明确的目标,并使各部门员工的目标与组织的总体目标相一致。

首先,一个组织要有明确的目标体系。这一目标体系是在对组织总目标分解的基础上建立的;其次,组织结构的总体框架应该建立在这一目标体系的基础之上,包括组织内部管理层次的划分,部门结构的确立,员工职责权力以及工作任务的确立等,都要服务于组织的总目标。

2. 分工协作的原则　分工协作的原则是指组织结构应能反映为实现组织目标所必需的各项任务和工作分工,以及这些任务和工作之间的协调,组织的运行才能精干、高效。

组织工作应贯彻专业分工和协调配合的原则。一方面要合理划分组织内部各职能部门的工作范围,分工应适应组织内外部环境的变化,切实反映组织活动的客观需要并符合现有条件;另一方面要明确专业分工之间的相互关系,明确上下管理层、左右管理部门之间的协调方式和控制手段,这样才有利于从组织上保证目标的实现。

3. 有效管理幅度的原则　管理幅度又称管理宽度,是指一个主管人员直接有效地监督、指挥、管辖其下属人员数量的限度。管理幅度原则是指组织中的主管人员直接管辖的下属人数应当是适当的,才能保证组织的有效运行。

知识链接

管理宽度的影响因素

　　影响管理宽度的因素较多,如护理人员的素质、技术水平、经验,管理者的能力,所需完成的工作类型、性质及特点等,均影响管理宽度。因此,应根据具体条件确立适当的管理宽度,以便提供有效的监督和管理。

　　管理宽度的确定,一般认为,一个上级能够有效管理下属的人数是8～12人,即8～12人是理想的管理宽度。

　　从护理管理的角度看,一个护士长有效的管理宽度是12～15名护士。护理管理体系中的管理层次,护理部为高层、科护士长为中层、病区护士长为基层管理者。

由于一个人的精力是有限的,也就决定了管理者管理的人数是有限的。如果超过了一定的限度,管理效率就会降低。有效的管理幅度是组织设计应考虑的重要因素。一般高层管理者从事组织的战略决策与管理工作,管理幅度应小一些,管理者与被管理者之比为1∶4～1∶8;中层和基层管理者从事执行性管理职能较多,管理幅度可大一些,约为1∶8～1∶15。管理幅度过小,会导致机构臃肿,人浮于事,造成人力资源的浪费;管理幅度过大,会造成管理者的工作量过多,容易导致工作的失控,如一个护士长能有效管理15个护士,让她管理25个护士,就会有力不从心的感觉。

4. 最少层次的原则　管理层次是组织结构中纵向管理系统所划分的等级数量。管理最少层次的原则是指在保证组织合理有效运转的前提下,应尽量减少管理层次。

每个组织都有层次结构,组织中管理层次的多少,应根据组织的任务量与组织规模的大小而定。一般情况下,组织越大层次越多,但从高层领导到基层领导以 2~4 个层次为宜。组织结构中管理层次与管理幅度成反比。按照管理幅度的大小与管理层次的多少,形成了两种基本组织结构:扁平结构和高耸结构。扁平结构是指管理层次少而管理幅度大的结构。高耸结构是管理层次多而管理幅度相对较小的结构。

组织层次中的指令和情报必须逐层下达和上报,若层次过多,对上报和下达情况的沟通效果是不利的。另外,层次过多,管理成本也会增加。因此,一般情况下,组织中的层次越少越好,命令路线越短越好。

5. 责权一致的原则 职权是管理职位范围内的权力。职责是担任某一职位时应履行的责任。职权是行使职责的工具,职责是岗位任务的具体化。责权一致原则是指为保证组织结构的完善和组织工作的有效进行,在组织结构的设计过程中,职位的职权和职责要对等一致。

首先,要做到因事设人、因职设人,并明确规定每个职位、每个成员的工作任务和相应的责任,以增强人们的责任感;其次,要对负有责任的组织成员授予明确的权力,做到责任到人,权力到人;第三,要使权力和责任相适应,有权无责或权大责小常会导致滥用权力,出现盲目指挥和官僚主义;权力过小会使组织成员无法尽职尽责。

6. 集权与分权相结合原则 集权是指把组织结构中的权力较多地集中在组织的较高管理层;分权是指把组织结构中的权力适当分散到较低管理层。集权与分权相结合原则是指在组织工作中必须正确处理好集权与分权的关系,这样才能保证组织的有效运行。

首先,应认识到集权与分权是管理活动必不可少的手段,集权有利于统一指挥,提高绩效;分权有利于调动各级人员的积极性。其次,应认识到集权与分权是相对的。集权过度会妨碍组织成员工作的正常开展,制约人们积极性的发挥;分权过度,乱派权力,则会导致管理上的失控,造成组织的混乱。因此,应把握好集权与分权的程度,集权应以不妨碍下属履行职责,有利于调动积极性为准;分权则应充分考虑下属的能力,以下级能够正常履行职责,上级对下级的管理不致失控为准。

7. 稳定性与适应性相结合原则 稳定性与适应性相结合原则是指要保证组织的正常运行,就必须在组织结构的稳定性与适应性之间取得平衡。

组织结构的稳定,有利于组织的正常运转和协作关系的稳固;而一个组织随内外环境的变化,相应地调整组织结构的内部构成和分工协作关系,强化组织功能,能增强组织对环境的适应能力。

组织结构若一成不变,就不能适应环境的变化;相反,经常调整组织结构,又会影响组织的正常秩序。管理者必须在稳定与动态变化之间寻求一种平衡,既保证组织结构有一定的稳定性,又使组织有一定的发展弹性和适应性。

知识链接

组织的适应性

为适应环境变化,某些病区在一般病房及监护室外,又新设"家庭病房"、"术后观护室"等。另外,随着社会人口学和疾病谱的改变,医院内部的组织结构也随之发生变化,工作重点从治疗急性传染病转向预防治疗慢性疾病和心身疾病,癌症的治疗和攻克也变成了医疗工作的中心任务之一。医院近几年来开设的心理咨询、社区保健、康复治疗等部门就是组织的适应性变化的表现。

> 组织设计的特点：清晰的职责层次、畅通的沟通渠道、及时准确的信息反馈系统、有效协作的部门体系、相对稳定的组织结构和灵活的环境适应性。

三、组织设计的要求

组织设计的具体工作要求，主要包括以下几个方面：

1. 科学的劳动分工　组织的劳动分工是指将一项完整的复杂工作分解成若干相对简单的工作，安排专人从事某一工作任务的分工组织活动。例如，分配病区护理组护士分别负责做"责任护士"、"办公室护士"和"处置室护士"等专项工作分工。

2. 完善的组织结构　组织结构是组织建设的总框架，是组织中各要素的结构性组合体系。组织结构设计作为组织设计的一项关键性工作，要求设计的结构完整、组织有序、关系清楚和层次分明，以便在此基础上设置机构，划分部门或安排岗位。

3. 优化的管理部门　管理部门以发挥专门管理职能为基础，是管理职能的专门化分解，包括纵向和横向两个方面的分解。纵向的分解是根据管理的有效作用范围和对象的限制，确定管理的系统层次以及各层次上的部门或岗位；横向的分解是根据不同的组织活动内容，按一定的标准将组织管理系统分解成相互配合的若干个职能部门和岗位。组织的管理部门可以按多重标准设置，但优化设置应该是管理效率最高、管理职位最少、最有利组织发展的设置方案。

4. 合理的责权体系　管理部门设置以后就会有管理职责和职权安排问题。从管理实施的角度看，管理职责和职权的确认必须有利于组织的管理和运行。在规范管理职责的前提下给予相应的职权，就是以管理目标决定职责，以职责决定职权。

5. 高效的运行机制　组织设计的最终目的是确立高效的组织运行机制。这种机制不仅要适应目前的组织运行环境，具备对未来发展的适应性，而且要适应组织的业务工作，满足实现组织目标的基本要求。

四、组织设计的步骤

1. 组织设计的步骤　组织设计一般分为以下 8 个步骤。

（1）确立组织目标　通过收集及分析资料，进行设计前的评估，以确定组织目标。资料包括：①同类组织的结构形式、经营管理思想和人员配备等方面的资料，如护理组织设计时，学习、借鉴同类医院的护理组织结构形式、管理思想和人员配备等资料，可以使我们少走弯路、节省精力，因为已有的组织能够生存下来，就表明它有许多优点值得学习；②外部环境的各种资料；③组织内部状况，如现有组织资源、规模、形式、运行状况及存在的问题。通过资料的收集及分析，以确定组织的发展趋向及基本组织结构框架。

（2）划分业务工作　一个组织是由若干部门组成的。根据组织的工作内容和性质，以及工作之间的联系，将组织活动组合成具体的管理单位，并确定其业务范围和工作量，进行部门的工作划分。例如，医院护理任务可按内、外、妇、儿等专业及心血管、消化、呼吸、内分泌等亚专业划分成不同病区，护理工作依次分派到群体或个人。

（3）提出组织结构的框架　按组织设计要求,决定组织的层次及部门结构,形成层次化的组织管理系统。这是组织设计中非常重要的一步,决定着组织的效能。在设计组织框架时,应注意认真处理好管理幅度及管理层次的关系,纵向与横向的协调关系,信息上下传递及反馈的灵活方便。例如,护理组织结构设计时依医院规模大小,可设立护理部主任-科护士长-护士长三级管理体制和总护士长-护士长二级管理体制,病区护士长管理幅度一般为 15 人左右,信息沟通沿上述垂直等级结构上情下达,下情上报。

（4）确定职责和权限　明确规定各层次、各部门以及每一职位的权限、责任。一般用职位说明书或岗位职责等文件形式表达。

（5）设计组织的运作方式　包括:①联系方式的设计,即上下管理层、左右管理部门之间的协调方式和控制手段;②管理规范的设计,确定各项管理业务的工作程序、工作标准和管理人员应采用的管理方法等,并使之成为各管理层次、部门和人员的行为规范;③各类运行制度的设计,如绩效评价和考核制度、激励制度、人员培训制度等。

（6）决定人员配备　按职务、岗位及技能要求,选择配备恰当的管理人员和员工。

（7）形成组织结构　根据组织目标及设计要求对组织设计进行审查、评价及修改,并确定正式组织结构及组织运作程序,颁布实施。

（8）调整组织结构　为了使组织高效运行,除了审慎设计外,必须根据组织运行情况及内外环境的变化,对组织结构进行调整,使之不断完善。如医院根据社区护理要求,增设社区护理部门,需设计新的职务,职责,增加社区护理人员等。

2. 职务设计与分析　职务设计与分析是组织设计最基本的工作。职务设计是在组织目标逐步分析的基础上,设计和确定组织内从事具体管理工作所需要的职务类别和数量,分析担任每个职务的人员应具备的具体知识和能力要求以及应承担的责任和义务,如护士长职责、护士职责等都具体规定了各自应承担的责任和义务。

职务说明书是职务设计中解释某一特定工作的责任、义务及其有关内容的书面文字说明,其目的是帮助成员明确组织内各工作职务的任务和要求。职务说明书一般包括 3 部分内容。

（1）素质能力要求　说明要求担任具体工作职务的人员所必须具备的素质、基本知识操作技能、工作经验和能力等。

（2）工作内容　说明所承担工作的职责、义务和权力。

（3）工作关系　说明工作的上下级关系,工作对谁负责,有了问题向谁汇报以及与其他部门的相互联系和工作关系。

3. 组织的部门划分　根据各职务所从事的工作内容和性质,以及工作之间的相互关系,将各职务组合成的具体管理单位,称为部门。组织活动的特点、环境和条件不同,划分部门所依据的标准也不一样。对同一组织,部门划分标准也要根据不同的要求进行调整。

4. 形成组织结构　职务设计和部门划分是根据组织的具体工作要求进行的。在此基础上,组织设计要根据组织内外能够获得的现有人力资源,对初步设计的部门和职务的工作量进行平衡,使组织机构实用合理。根据各自工作内容和性质,规定各管理机构之间的职责、权限和义务关系,使组织的各管理部门和职务形成一个严密的网络,即组织结构。例如,病房护理组织的设计,即对护理人员的职责、权限和护理工作秩序与各项工作程序进行科学合理的组合。既要考虑本病房人、财、物等内环境因素,又要考虑医院整体及专业发展的外环境因素,使病房护理组织形成具有生命力的完整结构。

五、个体工作设计

个体工作设计又称为职务设计,是对组织成员个人工作或职务的设计,是为了有效地达到组织目标,而选取与工作者满足个人需要有关的工作内容、职能和工作关系的设计。个人工作设计的目的是解决组织为其成员分配工作任务和明晰职责范围的问题。

个体工作设计由最早期的科学管理运动开始。以泰勒为代表的科学管理学派把工作划分为一系列简单化、标准化和专门化的动作,然后把这些动作分派给单个人员去重复进行,形成流水作业,其目的是最大限度地提高生产率。例如,将一组护士分别分配做"静脉给药","测体温、脉搏、呼吸或血压","生活护理"等专项工作。此设计方法使工作尽量简单化、专业化,提高了工作的效率。但是个人职责范围小,只有重复简单的工作,易使人感到枯燥甚至厌倦,因而降低了个人满意度与激励水平,也压抑了个人希望在工作中成长与发展的动力。

为克服上述消极后果,后来管理学家提出了工作扩大化和工作丰富化的新设计方法。工作扩大化是使工作人员增加工作种类以克服单调和厌倦感。这需要人们提高各种技能,不仅增加了工作多样性,而且增强了成就感。例如,责任护士、办公室护士和处置室护士等各种班次轮换制,要求护士对各种工作均能胜任。

工作丰富化是使职工在工作中有更多的选择方法、评价结果和参与决策的自由,要求完成更复杂的任务、负更大的责任和有更多的自主权,因而对工作者的能力和技术也提出了更高的要求。例如,系统化整体护理使护士有机会从事内容更复杂的工作,参与护理计划的决策、评价护理结果,负更大的责任和有更多的自主权,也满足其工作中发展提高的需要和个人的成就感。工作内容丰富化强调消除工作中执行与控制的界限。例如,系统化整体护理消除了被动"执行"、受人控制的状况,使护士对工作产生兴趣,增加了自主性与成就感。

目前,工作设计的趋势是从 20 世纪初的工作简单化、专业化朝着工作扩大化和丰富化的方向发展。

六、群体小组设计

由于工作性质等条件,有些工作需要组成群体组织。例如,病区护理工作需要组成相互作用的护理人员群体(小组),进行群体任务设计,可以促进护理人员间相互协作,提高工作满意程度和发挥护理人员潜力。

1. 影响因素　在群体设计中,需要考虑以下影响因素。

(1) **工作程序的特点**　工作程序是连续性的活动,并形成阶段性,为组成工作群体提供了基础。群体设计的工作程序特点有:①不可替代性,即某一种特定的活动导致另一种活动。②结果确定性,即一种活动导致一种结果。③连续性,即第一个活动完成,第二个活动接着开始。④不可逆转性,即活动的结果不能逆转。

例如,护士为住院病人做静脉注射治疗工作:首先,需核对医嘱;然后,护士准备注射用具及药物;最后,护士按操作标准为病人实施注射。此程序可由"办公室护士－治疗班护士－责任组护士"协作完成。

(2) 技术条件　指工作人员提供服务时,服务技术的相互依赖性和紧密合作的程度。技术上相互依赖性的强弱决定着工作应当设计成个人职务还是群体职务。相互依赖性较弱的条件下,可设计成个人职务;在技术相互依赖性较强的情况下,则应设计成群体职务。

(3) 人的社会需要　包括交往需要和成长需要。人的社会交往需要程度决定任务是设计成个人工作还是群体工作。交往需要低的人可能更会满足于个人工作,而交往需要高的人则可能被群体工作形式所吸引。成长需要低的人,可能不喜欢复杂的、具有挑战性的工作,而成长需要高的人则往往对简单的、重复性工作不感兴趣。

2. 群体设计的方法　群体设计包括组织的全部任务和人员安排。具体设计可分为两个阶段:

第一阶段,明确组织任务、工作程序和人员情况,注意其相互依赖性、交往沟通的频数和共同的信息资源;第二阶段,对任务和人员构建活动组,评价活动组之间的联结关系,确定执行任务的活动组,即构成各类群体。例如,病区管理工作设计:第一阶段要明确病区工作任务、工作程序和人员组成。

第二阶段根据任务和护理人员互相依赖、沟通交往、信息获得情况划分工作组,可按小组制组成几个护理组,也可按功能制设计成主班、治疗、临床护理及教学等活动组。然后评价各工作组之间的联系形式、交往关系,设计成协调的工作群体。在开展整体护理模式中更应注意各项工作之间的相互协调,合理设计,做到有条不紊,为病人提供系统的、全面的、整体的护理。

七、组织结构设计

组织设计的核心是组织结构设计。组织结构是管理者为实现组织目标而建立的一种部门之间的相对稳定的结构模式,是组织责任、权力及信息沟通的正式系统。合理的组织结构,能有效地实现组织目标,从而有助于组织的发展壮大。

结构的设计和建立应做到:①组织中的每个成员,都要明确个人的任务、总体的任务及个人在组织中所处的位置。②应能使个人、工作群体的注意力和活动统一指向整体组织的绩效和工作成果,即组织结构应有利于工作成效。③结构应能加速和增强制订决策的程序。④组织结构建立后,需要保持相对稳定的状态,并要有高度的适应性。既稳定又灵活,才能在多变的环境中生存和发展。⑤组织设置要能够帮助成员在工作中学习与发展,培养出未来的领导人,并能顺应新的形势和形成新的观念。

第三节　组织结构的特征与类型

结构是所有学科中的一个基本概念。生物学家要了解细胞的结构,物理学家要探索原子的结构。对于组织的结构来说,正式组织结构是经过认真研究后才建立起来的,管理者根据组织的目标,把任务进行分工,再按一定的关系把它们联结起来而形成组织结构。组织结构是稳定的、连续的、逐渐演变的。

香港特区护理组织结构

1. 香港卫生医疗管理的组织结构　香港医院管理局(Hospital Authority, HA)于1990年12月1日正式成立,1991年12月1日成功地接管了香港所有公立医院和医疗机构,实行统一管理。

2. 香港护理组织结构　中央护理部设护理总经理、高级护士长,下设部门总经理、病室经理、护士长、注册护士、登记护士、健康服务助理、病房文员。

一、组织结构的概念与特征

1. 组织结构的概念　组织结构是一种安排组织内工作关系的基本模式,为组织提供一种实现工作目标的框架。由于组织结构是实现工作计划的基础,组织的结构设计要以组织目标和组织规模,以及组织本身的具体条件为依据,做到"量体裁衣"。

组织结构是指构成组织的各要素之间相对稳定的关系模式。组织结构是表现组织各部分排列顺序、空间位置、聚集状态、联系方式,以及各要素之间相互关系的一种模式,是执行管理任务的结构。组织结构在管理系统中起到"框架"作用,它使组织中的人流、物流、财流、信息流保持正常流通,使组织目标的实现成为可能。组织能否顺利达到目标和促进个人在实现目标过程中作出贡献,在很大程度上取决于组织结构的完善程度。因此,组织结构设计是组织管理中的关键。

2. 组织结构的特征　主要有复杂性、正规化和集权化三大特征。

(1) 复杂性　是指组织分化的程度。组织的分工越细,纵向等级层次越多,地理分布越广泛,则组织进行活动和协调人员的管理越困难。

(2) 正规化　是指组织依靠规则、规范和程序引导组织成员行为的程度。组织使用的规章制度越多,组织结构越趋向于正规化。

(3) 集权化　是指高层管理者决策权力的集中程度。在组织中,下级部门只能以上级的决定、法令办事,一切行动听从上级的指挥。

二、组织结构的基本类型

组织结构的基本类型主要有直线型组织结构、职能型组织结构、直线参谋型组织结构以及矩阵型组织结构等。管理人员在这些类型的结构框架中协调人们的活动。但在现实中,大部分组织并不是"纯粹"的一种类型,而是多种类型的综合体。

1. 直线型组织结构　直线型组织结构又称单线型,有一个纵向的权力线,从最高领导逐步到基层一线管理者,从而构成直线结构,结构简单而权力明显(图5-1)。设立直线权力组织结构的主要目的是维持组织的正常运转,实现组织目标。

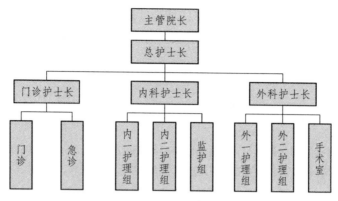

图 5 - 1　直线型组织结构

直线型组织结构的特点是组织的各层次管理者负责行使各自层次的全部管理工作。直线权力给管理人员提供了指挥他人、要求下属行为与组织目标保持一致的权利。直线组织结构使各级管理人员能明确知道他们在组织内向谁(下级)发布指令,同时应该执行"谁(上级)"的命令。直线型组织结构的优点在于组织关系简明,各部门目标清晰,为评价各部门或个人对组织目标的贡献提供了方便。直线型组织结构的局限性在于组织结构较简单,不适用于较大规模的组织。另外,直线结构权力高度集中于最高领导人,有造成掌权者滥用权力的倾向。例如,规模较大的医院中,临床护理、教学、科研等多项复杂的管理活动都由一人负责管理就比较困难。

直线型组织结构的优点是结构设置简单、权力集中、责任明确、命令统一、联系简捷和信息沟通容易,其缺点是缺乏横向的协调关系,管理者负担较重。直线型组织结构适用于规模较小、工作运行和管理比较简单的组织。

2. 职能型组织结构　职能型组织结构又称多线型。职能部门或岗位是为分管某项业务而设立的单位,有一定职权。各职能部门在其业务范围内,有权向下级发布命令和下达指示,下级领导者既服从上级领导者的指挥,也听从上级职能部门的指挥,各职能部门在分管业务范围内直接指挥下属(图 5 - 2)。

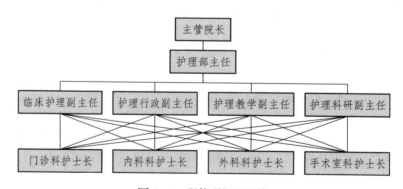

图 5 - 2　职能型组织结构

职能型组织机构的优点是管理分工较细,有利于提高专业管理水平,培养专门人才,有效地发挥专家特长,促进组织的发展,能充分发挥职能机构专业管理作用,减轻上层管理者负担。

但它的最大缺点是每个职能部门都有权指挥,易导致基层要接受多方领导而无所适从,不利于组织统一指挥。另外,在职能型组织机构中职能机构横向联系较差,当环境变化时适应性也较差。职能型组织机构适用于外界环境相对稳定的组织。实际工作中,纯粹的此类型组织结构较少。因而,适用面较窄。

3. 直线参谋型组织结构　直线参谋型组织结构是在直线组织结构基础上发展形成的。其特点是为各层管理者配备了职能结构或人员,充当管理者的参谋和助手,分担一部分管理工作。随着组织规模的扩大,管理工作更加复杂化,处于直线位置上的管理人员无法把一切工作都承担下来,于是就设立了若干职能部门或配备一些专业人士充当助理(图5-3)。此类型中下层成员除接受一位上级命令外,又可以接受职能参谋人员的指导。直线指挥人员在分管的职责范围内具有一定职权;职能参谋人员对下级可提建议与业务指导,在特殊情况时可指挥下属,并对直线主管负责。

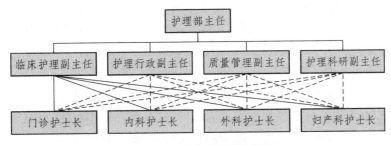

图5-3　直线参谋型组织结构

直线参谋型组织结构的优点是直线主管人员有相应的职能机构和人员作为参谋和助手,因而能对本部门进行更有效的管理。每个部门都由直线人员统一指挥,可满足现代组织活动所需要的统一指挥和实行严格责任的要求。直线参谋型组织结构适合于大、中型组织,其优点是职能机构和人员按管理业务的性质分工,分别从事专业管理。既可统一指挥、严格责任制,又可依分工不同和授权程度的不同,发挥职能人员的作用。其缺点是组织内信息沟通比较困难,管理者需花费较多的时间进行协调,各职能部门之间目标不统一,容易发生直线领导和职能部门以及职能部门之间的职权冲突。直线参谋型组织结构整个组织的适应性较差,反应不灵敏。目前,直线参谋型组织结构适用范围较广,大多数组织结构仍采用此类型组织结构。例如,医院的护理部门就是按照业务范围进行分工管理的,这样可发挥具有专业技术知识人才的特长,弥补了直线组织机构形成的不足,同时减轻了高层领导人的管理负担。

4. 矩阵型组织结构　矩阵型组织结构既保留了直线职能结构的形式,又设立了按项目划分的横向领导系统,即按组织目标管理与专业分工管理相结合的组织(图5-4)。矩阵型组织结构在职能机构方面按业务管理性质分设,横向沟通配合较为不易,为了完成组织目标,有时需要多部门合作,组织内横向成立项目管理协调小组就十分必要。医院定期的中心工作任务,如创等级医院、开展器官移植和技术革新等,都要求多个职能部门通力协作才能完成好,这时就需要设置临时性和常设性的机构。这些机构由各职能部门派出有关人员参加,由此形成矩阵型组织结构。

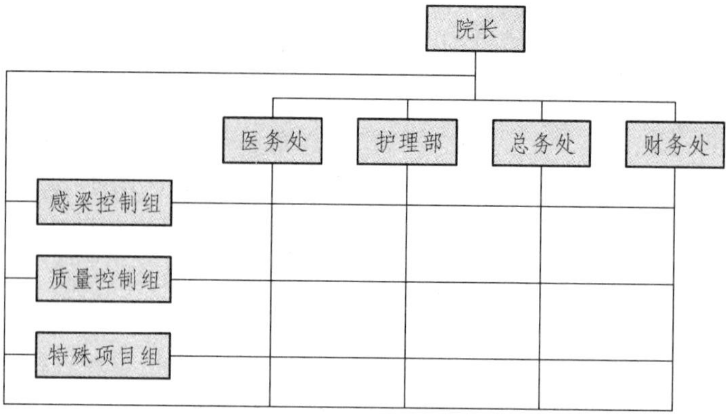

图 5-4 矩阵型组织结构

矩阵型组织结构中的各小组人员既接受职能部门领导,又接受横向机构领导。此组织的下属人员必须同时向本部门管理者与职能管理者两个上级汇报。此结构不利于统一指挥。横向机构领导的重点是组织小组成员完成所给任务,职能机构领导的重点则是为工作小组完成任务创造必要的条件和给予支持。

矩阵型组织结构的优点是加强各职能部门的横向联系,具有较大的机动性和适用性,实行集权与分权较优化的结合;有利于发挥专业人士的潜力,攻克技术难题;有利于培养和使用人才。其缺点是实行纵向、横向的双重管理,容易出现分歧和矛盾;组织关系、资源管理复杂;有临时性的特点,故稳定性差;权责不清。矩阵型组织结构适用于需要对环境做出迅速、一致反应的组织。

知识链接

护理管理体系中的矩阵型管理

在一个矩阵式护理组织中,按目标负责的护理部主任与护理行政、质量、教学、科研等职能管理的副主任共同负责各护理单位工作。部门管理者对工作任务的完成负全面职责,职能部门的管理者拥有分管职能的重要领导作用。护理部主任居于矩阵之外,基本职能是协调,包括平衡权力、处理各种关系和建立工作标准与目标。

---

5. 事业部型组织结构 事业部型组织结构是指组织以产生结果和目标为基础进行部门划分,在集权领导下实行分权管理。

事业部型组织结构的优点是组织最高管理层摆脱了具体的日常管理事务,有利于集中精力做好战略决策和长远规划,提高了管理的灵活性和适应性;有利于培养和训练管理人才;有利于组织专业化生产,提高质量,降低成本。其缺点是增加了管理层次、管理人员和管理费用;各部门横向联系和协调性较差;分权不当容易导致各分部的本位主义,损伤组织的整体利益。事业部型组织结构适用于国际化的大型企业和医疗机构,在国外较普及。

6. 委员会型组织结构 委员会型组织结构是组织结构中的一种特殊形式,是一种以集体活动为主要特征的组织形式。一个机构,尤其是处在发展中的机构,有许多重要的专业计划很难指派组织中的某个单位独立负责时,多会以委员会的形式与上述的组织机构相结合,发挥咨询、合作、协调作用,由来自不同单位的专业人员、专家等组成,共同研究各种管理问题,便于沟通,以弥补正式组织中一些管理上的功能缺陷,如护理职称评审委员会由护理专家、护理行政领导者组成。

委员会型组织结构的优点是可以集思广益;防止个人滥用职权;决策时会充分考虑各方面的利益,有利于实现组织整体上的统一及团结;具有一定权威性;委员会的设置推动了参与管理的积极性,有利于动员更多的人来关心组织的发展,促进管理人员成长。其缺点是责任分散;职责分离;决策成本高;易形成少数人专制等。目前应用范围较广,如各种护理学科委员会、护理职称评审委员会等。

组织结构是组织实现宗旨和目标的基础,在设计时要从组织的实际出发,尽量避免因人设岗和管理机构重叠或层次过多的现象。其基本原则是,以最简单的组织结构完成组织的工作任务,实现组织目标。

在临床护理工作中,各级护理人员应该明确自身在组织结构中的层次、职责及职权,应熟悉在组织结构中自己与上、下级之间的相互关系,了解工作中应该与哪些相关人员联系,彼此的权责关系如何,以便更有效地沟通合作,最终确保组织目标的实现。

(赵　捷　钟丽丽　张文静)

思考题

1. 请问组织的基本要素和组织设计的基本原则是什么?
2. 请说出正式组织和非正式组织有哪些区别?
3. 请问组织设计的步骤有哪些?
4. 请列出影响管理幅度的因素有哪些?
5. 请阐述组织的主要结构有哪些?

第六章　护理工作的目标管理

学习目标

1. 能准确说出目标和目标管理的概念；
2. 能阐述目标管理的基本过程；
3. 能叙述目标管理的特征与意义；
4. 能理解目标管理在护理工作中的应用。

目标管理是现代管理中一种先进的管理制度和管理方法。实行和运用这种方法，对于充分调动护理人员的积极性和创造性，加强组织的全面计划管理，提高组织的经济和社会效益，都有重大意义。

第一节　目标管理概述

一、目标的作用及目标确定原则

1. 目标的概念　社会中任何一个组织，如社会团体、政府部门、企事业单位等，都应有自己的目标。目标既是组织各项管理活动的起点，也是各项管理活动所指向的终点。

对于组织来说，目标是指组织在一定时期内期望达到的预期成果，它包括组织的目的、任务、具体的目标项目和指标水平及指标时限。简单地说，目标就是组织在某一方面、某一预定时期所要取得的成果指标。例如，某医院护理部年度目标之一是将病人对护理人员的满意率提高五个百分点。

知识链接

同途殊归

　　曾有人做过一个实验：组织三组人，让他们分别向 20 公里外的一个村庄步行。

　　第一组人对村庄的名称和路途的长短一无所知，只告诉他们跟着向导走就是，刚走了四五公里就有人叫苦，走了一半时有人几乎愤怒了，他们抱怨为什么要走这么远，何时才能走到。又走了几公里，离终点只剩三四公里时，有人甚至坐在路边不愿走了。坚持走到终点的只有一半人左右。

　　第二组的人知道村庄的名字和路段，但路边没有里程碑，他们只能凭经验估计行程的时间和距离。走到一半时大多数人就想知道他们已经走了多远，比较有经验的人说："大概走了一半。"于是大家又簇拥着向前走，当走到全程的 3/4 时，大家情绪低落，觉得疲惫不堪，而路程似乎还很长，当有人说："快到了！"大

家又振作起来加快了步伐。

第三组人不仅知道村子的名字、里程，而且公路上每一公里就有一块里程碑，人们边走边看里程碑，每缩短一公里大家便有一小阵的欢呼。行程中他们用歌声和笑声来消除疲劳，情绪一直很高涨，所以很快就到达了目的地。

提示：当人们的行动有明确的目标，并且把自己的行动与目标不断加以对照，清楚地知道自己的行进速度和与目标相距的距离时，行动的动机就会得到维持和加强，人们就会自觉地克服一切困难，努力达到目标。因此，对组织来说，应该有明确的目标，并尽可能科学地将目标量化成各种指标来衡量目标实现进度，即对目标进行管理。

2. 目标的作用

（1）引导作用　目标的首要作用是为组织指明前进方向。一个组织如果没有明确的目标，就没有前进的方向，就无法有效地协调资源。因此，每一个组织都必须为自己设立明确的目标，使组织成员的努力能够互相协调，为追求共同的目标而奋斗。

（2）激励作用　目标对组织成员具有激励作用。目标订立后，组织成员可以根据目标自我激励、自我控制和自我引导，能大大调动组织成员的主观能动性。

（3）凝聚作用　组织是一个社会协作系统，它是靠目标使组织成员联系起来的。一个组织的凝聚力大小受到很多因素的影响，其中一个主要的因素就是组织目标。特别是在组织目标充分体现了组织成员或者是变成了组织成员的共同利益和共同追求时，就能够极大地激发组织成员的工作热情、奉献精神和创造力，使组织成员紧密团结、齐心协力而形成一个生机勃勃的集体。

（4）考核标准　目标是考核一个组织所有成员工作成绩的客观标准。组织成员无论采取何种工作方式，其对组织的贡献最终要看其行为是否能够促进组织目标的实现及实现的程度。大量管理实践证明，单凭上级管理者的主观认识和价值判断作为考核下属的依据是不科学的，不利于调动下属人员的积极性。科学的方法应当是根据明确的目标进行考核。这种考核比较客观公正，考核结果也较具有说服力。

3. 确定目标的原则　在管理过程中涉及的目标是多种多样的。组织的目标与各部门、各员工的任务和利益密切相关，为了制定出科学合理的、能够发挥出上述目标作用的目标及目标体系，在制定过程中应坚持以下基本原则。

1）**明确具体**　为使目标在组织中发挥出应有的作用，组织的目标，不论是组织的总目标还是部门的分目标及个人的小目标，都要制定得明确、具体，而不能含糊、空洞。要做到这一点，必须做到以下"四明确"。

（1）目标的执行者明确　组织的每一层次的每一项目标，都必须同具体的工作部门或个人的责任挂钩。

（2）目标标准明确　即所期望达到的数量或质量界限必须清楚。

（3）实现目标的时限明确　要求在什么时间内达到目标，必须在设立目标时加以明确。

（4）保证措施明确　要有明确的配套保证措施，确保目标的实现。

2）**先进可行**　组织设立的目标，既要有先进性，又要有可行性。一是目标的标准要先进合理。目标的标准如果太高,员工可望而不可及,则会挫伤员工积极性而放弃努力;如果目标的标准太低,员工不需努力就可达到则不具有鼓舞作用。合适的标准应该是大部分员工经过努力可以达到而不努力则达不到的水平。二是实现目标的方式、手段、途经是可行的,有可操作性。

3)**民主性** 组织目标的设立,不能仅凭管理者的主观决断,应该发动员工积极参与,充分发扬民主,认真听取不同意见,集思广益。这样制订出来的目标才能保证其科学性和客观性,也能够让组织成员接受。组织的目标是要靠组织成员的共同努力实现的,只有组织成员民主参与制订的,并为全体成员所接受的目标,才能保证其实现。

4)**可考核性** 可考核是目标明确具体化要求的进一步深化,也是设立目标的关键因素。要使目标具有可考核性,最重要的是尽可能使目标标准具有可度量性,即定量化。一般数量目标是便于考核的,而质量目标则难以考核。对于质量目标,可借用详细说明规划或与其密切联系的其他可量化因素以及完成日期等办法来提高其可考核的程度。

知识链接

目标管理的一般原则

(1)总目标与分目标要保持一致性,分目标必须符合总目标的要求。

(2)分目标要直接或间接地有利于提高某项事业的利益和改善其他工作。

(3)总目标和分目标对单位和职工要有激发作用。

(4)目标的内容要以重要工作为主。

(5)目标与目标之间要注意平衡和协调,避免互相影响和牵制。

(6)目标应有"挑战性",比个人能力略高,但又不宜太高,以免达不到。

(7)目标完成的期限应长短适中,制定短期目标时应有长期观点,制定长期目标时应将时间再分成几个阶段,以利于检查和控制。

(8)各项目标应尽可能数量化。

二、目标管理的概念及基本理论

1. 目标管理的概念与发展

(1)**目标管理的概念** 目标管理是一种以工作为中心和以人为中心的综合的系统管理方式。它是一种组织中上级管理人员同下级管理人员和组织员工共同制定组织目标,并把其具体化展开至组织的每个部门、每个层次和每个成员,明确地规定每个单位、部门、层次和成员的职责范围,并用这些措施对每个单位、部门、层次和成员的贡献进行管理、评价以及以此决定奖励报酬的一整套系统化的管理方式。这种方法的核心,是以目标来激励员工的自我管理意识,激发员工行动的自觉性,充分发挥其智慧和创造力,以期最终实现组织目标。

(2)**目标管理的发展** 目标管理是20世纪50年代中期出现于美国,以泰罗的科学管理和行为科学管理理论为基础形成的一套管理制度。它的主要内容是:组织的最高领导层根据组织面临的形势和社会需要以及组织内部的客观条件,制订出一定时期内组织所要达到的总目标,然后层层落实,要求下属各部门主管人员以及每个员工根据上级制定的目标和保证措施,形成一个目标体系,并把目标完成的情况作为个人考核的依据。简言之,目标管理就是让组织的主管人员和员工亲自参加目标的制定,在工作中实行"自我控制",并努力完成工作目标的管理制度或方法。

目标管理的概念是管理专家彼得·德鲁克1954年在其名著《管理实践》中最先提出的,其后他又提出"目标管理和自我控制"的主张。德鲁克认为,并不是有了工作才有目标,而是相反,有了目标才能确定每个人的工作。所以"企业的使命和任务,必须转化为目标",如果一个领域没有目标,这个领域的工作必然被忽视。因此,管理者应该通过目标对下级进行管理,当组织最高层管理者确定了组织目标后,必须对其进行有效分解,转变成各部门及个人的分目标,管理者根据分目标的完成情况对下级进行考核、评价和奖惩。

几乎与德鲁克《管理实践》一书出版的同时,1954年,美国通用电气公司进行改组,在分散化的管理决策中,要求用具体的客观目标和对目标实施进程的客观计量来代替主观的评价和个人的监督。在这里,公司使用了目标管理的各种要素,突出了目标的可考核性,并用定量的、客观的目标准确衡量管理绩效和进行工作评价,从而充实了目标管理的内容,使目标管理很快地成为工作评价的主要方法。

1957年,美国著名的行为科学家道格拉斯·麦格雷戈在《哈佛工商评论》上发表文章,就工作绩效的评价问题批判了传统的评价法——把评价的焦点放在人的个性特征和品格上,主张应在目标的基础上进行客观的工作评价,这种客观评价法的核心是注重业绩。在目标管理的前提下,下属人员根据总目标为自己设置短期目标,并承担了实现这些目标的责任,最后,下属人员对照预定的目标来评价业绩。这种以目标为基础的评价可以创造一种激励的环境,激发人们的工作热情,并在评价中注重个人能力的提高,从而使目标管理作为一种激励手段运用于业绩的评价。

从此,目标管理作为一种管理方法广泛地应用于企业、卫生等机构中。

2. 目标管理的理论基础 从目标管理的概念中,不难总结出目标管理的理论基础。实施目标管理主要基于动机激发理论、人性假设理论和授权理论。

(1)动机激发理论 该理论认为,当人们产生某种需要未得到满足时,会产生某种不安定和紧张的心理状态,在遇到能够满足的目标时,这种紧张的心理状态就转化为动机,推动人们从事某种活动,使人们不断地向目标前进。从管理理论的角度来看,人和组织的需要引发动机,动机引发行为。所有需要、动机和行为都是由目标所引导的,目标在其中起着中心作用。目标管理法就是遵循这一原理,根据人们的需要,使组织目标与个人目标尽可能地结合,以激发动机进而引导人们的行为,去完成组织的整体目标。

(2)人性假设理论 1957年,麦格雷戈在《企业中的人的方面》中提出了Y理论,其主要观点为:人是"社会人";新型的领导能力表现在通过提高职工的满足度,激励职工的"士气",从而达到提高劳动生产率的目的;人并非生来就是懒惰的,在适当的条件下,人们不但愿意而且能够主动承担责任;个人目标与组织目标能够统一;人们对组织目标产生抵触和采取消极态度,主要是因为组织压力造成的;人们对所参与的工作目标能实行自我指挥与自我控制。目标管理就是以"社会人"的假设和 Y 理论为基础,要求管理人员对下级采取信任型的管理措施。也就是说,要把重点放在关心和了解人的需要上,提倡集体奖励制度重于个人奖励制度,培养和形成员工的归属观和整体感,实行参与式管理。

(3)授权理论 授权理论认为,授权就是上级管理者把原属于自己的权力通过恰当的方式授予给下属。授权的内容一般包括分派任务、委任权力和明确责任。目标管理就是遵循授权理论,由上级与下级一起共同协商讨论确定目标。先确定出总目标,然后对总目标进行分解,逐级展开,通过上下协商,制订出组织各部门直至每个员工的目标。用总目标指导分目标,用分目标保证总目标,形成一个"目标—手段"链的过程。如果目标定出后,上级不能根据目标需要,授予下级部门或者个人以相应的权力,那么仍然不能达到"自主控制"、"自我管理"的目的,即使下级有能力也难以顺利完成既定的目标。因此,授权是最佳目标管理效果的关键。

3. 目标管理的特征

(1)员工共同管理 传统的管理是由上级管理者制定目标,再指派给下属。由于缺乏沟通,常造成下属对目标及努力方向不够明确,影响工作效率和目标的实现。而目标管理是下属参与管理的一种形式,目标的实现者同时也是目标的制订者,即由上级与下级共同确定总目标,然后将总目标进行分解,逐层展开,通过上、下级协商,制订出各部门及个人目标。分目标由总目标指导,总目标由分目标保证,形成一个"目标-手段"链,使各层次、各部门、各成员都明确自己的任务、方向、考评方法,共同为实现组织目标而努力。

(2)强调自我管理 由于每个人都有了明确的目标,所以在目标实施过程中,人们会自觉地、努力地实现这些目标,并对照目标进行自我检查、自我控制和自我管理。这种自我管理能充分调动各部门及每一个人的主观能动性和工作热情,充分挖掘自己的潜力。目标管理的主旨还在于用"自我控制的管理"替代"压制性的管理",它使人们能够控制他们自己的成绩,这种自我控制,可以成为更强烈的动力,推动人们尽自己最大的努力把工作做好。它意味者更高的成就和更广阔的眼界。

(3)实行分权管理 集权和分权的矛盾是组织的基本矛盾之一。唯恐失去控制是阻碍大胆授权的主要原因之一,推行目标管理有助于协调这一矛盾。目标管理实行分权管理,要求上级管理者相信下级、依靠下级。目标确定后不过多干预,而是让下级自我管理、自我控制。这使得组织更有生气,团结气氛更加浓厚。同时,分权管理可以充分发挥下属员工的主人翁精神,体现以人为中心的管理,员工有了权力会认为自己是主人,事业(任务)是自己的,就会加倍地努力工作,由"叫我干"转变为为了目标的完成"我要干"。

(4)注重工作效果 目标管理所追求的目标就是组织和个人在一定时期内应该达到的工作效果。目标管理不以行动表现为满足,而以实际效果为目的。工作效果对目标管理来说,既是评定目标完成程度的依据,又是奖评和人事考核的依据。采用传统管理方法评价下属员工的表现,往往容易根据印象、本人的思想和对某些问题的态度等定性因素来评价,实行目标管理后,由于有了一套完善的目标考核体系,从而能够按员工的实际贡献大小如实地评价一个人,使评价更具建设性。因此,目标管理又叫效果管理,离开工作效果,就不能称其为目标管理。

第二节 目标管理的内容及过程

一、目标管理的主要内容

1. 目标 首要关键是设定战略性的整体总目标。一个组织总目标的确定是目标管理的起点。此后,由总目标分出的分目标和个人目标是构成和实现上级总目标的充分而必要的条件。总目标、分目标、个人目标,左右相连,上下一贯,彼此制约,融会成目标结构体系,形成一个目标连锁。目标管理的核心就在于将各项目标予以整合,以目标来统合各部门各单位和个人的不同工作活动及其贡献,从而实现组织的总目标。

2. 周详的计划 目标管理必须制订出达到目标的周详严密的计划。健全的计划既包括目标的确定,还包括实施目标的方针、政策以及方法、程序的选择,使各项工作有所依据,循序渐进。计划是目标管理的基础,可以使各方面的行动集中于目标。同时,它还要规定每个目标完成的期限,否则,目标管理就难以实现。

3. 组织建设 目标管理与组织建设相互为用。目标是组织行动的纲领,是由组织确定、核准并监督执行的。目标从确定到实施都是组织行为的重要表现。它既反映了组织的职能,同时反映了组织和职位的责任与权力。目标管理实质上就是组织管理的一种形式、一个方面。目标管理使权力下放,责、权、利统一成为可能。目标管理与组织建设必须相互为用,才能相互助力。

4. 参与意识 培养人们参与管理的意识,认识到自己是既定目标下的成员,诱导人们为实现目标积极行动,努力实现自己制定的个人目标,从而实现部门单位目标,进而实现组织的整体目标。

5. 考核办法 考核、评估、验收目标执行情况,是目标管理的关键环节。缺乏考评,目标管理就缺乏反馈过程,目标管理的目的即实现目标的愿望就难以达到。

知识链接

猴子取食实验

美国加利福尼亚大学的学者做了这样一个实验:把6只猴子分别关在3间空房间里,每间2只,房间里分别放着一定数量的食物,但放的位置高度不一样。第1间房间的食物就放在地上,第2间房间的食物分别从易到难悬挂在不同高度的位置上,第3间房间的食物悬挂在房顶。数日后,他们发现第1间房间的猴子一死一伤,伤的也奄奄一息;第3间房间的猴子都死了;只有第2间房间的猴子活得好好的。

究其原因:第1间房间的两只猴子一进房间就看到了地上的食物,于是,为了争夺唾手可得的食物而大动干戈,结果伤的伤,死的死。第3间房间的猴子虽做了努力,但因食物太高,够不着,结果被活活饿死。只有第2间房间的两只猴子先是各自凭自己的本能蹦跳取食,最后,随着悬挂食物高度的增加、难度增大,两只猴子只有协作才能取得食物,于是,一只猴子托起另一只猴子跳起取食。这样,每天都能取得够吃的食物,很好地活了下来。

提示:在护理管理中,要想让下属努力合作,完成组织工作,确定合理的工作目标是非常重要的,就像实验中的 3 组猴子,目标太容易,会引起内讧,造成不必要的内耗;而目标太难,又会使下属放弃努力;只有合理的目标,才能调动下属的积极性,互相配合,努力完成工作任务。

二、目标管理的基本过程

目标管理一般分为目标确定、目标实施和目标评估 3 个阶段,这 3 个阶段周而复始地呈螺旋形上升,不断达到更高目标。

1. 目标确定阶段　此阶段主要是建立完整的目标体系,是实施目标管理的第一步,也是最重要的一步。如果目标合理、明确,则后阶段的管理和评价就会更加客观、有效。这一阶段一般包括确定组织总目标、审议组织结构和职责分工、制订下级和个人目标、协议授权四个方面的内容。

1)**确定组织总目标**　组织总目标是组织共同愿望、宗旨和使命在某一阶段欲达成的状态或结果。一个组织若只有共同愿望而没有具体实现共同愿望的阶段性目标,那么共同愿望始终将是一个空想。因此,组织在有了共同愿望的条件下,重要的工作是要确定组织未来运作的一个总目标。事实上,共同愿望的塑造规定了组织行进的方向和使命,这样也就大致决定了确定组织总目标的基本方面。组织要做的事是如何在判定自己的资源实力、外部环境条件下,制订一个符合共同愿望又切合实际地在组织发展方向方面推进的具体要求,以作为组织和全体成员在未来一段时间内努力的具体方向和既定的责任。

在组织总目标的确定过程中关键是要处理好以下几个问题。

(1)分析判断组织的内部环境包括所拥有的资源实力、可调动资源的多寡、组织存在的问题和相对优势所在,从而判断自己有无核心专长。表面上组织目标的确定与组织发展方向有关,实际上组织目标确定过程中更重要的是与组织核心专长的建立与发展有关。组织的核心专长是组织生存与发展的最关键因素,因为是它支撑着组织目标的最终实现。所以,组织总目标的确定要考虑目标是否有助于组织核心专长的发展。

(2)分析组织的外部环境以及这些环境因素的未来变化。例如,组织面临的政治环境、文化环境、经济环境、社会环境等,一定会对组织目标的实现有影响,有时甚至是重大的约束。更重要的是目前一些因素尚不成为目标实现的重要约束,但有可能在未来某一时间成为重要约束。因此,组织总目标的确定必须考虑这些因素的影响,因为组织总目标确定后一定要能够实现,否则目标确定就没有价值。

(3)组织总目标一旦确定就成了组织计划工作的前提或依据,也成了组织未来行为获得成果的标志,为此,组织总目标确定的另一个重要方面就是组织总目标是可以度量的,即可以用一系列相应指标来反映与计量。

2)**审议组织结构和职责分工**　目标管理要求每一个目标都要有明确的责任主体,因而总目标确定后,要重新审查现有的组织结构,对各级人员的权限及现有的人、财、物等内部环境资源根据目标进行调整,以明确职责分工。

3）**确定下级和个人目标** 将已确定的组织总目标按照组织架构进行纵向与横向的分解是目标管理过程中最为关键的一步。具体来说可分为以下 3 个阶段。

第一,将组织总目标按组织体系层次和部门逐步展开,直至每一个组织成员。这一个展开的过程是所谓的自上而下的过程,但这一过程只是上级给下级的一个初步的推荐目标,不是最后决定了的目标。

第二,组织体系中的每个层次、每个部门、每个成员均可以根据自己的部门、层次、岗位分工和职责要求结合初步下达的目标进行思考分析,最终提出自己的目标。显然这一目标是上级下达初步目标的一种修订。自己目标提出后必须按层级上报,这就是所谓的自下而上的过程。

第三,组织将自下而上的目标与下达目标比较,分析差异,征询下级意见,再进行修订然后再下达,下级各方仍可以修正再次上报。经过这么一个上下多次反复,最终将组织总目标分解成一个目标体系,下达给组织相应的层次、部门和组织成员。组织目标下达给每个部门、每个层次、每个组织成员时,要求有下达目标的具体说明、具体要求、自主权限、完成后的激励等,使接受目标的每个层次、每个部门和每个组织成员可以有明确的工作努力方向,有明确的责任和行为激励。

4）**协议授权** 上、下级就实现目标所需的条件、权力及目标实现后的奖惩达成一致。双方协商后,由下级写成书面协议。

2. 目标实施阶段 第 2 阶段为目标的实施阶段。通过目标的确定,每个目标执行者都明白自己在实现总目标过程中应承担的责任,以及各自的职责范围。在这一阶段中,目标执行者采用自我管理的方法,按照目标总体要求根据自己的权限范围,调动各种积极因素,发挥自己的聪明才智全面组织实施。这一过程的管理与传统的管理方式不同,是让目标执行者自己管理自己,即实行自我控制、自我约束。这样做有利于调动目标执行者的积极性和创造性,充分发挥他们的能力。

3. 目标评估阶段 目标管理这一方式的核心思想就是把分解下达后的目标作为组织每个层次、每个部门和每个单位的工作业绩的衡量标准。因此,目标管理全过程中最后一个重要工作就是根据下达的目标对各方工作和业绩进行检查和考评。然而,目标完成检查与业绩考评不是同一项工作。因为目标完成检查在整个目标工作期间可以进行多次,也就是说当目标下达后,并不是上级放任不管,但上级也不是时不时下命令,而是经常检查指导,采取帮助的态度,并给予必要的资源支持来使得下级部门、组织成员达成他们的目标。

业绩考评是目标管理全过程中的最后一环。一个组织如果能够正确公正地判断每个组织成员的业绩和工作努力程度,那么这个组织一定是无往不胜的,因为公正的评价是组织成员最有力的激励。事实上大多数组织很难做到这一点,组织很容易偏听那些说的多做的少的人,导致那些真正埋头苦干的人被忽视,最终影响组织的士气。然而,这样一种情况往往出现在没有目标分解或目标分解不全的组织之中,正因为没有目标或目标不全,那些光说不练的人就有了偷懒的可能。反之,在目标管理的条件下,考评并不看你说的如何,而是看你做的与目标的差异程度,看你的真正的业绩。

目标管理过程中的业绩考评可以有两种方式:一种是组织各层次、各部门、各个成员的自我考评,即自己对照目标和自己所取得的工作业绩来判断自己做得如何;另一种是组织的上级部门对下级部门及组织成员进行考评,考评过程也是对照工作业绩与下达的目标进行分析评判。实际上这两种方式各有利弊,在组织成员自觉性高、自我管理能力强时可采取第1种方式,否则可采取第2种方式。有时可以两种方式同时采用,即先由组织成员们自我评价,然后由上级部门复评。

根据考评结果,按照预先的规定给予一定的奖惩。对于完成好的,给予充分的肯定,以调动各级人员积极性;对于目标没有完成的,分析原因总结经验教训,然后讨论下一阶段目标,开始新的一轮目标管理循环。

第三节 目标管理的意义及存在问题

目标管理是目前运用比较广泛的管理方法之一,很多美国企业,如杜邦和通用汽车公司等都采用目标管理方法。许多组织应用目标管理取得了显著的成效。根据美国《幸福》杂志最近的调查,在美国最大的500家工业公司中有40%的公司采用了目标管理。目标管理的全部好处可以用一句话概括,那就是它能导致管理工作的全面提高。

知识链接

山田本一的秘密

1984年,在东京国际马拉松邀请赛中,名不见经传的日本选手山田本一出人意料地夺得了冠军。当记者问他凭什么取得如此惊人的成绩时,他说了这么一句话:"凭智慧战胜对手。"

当时,许多人都认为这个偶然跑到前面的矮个子选手是在故弄玄虚。马拉松比赛是体力和耐力的运动,只要身体素质好又有耐力就有望夺冠,爆发力和速度都还是其次,说用智慧取胜确实有点勉强。两年后,意大利国际马拉松邀请赛在意大利北部城市米兰举行,山田本一代表日本参加比赛。这一次,他又获得了冠军。记者又请他谈谈经验。

山田本一性情木讷,不善言谈,回答的仍是上次那句话:"用智慧战胜对手"。这回记者没有挖苦他,但对他所谓的智慧迷惑不解。

10年后,这个谜终于被解开了。他在他的自传中是这样说的:"每次比赛之前,我都要乘车把比赛的线路仔细地看一遍,并把沿途比较醒目的标志画下来,比如第一个标志是银行,第二个标志是棵大树,第三个标志是一座红房子,这样一直画到赛程的终点。比赛开始后,我就以飞快的速度奋力向第一目标冲去,等到达第一个目标后又以同样的速度向第二个目标冲去。40多公里的赛程,就被我分解成这么几个小目标轻松地跑完了。起初,我并不懂这样的道理,常常把目标定在40公里外的终点那面旗帜上,结果我跑到十几公里时就疲惫不堪了。我被前面那段遥远的路程吓倒了。"

提示:要达到目标,应将目标分解成多个易于达到的小目标。每前进一步,每达到一个小目标,都能让人们体验到"成功的感觉",而这种感觉能强化人们的自信心,推动人们发挥潜能去达到下一个目标。

一、目标管理的作用意义

1. 形成激励　当目标成为组织的每个层次、每个部门和每个成员自己未来时期内要达成的一种结果,且实现的可能性相当大时,目标就成为组织成员们的内在激励。特别是当这种结果实现,组织还有相应的报酬时,目标的激励效用就更大。从目标成为激励因素来看,这种目标最好是组织每个层次、每个部门及组织每一个成员自己制订的目标。他人强加的目标有时不但不能成为激励,反而会成为一种压力而受到抵制。

2. 有效管理　目标管理方式的实施可以切实地提高组织管理的效率。目标管理是一种结果式管理,这种管理迫使组织的每一层次、每个部门及每个成员首先考虑目标的实现,尽力完成目标。因为这些目标是组织总目标的分解,因此在组织的每个层次、每个部门及每个成员的目标完成时,组织总目标也实现了。同时,在目标管理方式中,分解目标确定后,不规定各个层次、各个部门及各个组织成员完成各自目标的方式、手段,这给了人们在完成目标方面一个创新的空间,更有效地提高了组织管理的效率。

3. 明确任务　目标管理的另一个优点就是使组织的各级主管及成员都明确组织的总目标、组织的结构体系、组织的分工与合作及各自的任务。这些方面职责的明确,使得各级人员知道,为了完成目标必须给予下级相应的权力以及个人应尽的义务。另一方面,在目标管理实施的过程中常常能发现组织体系存在的缺陷,从而帮助组织对自己的体系进行改进。

4. 自我管理　目标管理实际上也是一种自我管理的方式,或者说是一种引导组织成员自我管理的方式。在实施目标管理的过程中,组织成员不再只是做工作、执行指示、等待指导和决策,组织成员此时已经成为有明确目标的单位或个人。一方面,组织成员们参与了目标的制订,取得了组织的认可;另一方面,组织成员在努力工作实现自己的目标时采取的方式方法都是由他们自己决定的。从这个意义上看,目标管理至少可以算是自我管理的方式,是以人为本的管理的一种过渡方式。

5. 有效控制　目标管理方式本身也是一种控制的方式,即通过实现分解后的目标最终保证组织总目标实现的过程就是一种结果控制的方式。目标管理并不是目标分解下去便没有事了。事实上,组织高层在目标管理过程中要经常检查、对比目标,进行评比,看谁做得好,如果有偏差就及时纠正。从另一个方面来看,一个组织如果有一套可考核的目标体系,那么其本身就是进行监督控制的最好依据。

二、目标管理可能存在的问题

尽管目标管理有以上种种优点,有很多的组织在使用目标管理后也取得了很好的成效,但它也存在着一些不足。这主要源于目标管理本身和运行中存在的问题,认识这些问题,可使我们预先采取防范措施或提高警觉,避免或防止这些问题的发生。

1. 目标难以设定　德鲁克在《管理实践》中说:"真正的困难不是确定我们需要哪些目标,而是决定如何设立这些目标。"组织内的许多目标难以定量化、具体化;许多团队工作在技术上不可分解;组织环境的可变因素使组织活动的不确定性越来越大,这些都使得设置真正可考核的目标很难确定。另外,由于过分强调定量化目标而忽视一些定量性不明显的指标,如只奖励低成本而损害创造性;以及为保证目标的实现且具有激励作用,目标既要具有挑战性又要是可以实现的,等等,这一切均导致设置目标困难重重。

2. 过分强调短期目标　大多数的目标管理中的目标通常是一些短期的目标:年度的、季度的、月度的等。短期目标比较具体,易于分解,而长期目标比较抽象,难以分解;另一方面,短期目标易迅速见效,长期目标则不然。所以,在目标管理方式的实施中,组织似乎常常强调短期目标的实现而对长期目标不关心,甚至只追求短期目标而以牺牲长期目标为代价。这样一种概念若深入组织的各个方面、所有成员的脑海中和行为中,将极大地影响组织的发展。

3. 目标商定费时　有效的目标管理需要投入足够的时间进行准备,上下级之间统一认识、商定目标等都应该是反复进行的。有些组织推行目标管理收效甚微,就是因为不能或不愿在统一思想、协商目标、提供协助等方面花费必要的时间,从而削弱了目标管理的效果。有些采用目标管理的组织过分强调数量的目标,要求报表和总结过多,使得管理人员忙于写总结、报表,对下级只是分派任务或提出建议,很少坐下来与下级共同研究问题,结果就造成目标管理流于形式,达不到应有效果。

4. 结果可能袒护过程　因为目标管理注重成果,很可能产生这样一种态度,只要能够获得成果,任何行动都可以接受。这种态度很可能使人们做出对组织构成损害的不明智的决策。也正是因为如此,有时奖惩不一定都能和目标成果相配合,也很难保证公正性,从而削弱了目标管理的效果。

5. 缺乏灵活性　目标管理要取得成效,就必须保持其明确性和肯定性,如果目标经常变动,就难以说明它是经过深思熟虑和周密计划的结果,而且目标的改变还可能造成组织的混乱。但是计划是面向未来的,而未来存在许多不确定因素,这又使得目标必须根据已经变化了的计划工作前提对目标进行修正。然而,修正一个目标体系与制订一个目标体系所花费的精力相差无几,这有可能迫使目标管理活动的暂停和终止。

6. 过于乐观　目标管理对于管理人员的动机的假设是 Y 理论,认为多数人都有发挥潜力、承担责任、实行自治和富有成就感的需要,都有事业心和上进心,而且只要有机会,他们就会通过努力工作来满足这些需要,把在工作中取得成就看得比金钱更重要。而现实并不完全如此,特别是将目标的考核和奖励联系在一起后,往往指标要低,出力要少,奖励要多。这样会破坏信任的气氛,无法形成承诺、自觉、自治与愉快的感觉。

鉴于以上分析,在实际推行目标管理时,除了掌握具体的方法外,还要特别注意把握工作性质,分析其分解和量化的可能,培养员工的职业道德水平,培养合作精神,使目标管理的运行建立在一定的思想基础和科学管理基础之上,从而使目标管理发挥预期效果。

第四节　护理工作中目标管理的实施与应用

目标管理应用在护理工作中,是将护理组织的整体目标逐层地转变为各层次、各部门及个人目标,建立管理的目标体系,实施具体化的管理行为,并确定完成目标的时间要求、评定检查办法,根据检查和评价结果,分别给予奖惩。实施目标管理可调动护理人员积极性,促进护理管理者将主要精力投入到综合性管理活动中。

一、护理工作中目标管理的实施

目标管理的成功实施取决于护理的组织状况、目标制定后的分解、考核评价的公正及护理管理层的正确理解和推行。

1. 护理目标管理实施的前提　护理目标管理成功的实施取决于以下几个方面的重要前提条件,如果这些前提条件不具备,那么目标管理方式本身的不足就难于克服,优点就难以发挥。

(1) 护理人员的自我管理能力　如果护理人员的自我管理意识和能力比较差,尽管已规定了其工作努力的方向和目标,他仍然有可能在工作过程中不按照目标的要求选择合适的工作方法和手段,自觉地向目标方向努力。自我管理能力强除了表现在能够根据目标要求自觉努力完成份内之职外,还表现在能够自觉主动地与其他护理人员合作,共同把各自分内的、本部门的、本层次的目标完成。

(2) 护理的价值理念　组织的价值理念是一个组织的处事准则、行为准则,是组织生命的核心。不同的组织有其各自的价值理念,有的组织只是以赚钱为其价值取向,有的组织则不是如此,如护理的价值取向是以人为本,以健康为中心,提供整体服务。护理的这种价值理念会渗透到护理总目标和具体分解的目标之中,决定着这些目标的特性,也决定着这些目标对护理人员的行为的影响。因此,在实施目标管理之前,护理管理者应充分思考护理的价值理念,反思护理的目的和追求,以免这方面思考不周,导致后来的问题难以纠正。

(3) 护理高层领导的重视　护理高层领导的重视并不是说他们只要认识到目标管理的重要性,下令推行便可。而是指护理高层领导本身对目标管理有深刻的认识,能够向每一个护理人员非常清楚地阐述目标管理是什么,它怎样起作用,为什么要目标管理,目标管理与护理有什么关系,它在评价业绩时起什么作用等。因为在目标管理中制订出有效的目标、调整所属成员的目标、帮助所属成员完成目标、评价完成的成果等这一切事项,都是由最高领导自己来做的。

2. 护理目标的有效设定

护理目标管理的实施除了前提条件需满足外,关系到目标管理方式成效的最重要的是具体目标的设定。护理目标管理中具体目标设定的基本准则有以下几条。

(1) 定性目标的定量化　护理的有些目标是不可直接量化的,如护理管理效率、服务态度等,但这些又是非常重要的目标,这种定性目标应该设定,不能因为不能完全量化就放弃,如果不设定的话,组织的目标一定会有缺陷。但是定性目标往往难以计量,也难以考核,因此可以采用对定性目标间接度量的方法,如对定性目标具体表述的执行效果进行主观打分,如护士的服务态度可以用病人对护士的满意率表示。

(2) 长期目标的短期化　任何组织都是有自己的长期目标的。但由于长期目标比较抽象、难于分解,所以目标管理中的目标通常都是更为具体、更为明确的短期目标。也正因为这样,容易使组织各部门、各层次及组织成员陷入一种短视、短期行为的状态,而不利于组织的生存和发展。因此,在护理目标管理过程中,应在护理的价值理念和宗旨约束下制订护理长期目标,然后按各分阶段设定分阶段目标。将分阶段的目标作为护理目标管理中要分解下达的目标,可防范迷失组织长远目标。

(3) 资源评估的全面化　目标实施是需要资源配合的,没有资源的支持,任何目标都不可能实现。目标设定本身就需要考虑这一目标需要多少资源,需要什么资源,资源从哪里来等一系列的问题。因此,如果目标设定得很有吸引力,但缺乏资源支撑而变为空头目标,则无实际意义。故在护理目标设定中必须对自己的能力、自己的资源拥有、可借用资源的多寡做一个准确的判断,这样设计出来的目标才切实可行。

3. 目标管理实施的控制　目标管理作为一种比较有效的管理方式,在组织中运用时需要有一定的推行机构,需要引导控制,使之能够有效地运行。护理目标管理实施过程中的控制,除了目标设定与分解外,主要有以下两个环节需要注意。

1) **员工培训**　护理目标管理的实施首先需要护理人员理解、明白目标管理是怎么一回事,它应该怎么操作;其次,需要每一个护理人员都明白目标管理不同于其他的管理方法,它是一种建立在自我管理基础上的成果控制型系统管理的方式,护理人员需要有相应的变化才能适应这种管理方式的推行。显然,当护理人员未能知道目标管理是怎么一回事,需要自己做怎样的调整时,目标管理的成功是困难的。因此,护理目标管理实施的事先控制就是对护理人员进行目标管理的培训。这种培训应着重解决以下几个问题。

(1) 引入护理目标管理的目的,对护理发展、个人发展有无好处。

(2) 对护理目标管理方式的本质、基本知识、运作过程,尤其要对护理目标的性质、目标完成的共同要求、目标设定的自上而下过程解释清楚。

(3) 护理目标分解与授权范围,护理目标完成后的评价、激励手段。

(4) 护理目标分解后分工完成,但仍要注意相互交流沟通,需要护理人员自觉共同努力。

(5) 护理目标管理作为带有一种自我管理特性的方式需要护理人员在理念上、行为习惯上等方面都做出相应的调整。

2) **总结和评价所取得的成果**　护理目标管理也强调效果,所以必须重视成果的评价。对各级护理目标的完成情况,要按事先规定的期限,定期进行检查和评价,以确认成果和考核业绩,并与部门、个人的利益结合起来,进行恰当的奖惩。目标成果评价一般实行各级护理人员自我评价与上级评价相结合,共同协商确认成果。作为自我控制的一种手段,在目标管理中,自我评价非常受重视。

公正客观地对照目标考察各部门及各部门护理人员工作的绩效,并对此作出客观的评价,可以说是护理目标管理成功与否的关键。如果不能很好地评价绩效,那么下一目标管理的循环就难以进行,至少有许多人会悄悄地抵制,这样目标管理实施的真正意义就不大了。公正客观地评价应建立在护理人员的自我评价的基础上,反对过于谦虚,一切都应实事求是。另外,应有一个由各级护理人员组成的评价检测小组,这个小组只对护理最高领导负责,独立开展评价检测,不受他人干扰。在护理人员自评的基础上进行复评,公正地评价护理人员工作的业绩与不足,并使之成为激励的依据、能力的认定。

护理目标成果的具体评价一般采用综合评价法,即按目标的实现程度、目标的复杂程度和实现目标过程中的努力程度三个要素对每一项目标进行评定,确定各要素的等级分,修正后得出单项目标的分数值,再结合各单项目标在全部目标中的重要性级数,便得出综合考虑的目标成果值,以此来确定目标成果的等级。

绩效评价是一种事后的控制,目标管理作为一种成果型管理方式,这种事后的控制可能最为重要。在目标成果评价的同时,要认真全面地对本次目标管理活动进行总结,找出好的经验和不足的教训,为下一循环的目标管理提供依据。

二、护理工作中目标管理的应用

1. 确定目标　护理部根据医院分级管理评审标准要求,经反复调查论证,设定了全年 3 个方面的总目标,并尽量用定量指标表达。举例如下(表 6-1)。

表 6-1　年度护理目标细则

总 目 标	目 标 细 则
1. 护理质量有新起色	全院 1/3 以上病房开展以护理程序为框架的整体护理
	2/3 以上科室护理质量考评和管理质量考评达到医院评审标准
	护理表格书写合格率≥95％
	事故发生率为 0;差错发生率不超过接收病人数的 1‰
2. 业务技术有新提高	护理人员理论考试优良率达 70％以上
	技术操作合格率≥95％
	基础护理、特护及一级护理合格率≥90％
	选送 10 名护理人员出院学习,培训骨干
	组织两届短期学习班培训护理业务骨干
	开展全院性专题讲座 6 次
3. 护理科研有新成绩	取得科研进步奖 1 项
	完成护理论文 20 篇。其中发表于国家级核心刊物 5 篇,院外学术会议交流 5 篇

2. 目标分解　护理部对于每一个具体指标都按纵横两个系统从上到下层层分解。从横向系统看,每个科室都细分到各自的目标。从纵向系统看,从护理部到下属各科室直至每一个护理人员都要落实细分的目标。由此形成层层关联的目标连锁体系。

现以技术操作合格率≥95％为例,对其目标进行分解。经分析,技术操作合格率的提高取决于各科室护士长的重视、主管护师的传帮带和护士的主动学习。为确保目标的实现,各科室护士长的重视、主管护师的传帮带和护士的主动学习继续分解为护士长、主管护师和护士的个人目标,涉及包括护士长的定期检查、主管护师的理论和实践的授课以及护士的考核成绩等具体要求。也就是将目标最终落实到责任单位和责任人。

3. 执行目标　护理部按照目标管理的要求,让各目标执行者"自主管理",使其能充分发挥积极性和潜能,并为各级执行者实现自己的细分目标创造一个宽松的管理环境。在此阶段,护理部注意做到以下几点。

(1)进行充分的委权和放权,提高自我管理和自我控制的水平。对于一些重要科室和部门仍加强监督,以确保这些关键科室和部门的目标得以实现。

(2)对各科室及各级护理人员并不是完全放任。他们的职责主要表现在以下几方面:一是为各级人员创造良好的工作环境;二是对各级人员做好必要的指导和协调工作;三是遇到特殊事项时,主动下到科室去协商研究解决。

各级责任人在目标落实后,就开始按目标制定具体实施方案。实施方案包括执行目标的权限、工作条件、工作任务和计划进度等。在每天的工作中,每个人都要制定详细的日工作计划,这些计划要能对自己目标的完成作出贡献,并尽可能取得最大工作效率。

4. 评价成果 护理部在进行目标管理时,非常重视成果评定。当预定目标实现期限结束时,就大规模开展评定成果活动借以总结成绩,鼓励先进,同时发现差距和问题,为更好地开展下一轮目标管理打好基础。

护理部在评定成果时贯彻了三项原则:一是以自我评定为主,上级评定与自我评定相结合;二是对目标达到程度、目标复杂程度、执行目标的努力程度进行综合评定;三是按综合评定成果进行奖励,体现公平、公正的激励原则。

例如,某医院脑外科的理论考核优良率目标是 75%。护理部的考核标准是达到 75%,得 100 分;超过 85% 得 120 分;70%~75% 之间,得 80 分;70% 以下得 0 分。经过脑外科全体护士的努力,最后自评成绩为 120 分的,达到了 87%。在目标达到程度这一因素上取得了最优。

脑外科是该院最忙碌的一个科室,而且年轻护士比例较大。护理部在制订评价目标时,认为理论考核优良率定为 75% 对脑外科来说,属于难度较大的目标,应记为 100 分,超过 80% 定为难度极大的目标,记为 120 分。经过护理部和脑外科协商后一致确认,87% 的目标完成值应记为 120 分。

在评定执行目标的努力程度时,护理部也制订了很努力、比较努力和一般努力 3 个等级,分值分别是 120 分、100 分和 80 分。脑外科的自评结论是,脑外科护士齐心协力,各项指标都达到护理部要求,取得了优异成绩,应记为 120 分。

最终,护理部按 5∶3∶2(目标达到程度∶目标复杂程度∶执行目标的努力程度)比例对脑外科的成果予以确定:

$$脑外科综合平均分 = 120 \times 50\% + 120 \times 30\% + 120 \times 20\% = 120(分)$$

由于脑外科进行的目标管理成绩很大,护理部给予了表彰和奖励。脑外科每个护士也根据自己细分的目标进行了评定,并依据评定结果认真总结经验教训和学习先进经验,以便完成下一个目标管理。

该医院护理部经过一年的目标管理取得了丰硕的成果,所有指标均完成或超额完成。同时,护理部上上下下关系变得融洽、和睦,护士的积极性、主动性和创造性得以充分发挥出来。

（缪　萍　钟丽丽　吴欣娟）

思考题

案例 C医院去年一年出现了8件护理差错事故,其中护理一般差错6件,严重差错2件。护理部根据全院提高服务质量的整体目标,提出"今年全体护理人员一般差错比去年减少80％,杜绝严重差错"的目标。

第一阶段　制订目标体系

第一步:护理部确定总目标,即在一年内全体护理人员一般差错比去年减少80％,杜绝严重差错。

第二步:建立"护理质量控制小组",由护理部主任亲自负责,各病房护士长作为护理质量督查员,授予督查员检查权、考核评分权、奖惩权。

第三步:护理部主任、护理质量控制小组成员以及各有关部门的护理人员层层落实,确定病房目标、个人目标。

第四步:护理部、护理质量控制小组、病房护士就本年度各级目标达成后的奖惩事宜写成书面协议,使每名护理人员明确自己的任务,并将目标达到与否与病房质量评比和经济效益、护理人员个人晋升和经济效益联系起来。

第二阶段　组织实施

(1) 护理部、护理质量控制小组组织学习,提高护理人员对杜绝差错重要性的认识。

(2) 定期进行操作指导、训练、考核,提高护理人员的护理技术操作水平。

(3) 按照"三查七对"规章制度执行医嘱和护理技术操作。

(4) 建立护理差错事故登记报告制度。发生差错事故及时上报,事故发生后积极采取补救措施,减少由于差错事故所造成的影响及不良后果。

第三阶段　检查评价

护理部、护理质量控制小组通过督促护士的自我检查、相互检查、组织护理技术操作考试、质量控制小组护士长检查、定期考核、年终考核等措施检查目标的达到情况,并及时反馈进展和问题,以促进改革和提高。年终总结时,该医院仅发生1件一般护理差错。当年全体护理人员的一般差错比去年减少了87.5％,杜绝严重差错,达到了预期目标。最后,按考核的综合成绩(根据协议)给予病房及护理人员相应的奖惩。

问题:(1) 根据有效目标的制订标准,你如何评价医院护理质量目标制订的质量。

(2) 你认为评价目标管理的主要环节还存在哪些不足?

第七章　护理工作的质量管理

学习目标

1. 能准确说出质量、质量管理、全面质量管理、护理质量管理、PDCA 技术循环管理的概念;
2. 能简述护理质量管理的原则和方法;
3. 能准确说出 PDCA 技术循环管理的内容;
4. 了解护理质量评价的内容、方法和统计方法;
5. 能简述护理质量缺陷管理。

护理工作的质量管理是护理管理的核心。随着医疗管理制度的逐步完善,护理服务对象对健康需求日益提高,护理工作的质量在保证医疗护理服务效果和护理工作的安全中都占有重要的地位。对护理工作实行质量管理有利于满足服务对象的需要,有利于提高医疗单位的社会信誉度和市场竞争力;同时,加强护理工作的质量管理有利于护理学科的发展,有利于护理队伍的建设。

第一节　质量管理概述

不同的时期有不同的质量观。随着社会的发展和科技的进步,质量管理的理念和方法也在不断的发展中。人们越来越重视人在质量控制中的作用,因此,实施和开展全面质量管理是护理管理发展的必然趋势。质量管理的内容非常丰富,而且质量管理根据不同的内容和标准分为不同的类型,比如基础质量管理、环节质量管理和终末质量管理等。本节首先阐述什么是质量管理,并在了解其发展历程中进一步学习和掌握质量管理不断丰富和完善的内涵。

一、质量管理的概念

（1）质量　质量又称为"品质",是指一种产品或一项服务工作适合于完成预定要求的属性,预定要求取决于使用目的。质量包括产品质量、过程质量和服务质量。国际标准化组织对质量的定义:"反映实体满足明确和隐含需要的能力的特性总和"。护理质量包括护理各项技术操作质量和服务质量。

（2）质量管理　是组织为使产品质量能满足不断更新的质量要求达到顾客满意而开展的策划、组织、实施、控制、检查、审核及改进等有关活动的总和。质量管理的核心是制定、实施和实现质量方针与目标,质量管理的主要形式是质量策划、质量控制、质量保证和质量改进。它是全面管理的一个中心环节。

（3）全面质量管理 是以满足服务对象的需要和期望为动力，以向服务对象提供满意的产品和优质服务为目的，以组织内全体人员参与为基础，以持续质量改进为特点的管理。

（4）质量体系 指为实施质量管理所建构的组织结构，实施程序和所需资源的总和。它是质量管理的基础。按体系目的可分为质量管理体系和质量保证体系两类。

（5）质量控制 指为达到质量要求所采取的贯穿于整个活动过程中的操作技术和监控活动。它对影响服务质量的各环节、各因素制订相应的监控计划和程序，对发现的问题和不合格情况进行及时处理，并采取有效纠正措施的过程。质量控制强调满足质量的要求，注意消除可能发生的问题，以保证服务质量的水平。

（6）质量保证 质量保证是为了向服务对象提供足够的信任，表明组织能够满足质量要求，而在质量体系中实施并根据需要进行证实信任度的全部有计划和有系统的活动。质量保证是一种特殊的管理形式，其实质是组织机构通过提供足够的服务信任度，阐明其为满足服务对象的期望而做出的某种承诺。质量保证分为第一、第二、第三方保证，例如 ISO 管理体系认证、JCI 认证属于第三方保证。

（7）质量改进和持续质量改进 质量改进是指为了向本组织及其服务对象提供增值效益，在组织范围内采取措施提高质量和效果的活动过程。质量改进的目的是对某一特定的质量水平进行改进，使其在更高水平下处于相对平衡的状态。持续质量改进是指为了增强组织满足服务对象的要求的能力所开展的质量改进的持续循环活动。

二、质量管理的发展历程

质量管理随着管理学的发展而逐渐形成、发展和完善起来。质量管理的发展促进了产品质量的提高，目前质量管理已发展成为一门新兴的学科，有一整套质量管理的理论和方法。它的发展大致经历了以下 3 个阶段：

1. 质量检验阶段 质量检验阶段是质量管理的早期阶段。20 世纪初，在泰罗的科学管理理论的指导下，把质量检验同产品的生产过程分离。首先是进行产品的生产，生产出的产品由专职人员进行检验，这种质量检验的特点是事后检验和质量评价，主要依靠检验找废品和返修废品来保证产品质量。1977 年以前，我国绝大多数的工业企业的质量管理基本处于这个发展阶段。

2. 统计管理阶段 统计管理阶段始于 20 世纪 40 年代，主要特点是将数据统计方法应用于质量管理。第二次世界大战初期，许多民用公司转为生产军需品，而军需品大多属于破坏性检验，事后全检既不可能也不许可。美国国防部为解决这一难题，组织有关专家进行研究，先后制订、公布了"美国战时质量标准"，采用在生产过程中通过抽样检验控制质量的方法，并在全国各地宣讲和强制推广实行。质量管理工作由此开始从单纯的产品检验发展到了对生产过程的控制，从而将质量管理引入到质量统计管理阶段。

3. 全面质量管理阶段 全面质量管理，创立于 20 世纪 50 年代，以向用户提供产品、优质服务为目的，组织内全体人员参与管理，综合利用先进的科学技术和管理方法，有效控制质量的全过程和各影响因素，最经济地保证和提高质量的科学管理方法。它强调"四个一切"的思想:一切用数字说话,一切以预防为主,一切为用户服务,一切遵循 PDCA 循环。全面质量管理使护理质量管理从单一角度转变为多角度、全方位的管理,各个不同的管理角度互相联系、互相促进、互相制约,使质量管理在整体控制、深化程度上都达到了新的水平。全面质量管理是系统的管理活动,把建立质量体系作为管理的基本要求,而系列标准则是把建立质量体系作为达到全面质量管理的方法。推行系列标准,可以促进全面质量管理的发展并使之规范化。全面质量管理的基本理论和指导思想是把质量管理看成一个完整的系统,就是将整个管理过程和全体人员的全部活动都纳入提高质量的轨道,以向用户提供满意的产品和服务为目的,以系统中的各部门和全体人员为主体,以数理统计方法为基本手段,充分发挥专业技术和科学管理的作用,最经济地保证和提高质量的科学管理方法。全面质量管理是现代化科学在管理上的具体运用,这种科学的管理方法在企业经营管理中收到了很大的成效,所以也得以在各行业广泛运用。医院与企业存在着某些共性,这就使医院借鉴企业的成功经验成为可能,近年全面质量管理在医院管理中也得到了广泛运用。

第二节　护理质量管理概述

护理质量不仅是护理工作本质的集中表现,而且是衡量护理人员素质、护理领导管理水平、护理业务技术、护理服务质量和工作效果的重要标志。同时,护理质量管理涉及医院的各个流程,是医院管理的重要内容,是促进护理工作不断提高的必要保证。因此,护理质量管理不仅是护理管理的核心,也是护理管理的重要职能。

一、护理质量管理的概念

1. 护理质量　护理质量直接反映护理工作为护理对象提供生活护理和专业技术的优劣程度。目前,护理质量的内涵随着护理模式的转变而不断拓宽,护理工作的对象从单纯病人扩大到全社会人群,护理工作的性质从针对疾病的护理延伸到病人身心的整体护理,护理工作的范围从临床护理发展到康复护理和健康保健。护理正在向咨询-保健-预防-护理-康复一体化发展。只有通过质量控制,才能保证护理质量,所以护理质量的实质就是护理工作的全面质量管理。

值得注意的是,护理质量不是以物质形态反映其作用与效果的,而是集中地反映在护理服务的作用和效果方面。它是通过护理服务的设计和工作实施过程中的作用、效果的取得,经信息反馈形成的,它是衡量护理人员素质、护理领导管理水平、护理业务技术和工作效果的重要标志。传统的护理质量概念,主要指临床护理质量,即执行医嘱是否及时、准确;护理文件、表格填写是否正确、清晰;生活护理是否周到、舒适、安全、整洁;有无因护理不当而给病人造成的痛苦和损害等。随着护理学术体系的完善和护理工作范围扩大,护理学已发展为一门独立的学科,护理质量也由上述狭义的概念发展为广义概念。

护理质量的标准应包括以下 4 个方面:

(1)是否使病人达到了接受检诊、治疗、手术和自我康复的最佳状态。按照这一要求,护理工作不是仅被动执行医嘱和完成各项护理操作,更重要的是主动为病人服务,这一质量概念的实质是主动性服务质量。

(2) 护理诊断是否全面、准确,是否随时监护病情变化及心理状态的波动和变化。

(3) 能否及时、全面、正确地完成护理程序、基础护理和专科护理,并形成完整的护理文件。

(4) 护理工作能否在诊断、治疗、手术、生活服务、环境管理及卫生管理方面发挥协同作用。

2. 护理质量管理　护理质量管理是指按照护理质量形成的过程和规律,对构成护理质量的各要素进行计划、组织、协调、控制,以保证护理服务达到规定的标准,满足和超越服务对象需要的活动过程。质量管理过程中,各个环节互相制约、互相促进、不断循环、周而复始,质量一次比一次更高,形成一套质量管理体系和技术方法,以最佳的技术、最短的时间、最低的成本给病人提供最优质的护理服务效果。护理质量管理就是要求医院护理系统中各级护理人员层层负责,用现代科学管理方法,建立完整的质量管理体系,满足以护理质量为中心的护理要求,一切从病人出发,保证质量的服务过程和工作过程。

对护理工作实行质量管理的目的,在于使护理人员的业务行为活动、思想道德规范各方面都符合质量的客观要求和满足病人的需要。通过质量控制,阻断和改变某些不良状态,使其始终能处于对工作、对病人有利的良好的符合质量标准要求的状态。

二、护理质量管理的基本原则

1. 以病人为中心原则　病人是医院医疗护理服务的中心,是医院赖以存在和发展的基础。临床护理工作必须以病人为中心,为其提供基础护理服务和护理专业技术服务,密切观察病情变化,正确实施各项治疗、护理措施,提供康复和健康指导,保障病人安全。为此,护理管理者必须时刻关注病人现存的和潜在的需求,以及对现有服务的满意程度,据此持续改进护理质量,最终达到满足并超越病人的期望,取得病人的信任,进而提升医院整体竞争实力。

2. 领导作用原则　领导作用一是体现在确定组织宗旨和方向,二是善于协调。护理部主任和护士长是医院护理工作的领导者。首先,要让全体护理人员清楚地认识到为病人提供安全、优质、高效、经济的护理服务是我们的根本目标。其次,是通过其领导作用及所采取的各项措施,创造一个能使全体护士充分参与的良好的内部环境,因为只有在这种环境下,才能确保护理质量管理体系得以有效运行。

3. 全员参与原则　护理服务是护理人员劳动的结果,各级护理管理者和临床一线护理人员的态度和行为直接影响着护理质量。与企业全面质量管理相比,护理质量管理由于服务对象是病人,护理服务的实际价值的实现及管理权限和控制程度的差别等特点,决定了其要把提高护理队伍的个体与群体素质放在突出地位。因此,护理管理者必须重视人的作用,对护理人员进行全方位、分层次培训和开发,增强护理人员的质量意识,引导每一位护理人员都能自觉参与护理质量管理工作,充分发挥全体护理人员的主观能动性和创造性,不断提高护理质量。

4. 过程方法原则　一个组织的质量管理体系就是通过对各种过程进行管理来实现的。对于管理者来说,不仅要识别病人从来院就诊、住院到康复出院的全部服务过程,而且要对护理服务质量形成的全部影响因素进行管理及控制。不仅要注重终末质量管理,同时更要重视过程质量管理,把服务的目标放在满足并超越病人需求和期望上。如对手术病人,应重点做好手术前、手术中和手术后 3 个环节的控制与衔接,只有这样,才能确保手术病人需求和期望得到满足。

5. 系统方法原则 系统方法是以系统地分析有关的数据、资料或客观事实开始,确定要达到的优化目标;然后通过设计或策划为达到目标而应采用的各项措施和步骤,以及应配置的资源,形成一个完整的方案;最后在实施中通过系统管理而取得高效率。医院是一个系统,由不同的部门和诸多的过程组成,它们是相互关联、相互影响的。

6. 基于事实的决策方法原则 基于事实的决策方法就是指组织的各级领导在做出决策时要有事实依据,这是减少决策不当和避免决策失误的重要原则。有效的决策必须以充分数据和真实的信息为基础,以客观事实为依据,应运用统计技术,分析各种数据和信息之间的逻辑关系,寻找内在规律,比较备选方案优劣,只有这样,才能做出正确抉择。护理管理者要对护理过程及服务进行测量和监控,如检查各项护理措施实施记录、护理差错事故报告表、病人和家属反馈表等,从中分析得到病人满意和不满意情况,病人要求的符合性,护理过程、护理服务的进展情况及变化趋势等,利用数据分析结果,结合过去的经验和直觉判断对护理质量体系进行评价,做出决策并采取行动。

7. 持续改进原则 持续改进是指在现有水平上不断提高服务质量、过程及管理体系有效性和效率的循环活动。为能有效开展持续改进,首先在出现护理问题时,不是仅仅简单处理这个问题,而是采用 PDCA 循环模式,循序渐进,调查分析原因,采取纠正措施,并检验措施效果,总结经验并形成规范,杜绝类似问题再次出现,以实现持续质量改进。其次要强化各层次护理人员,特别是管理层人员要以追求卓越的质量意识、以追求更高过程效率和有效性为目标,主动寻求改进机会,确定目标以指导、测量、追踪持续改进,识别并通报持续改进的进展情况。

三、护理质量管理的特点

1. 护理质量管理的广泛性和综合性 护理质量管理包括有效服务工作量、技术质量、心理护理质量、生活服务质量及环境管理、生活管理、协调管理等各类管理质量,其质量管理的范围是相当广泛的。因此,不应使护理质量管理局限在临床护理质量管理范围内,更不应该仅是执行医嘱的技术质量管理。在整个医院的服务质量管理中,几乎处处都有护理质量问题,事事都离不开护理质量管理,这一特点,充分反映了护理质量管理在医院服务质量管理方面的主体地位。

2. 护理质量管理的协同性与独立性 护理工作与各级医师的诊断、治疗、手术、抢救等医疗工作密不可分;同时与各医技科室、后勤服务部门的工作也有密切的联系。大量的护理质量问题,都是从它与其他部门的协调服务和协同操作中表现出来的,因此,与各部门协调得好不好,是护理质量的主要表现。但是,护理质量又不只是一个协同性的问题,更有其相对的独立性,因此,护理质量必须形成一个独立的质量管理系统。

3. 护理质量管理的程序性与联系性 护理工作是整个医院工作中的一个大的环节。在这个大环节中,又有若干工作。例如,中心供应室的工作就是一道完整的工作程序;手术病人的术前护理和术前准备工作是手术工作的一道工作程序。护理质量的程序性特点,就是在质量管理中承上启下,其基本要求就是对每一道工作程序的质量进行把关。不论护理部门各道护理工作程序之间或是护理部门与其他部门之间,都有工作程序的连续性,都必须加强连续的、全过程的质量管理。

四、护理质量管理的发展

我国质量管理仍处于质量检验阶段,全面质量管理的思想及方法体系还未完全形成。以往的医疗护理评价属于事后质量评价,从一般性的质量总结检查,发展到质量管理,从质量管理发展到全面质量管理,这是护理工作现代化建设的重大步骤。目前,在护理管理中普遍的管理模式是,护理管理者注重护理技术操作质量,终末质量的管理,通过三级护理质量管理机构,对护理工作中存在的问题,定期进行质量检查,发现存在的问题,及时指出,限期改正,并与当事人奖金挂钩,这种管理模式把护士看成护理目标的被动执行者。弊端在于把管理者与被管理者分离开来,护士要绝对、被动听从上级各种安排,其结果导致护士不能大胆地在工作中创新,整天为惧怕出错而担心,也不利于护士充分发挥自己的潜能为病人提供优质的服务。

随着医学模式的转变,全方位、系统化、各个环节质量管理也向护理管理者提出了新的要求。整体护理要求不单是终末质量,还包括护理工作各个环节质量和服务质量。护理工作不是由简单的技术操作所形成的,护理服务需要面向维护健康和促进健康,从心理、生理、精神、社会、文化等各个方面来帮助人们提高健康水平和生命质量。护理工作要求护士按照护理程序的工作方式,满足病人在住院乃至出院后的生理、心理需要,提供周到、耐心、标准、优质的服务。

护理质量管理的发展趋势是以全面质量管理理论为指导,以满足病人需要为出发点,以调动全体人员参与为动力,以标准化管理为基础,以持续改进为原则,实施科学管理。

第三节　护理质量管理的方法

护理质量管理的方法随着社会科学的发展而不断发展。首先要从抓基础工作开始,加强人员教育,同时运用现代管理理论和管理方法提高管理的效率,建立完善的医院护理管理体系。护理质量管理方法应具有科学性和高效性,从而不断促进医疗护理服务质量。

一、护理质量管理的基础结构建设

1. 质量管理教育　创优等质量,创名牌效益已是各行各业追求的目标。1986 年,美国品质管理专家戴明曾说,质量是教育与训练得来的。质量是职工做出来的,不是靠检查出来的。充分让职工参与质量管理,如标准的制定过程中听取他们的意见并让其参与质量控制过程,可调动他们的主观能动性与主人翁意识。创造条件使护理人员能够最大限度地发挥其潜力,能自由地表达意见,不断了解质量改进,使个体与单位有共同的追求目标,变被动管理为自我约束、自我管理。

质量管理教育包括两个方面：一是技术培训，二是质量管理的普及宣传和思想教育。方式可以多种多样（如办班、讲座等），通过教育要达到以下目的：①使全体人员弄清质量管理的基本概念及方法步骤；②掌握质量管理的工具，如会看图表，会运用，使每个护理人员都明白有关质量标准和管理方法；③克服对质量管理认识的片面性，进一步理解质量管理的意义，树立质量管理人人有责的思想。在进行质量管理教育的基础上，要建立健全质量责任制。就是将质量管理的责任明确落实到各项具体工作中，使每个护理人员都明白自己在质量管理中所负的责任、权力、具体任务和工作关系，在其位，任其职，尽其责，形成质量管理的体系，并可与奖惩制度联系起来。

2. 建立健全岗位职责 质量管理组织网络是由不同层次人员所组成，各层次职责均有所侧重。护理部的管理重点是：设定护理质量目标，拟定质量标准，制订质量控制计划、管理制度，实施质量素质教育和实施质量检测评定。各科室护士长侧重抓质量标准的落实，贯彻实施各项规章制度和操作常规。护理人员在具体实施护理活动过程中，要按职权范围完成护理业务技术工作，减少护理业务技术差错，杜绝护理业务技术事故。

二、护理质量的标准化管理

标准化管理是护理质量管理的常用方法之一；它主要是制订明确的质量评价尺度以此作为提高质量的依据。实行标准化管理可以提高管理的效率，进而节约活劳动和物化劳动的消耗，提高技术经济效益。标准化管理对于保证服务质量，保障病人健康和生命安全，维护医疗和护理工作声誉有积极作用。通过标准化管理可以积累质量管理的经验，提高护理工作技术水平，促进医学科学技术的发展。

1. 标准化管理的概念

（1）标准 标准是为在一定范围内获得最佳秩序，对活动或其结果规定的和重复使用的规则、守则或特性的文件。它以科学技术和实践经验为基础，经有关方面协商同意，由公认的机构批准，以特定形式发布，具有一定的权威性。

（2）护理质量标准 是依据护理工作内容、特点、流程、管理要求、护理人员及服务对象特点、需求而制订的护理人员应遵守的准则、规定、程序和方法。

（3）标准化 是为在一定范围内获得最佳秩序，对实际的或潜在的问题制订共同的和重复使用的活动规则。

（4）护理质量标准化管理 是指制订、修订、执行护理质量标准并不断进行标准化建设的工作过程。护理质量标准化是实施护理活动，进行护理质量管理的重要技术手段，也是护理质量管理的基础工作。标准化管理对保证服务质量，保障病人健康和生命质量，维护医院和护理工作的声誉有着积极的作用。护理质量标准化管理是护理管理的关键，通过标准化管理还可积累质量管理的经验，提高护理工作技术水平，促进护理学科的发展。

2. 标准化管理的基本特征

（1）以标准为中心，注重业绩评价管理 标准化管理将对管理者及员工的评价由注重个人品质及活动次数转移到以标准为中心的个人业绩评价上，各级管理人员必须按照预先设置的标准来对照评价业绩。这种管理方式可以克服管理者只作表面文章,促使每个人按照自己的工作成绩自查或由上级评价工作。

(2)以标准为中心的系统整体管理 标准化管理通过共同标准来统一全体人员的行动,将分散的个体组织成为一个有机整体,使各标准之间互相关联、互相协调,不可分割,形成了互相支援、互相协调、互相保证的标准体系,确保了护理工作按标准完成。

(3)以人为中心的主动参与授权式管理 标准化管理是在标准的指导下采用人性管理,即以协调人际关系,调动人的积极性,保证标准的实现为核心的管理,标准化管理强调以人为中心,强调自我控制与领导控制相结合,注重发挥个人创造性,鼓励个体不断对标准提出合理化建议,不断完善标准。

(4)标准化、科学化统一管理 标准化管理在护理管理中是以标准的制定和贯彻形式进行,包括各类护理工作质量标准、各项规章制度、各种操作常规、及质量检查标准等。同时要求管理过程应始于标准终于标准,从制定标准开始,经过贯彻标准,发现问题,进一步修改标准,使护理质量在管理循环中不断上升。对标准检查控制要科学化,对于执行情况判断要求数据化,对收集的资料、数据用统计学方法处理。

(5)以病人为中心,逐渐完善各项标准 护理标准比较多,但仍需不断完善,特别是服务标准,如何以病人为中心,一条龙服务的工作标准体系还需要不断提高,不断充实。可借鉴其他服务行业,不断完善护理工作标准,对病人服务更加合理,使病人满意度逐渐提高。

3. 标准的制订方法和原则

1)标准制订的方法 根据护理目标,抓住影响护理质量关键环节制订出护理工作标准。制订标准首先要进行调查研究,收集相关资料,并对之进行分析、归纳和总结;其次,是拟定标准并进行验证,拟订出草案,之后征求有关护理专家或有实践经验的人员的意见,然后组织讨论、修改形成文件;第三,对标准进行审定、公布、实行,在一定的范围内试行标准;第四,进一步修订标准,经护理部认可,提交医院审批执行。标准要求目的明确,文字精练,条理清楚。

2)标准制订的原则 护理质量标准制订要遵循以病人为中心的原则,预防为主的原则,实事求是的原则,系统标准的原则和数据化的原则,坚持标准的科学性、先进性、合理性、实用性。标准应是经过努力才能达到的,应有利于提高护理质量,有利于提高医院管理水平,有利于护理学科的发展,有利于护理人才队伍的培养。

(1)以病人为中心的原则 护理标准化管理的目的就是为病人提供优质的服务。"以病人为中心"的整体护理使护士从思维方式到工作方法均有了科学的、主动的、创造性的变化,护理标准化管理要指导和不断促进这种变化。医院中的顾客就是病人,坚持以病人为中心是标准化管理的原则。

(2)贯彻预防为主的方针 在制订标准时要考虑到防患于未然。因为护理工作对象是病人,任何疏忽、失误或处理不当,都会给病人造成不良或严重后果,所以在要总结护理工作正反两方面经验和教训的基础上,按照质量标准形成的规律制订标准、进行管理。

(3)实事求是的原则 标准制订要从客观实际出发,按照护理工作规律和医院的实际情况制定。

（4）系统标准的原则 指管理人员在进行标准化管理时要以系统工作思想和分析理论方法作为在实践中行动的指南,按照系统的相关性、整体性、动态性、目的性等基本特征理解、分析、解决标准化管理中的问题。

（5）数据化原则 没有数据就没有质量的概念,因此在制订护理质量标准时,要尽量用数据来表达。在充分调查研究的基础上,按照统计学原理,进行抽样检查,用样本质量了解分析整体质量,运用数据进行比较分析质量,用定性、计量、计数的方法评定质量。

要保持标准化工作的严肃性和相对稳定性。在制订各项质量标准时要有科学的依据和群众基础,一经审定,必须严肃认真地执行,凡强制性、指令性标准应真正成为质量管理法;其他规范性标准,也应发挥其规范指导作用,因此,需要保持各项标准的相对稳定性,不可朝令夕改。

4. 我国常用的标准化质量管理指标及计算方法

1）护理文书的书写质量 标准:①字迹端正、清晰,无错别字;②护理记录正确、及时,病情描述确切、简要、重点突出、层次分明、运用医学术语;③体温计绘制点圆线直,不间断,不漏项;④医嘱抄写正确,拉丁文书写合乎规范,执行时间准确,并签全名。

标准值:一级医院85%;二级医院90%;三级医院95%。

计算公式:5种护理文书书写合格率=抽查5种护理文书合格总项目数/抽查5种护理文书总项目数×100%。

2）基础护理合格率 基础护理是一项非常细致的工作,是病人日常不可缺少的护理,它也反映护理质量的高低。基础护理包括晨晚间护理、口腔护理、皮肤护理、分级护理、出入院护理等。标准:清洁、整齐、舒适、安全、安静、无并发症。

标准值:一级医院80%;二级医院85%;三级医院90%。

计算公式:基础护理合格率=基础护理合格人数/抽查基础护理人数×100%。

3）急救物品完好率 各项重大抢救工作需要护士参加,因此护士除了必须具备精湛熟练的技术和较强的应急能力外,还需备齐医疗器械、急救药品等。标准:①急救用品、药品完整无缺、处于备用状态。②两及时:及时检查维修,及时领取补充。③五固定:定人保管、定数量品种、定点放置、定量消毒灭菌、定期检查维修。标准值:100%。

计算公式:急救物品完好率=急救物品完好数/检查急救物品总数×100%。

4）特级、一级护理合格率 随着医学科学的发展及急救医学的发展,危重病人的抢救成功率不断提高,要求护理工作对急救、危重病人予以特级护理、一级护理。

（1）特级护理标准 ①设专人24小时护理,备齐急救药品、器材以备急用;②制订并执行护理计划、严密观察病情;③正确、及时地做好各项治疗与护理,建立特护记录;④做好各项基础护理及专科护理,未发生并发症。

（2）一级护理（重症护理）标准 ①按病情需要准备急救用品,以备必要时应用;②制订并执行护理计划;③按病情需要每15～30分钟巡视病人1次,密切观察病情变化,并做好记录;④做好晨晚间护理,保护皮肤清洁,无压疮等并发症。

特护、一级护理标准值:一级医院80%;二级医院85%;三级医院90%。

计算公式:特护、一级护理合格率＝特护、一级护理合格人数/特护、一级护理病人数×100％。

5) **压疮发生率**　压疮系长期卧床病人及危重病人的并发症。应加强基础护理,防止压疮的发生。除特殊病人因病情不允许定时翻身做皮肤护理外,一律不得发生压疮,入院时带来的压疮不准扩大。

标准值:0％。

计算公式:压疮发生率＝发生压疮的人数/卧床生活不能自理的病人总数×100％。

6) **护理差错发生率**　管理要求:①严格执行各项查对制度,做到"三查七对",严格遵守操作规程。②建立差错、事故登记报告制度。对所发生的差错,定期组织讨论分析,以吸取教训。③发生严重差错、事故后,应立即组织抢救,以减少或消除由于差错或事故造成的不良影响。

标准值:一级医院年严重护理差错事故发生数≤1;二级和三级医院每百张床年护理严重差错发生次数≤0.5。

计算公式:一般护理差错发生率＝护理差错发生件数/病人占用床位总天数×100％。

7) **陪住率**　陪住关系到临床护理质量、服务态度和护理管理,同时也涉及医院卫生管理、后勤部门工作、病人饮食供应等,因此,应作为医院工作的质量指标,在护理管理工作中也应列为重点。标准值:一级医院无要求;二级医院<8％;三级医院<5％。

计算公式:陪住率＝陪住总人数/住院总人数×100％。

三、护理质量的 PDCA 循环管理

PDCA 循环管理是美国曼哈顿质量管理专家爱德华·戴明(W. Edwards Deming)根据信息反馈原理提出的全面质量管理方法。因此,PDCA 循环管理也被称为"戴明环"。PDCA 包括计划(Plan)、执行(Do)、检查(Check)、处理(Action)四个阶段的循环反复过程。可以看出,它是一种程序化的管理方式。目前的医院护理部门是惯性运行的技术机构,其质量管理也需要在惯性运行中持续不断地进行,因此,PDCA 循环管理比较适合这种惯性运行的质量管理的科学方法。

1. PDCA 循环管理的阶段和步骤

PDCA 是由计划、执行、检查、处理 4 个阶段,在实施循环过程中有 8 个步骤(图 7-1),它是在全面质量管理中反映质量管理客观规律和运用反馈原理的系统工程方法。

1) **计划阶段**　此阶段包括 4 个步骤,主要内容是按目标制订计划。

(1) 收集资料,找出问题　对工作现状进行调查研究,及时全面搜集有关资料,如病房管理查房就是搜集资料的过程。分析质量现状,找出质量问题。

(2) 找出原因　在搜集资料的基础上,找出各个薄弱环节,分析产生质量问题的影响因素。

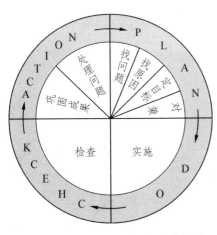

图 7-1　PDCA 循环步骤示意图

（3）**找出主要因素**　在调查的基础上，排列影响质量问题的各因素的主次顺序，找出最主要的影响因素，为制订科学、有效的计划奠定基础。

（4）**制订计划**　针对影响质量的主要因素研究对策，规划出具体方案，包括实施方案、预期效果、进度安排、责任部门、执行和完成的方法等，方案中的措施应具体而明确，通过问题：为什么这样做？做什么？谁来做？什么时间做？在什么地方做？怎样做？

2）**执行阶段**　将拟定的质量目标、计划、措施落实到各个执行部门，并落实到人，组织质量计划和措施的实施。

3）**检查阶段**　检查质量计划实施情况。一方面，要边做边检查；另一方面，必须对每一项阶段性实施结果进行全面检查，衡量和考查所取得的效果，并注意发现新的问题。

4）**处理阶段**　总结成功的经验和失败教训，根据总结修订、补充有关标准和制度，或者作出新的规定，以巩固成绩并防止同类质量缺陷再度产生，同时将此次循环中遗留下来的质量问题和新发现的质量问题自然地转入下一个循环中去进一步解决。

2. PDCA 循环管理的特点

（1）**关联性**　循环的各个步骤、各个阶段相互联系、相互促进。PDCA 循环适应于各项管理工作和管理的各个地区环节，一个医院质量体系是一个大的 PDCA 循环，大循环所套着的层层小循环即各部门、各科室及病区质量体系的动态管理。护理质量管理体系是整个医院质量体系中的一个小的 PDCA 循环，而各护理单元的质量控制小组也是护理质量管理体系中的小循环。因此，大循环是小循环的依据，小循环是大循环的基础。通过 PDCA 循环把医院的各项工作有机地组织起来，彼此促进（图 7-2）。

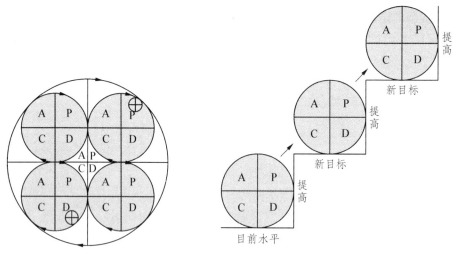

图 7-2　PDCA 大环套小环示意图　　　　图 7-3　PDCA 循环螺旋上升示意图

（2）**递进性**　PDCA 循环不是一种简单的周而复始，也不是同一水平上的循环，它是不断循环、不断提高的递进过程（图 7-3）。每循环一圈就要使质量水平和管理水平提高一步，每循环一圈就是一个管理周期，都要有明确的时间规定。既不要把所有质量问题都放在一个无限期的质量计划之中，也不是零打碎敲的间断无常的自流式管理，而是要持续不断、有系统、有节奏的管理。这种螺旋式的不断提高,使管理工作从前一个水平上升到更高一个水平。

（3）**系统性**　PDCA 循环作为科学的工作程序,其 4 个阶段的工作具有完整性、统一性和连续性的特点。循环管理对象有大有小,需要在不同范围内和不同组织层次上同时进行,循环的任何一个环节缺少或出现问题都会影响整体效果,循环的每个步骤之间是连续不断的、统一协调的有机整体。

3. PDCA 循环管理的实例应用　护理质量管理是一个独立的质量管理系统,也是医院质量管理工作中的一个重要组成部分,所以其既可以在护理系统内进行不同层次的循环管理,又是医院管理大循环中的一个小循环。应结合医院质量管理工作开展护理质量循环管理,使之纳入医院同步惯性运行的循环管理体系。建立护理质量管理循环体系,就是要实现整个护理质量管理工作循环整体化。具体办法可以结合医院质量管理工作实行护理部主任(护理副院长)为首的每月一次的质量管理总查房制度,使这一制度成为质量管理工作循环的具体形式。

实行时可以分为几个阶段:①预查,以科室为单位按质量标准和项目对存在的问题进行检查,为总查房做好准备。②总查房,护理部主任(护理副院长)组织对各科室进行检查,现场评价,下达指令。③自查,总查房后,科室根据上级指令和上个月质量管理情况逐项分析检查,找出主要影响因素。制订下月的对策、计划、措施,然后实施科室质量计划,科室质量计划落实到病区或班级,进行 PDCA 循环管理。这样以每个月为一个管理周期,对全院的护理工作质量进行检查;每周还应规定 1～2 个查房日,抽查若干科室(病区),以形成坚持不懈的质量管理制度。

四、护理工作的全面质量管理

国际标准化组织(ISO),成立于 1946 年,主要工作是全面质量管理,以向用户提供满意产品和优质服务为目的。以部门和全体人员参与为基础,综合利用先进的科学技术和管理方法。有效控制质量的全过程和各影响因素,经济地保证和提高质量的科学管理方法。ISO 制定国际标准,协调世界范围的标准化工作,ISO 于 1987 年颁布 ISO9000 系列标准,是质量管理国际化的一个规范性和依据性文件。

ISO 把服务单位分为 3 种类型:一种是产品销售服务,直接出售产品;一种是餐馆服务,产品加工与服务相结合;一种是法律顾问型服务,是单一的服务。护理工作在这 3 种服务方式都能体现,供应室供应的物品、病房物理环境、门诊的就诊条件等类似第一种服务;护理各种注射、送药及其基础护理、专科护理操作,类似第二种服务;心理护理、健康教育、人文环境的营造等类似第三种服务。ISO 服务十分强调顾客,ISO 管理最终目的要符合和超越顾客的需求。ISO 全面质量管理强调"四个第一"思想:一是全体人员参与,自觉遵守质量标准,因为高质量是做出来的,不是检查出来的;二是一切以预防为主,质量执行标准是零缺陷,而不是虽不满意但可接受的质量;三是一切以用户,遵循 PDCA 循环,产品与服务质量不断提高;四是一切以数据说话,全面质量管理从单一角度转变为多角度,全方位的管理。各个不同的管理角度互相联系,互相促进,互相制约,使质量管理从整体控制,深化程度上都达到了新的水平。

1. 全面质量管理的目标与特点 全面质量管理是为了不断适应市场要求,不断提高产品质量,满足顾客需要,作出质量保证。质量保证帮助企业建立质量信誉,同时也大大强化了内部质量管理。

(1)强烈地关注顾客 顾客不仅包括外部购买产品和接受服务的人,而且包括内部顾客。医院的外部顾客主要是病人,内部顾客是指为其服务的下一部门或岗位的人员,如供应室的顾客即为临床各科领取物品的人员;手术室为施行手术服务,医生则是手术室的顾客;锅炉房为临床提供热水和暖气,各病房的使用者是锅炉房的顾客;治疗班护士为责任护士静脉输液做准备工作,责任护士即为顾客。全面质量管理就是满足内外顾客的需要。

(2)持续质量改进 持续性质量改进是全面质量管理的重要组成部分,其本质是持续的、渐进的变革。戴明博士1986年提出14项质量管理要点,涵盖了持续性质量改进的重要概念。这些概念主要内容:①强调顾客的需要,应以诚信来维系长期的主顾关系,而不应以金钱来论定绩效。②强调全员参与,力争形成一种文化,通过教育和训练,帮助职工掌握解决问题、参与磋商、统计分析和团队建设等技能。③强调工作指标是动态的持续性提高的,"绝不要对自己的产品质量自鸣得意"。④强调质量是制造出来的,"不要再依赖检查提高质量"。⑤强调对员工尊重、引导、激励、授权,而不是监督与控制等。⑥强调持续质量改进是对质量持续、渐进的提高、改进的过程。可以采用持续、渐进的变革基本步骤开展活动,推行全面质量管理。

2. 全面质量管理的应用 全面质量管理是指以向用户提供满意的产品和优质服务为目的,以各部门和全体人员参与为基础。护理管理也必须遵守这一原则进行。护理管理以向病人提供满意的技术服务生活服务为目的,护理管理必须充分调动全体护理人员参与,使之与各级护理监控组织相互配合,共同完成质量控制,提高护理质量。

(1)坚持以病人为中心 要求护士从思维和工作方式上始终坚持的原则。

(2)坚持预防为主 也就是说质量管理要从根本抓起。首先,必须从护理质量的基础条件进行控制,把好质量输入关,做到不合质量要求的人员不能聘用,不合质量要求的仪器设备、药品材料不要购进,未经质量教育培训的人员不能上岗。其次,充分估计可能出现的问题,防患于未然。"预防为主"的思想,就是要使质量管理由被动转变为主动,就是要树立"三级预防"的观点。一级预防争取不发生质量问题;二级预防把质量问题消灭在萌芽状态;三级预防是要减少质量问题的不良影响和损害,预防为主才能做到持续质量改进。

(3)坚持环节质量控制 这是提高护理质量,减少护理缺陷的根本保证。环节质量控制是按护理质量标准、护理工作流程,对护理过程进行监督、评价与纠正偏差的管理过程。环节质量控制注重质量的自我控制、逐级控制和薄弱环节的控制,是病人获得高质量护理的根本保证。

(4)坚持以人为本 各级护理主管部门要尊重护士,爱护护士,充分调动护士的主动性和创造性,让护士参与护理质量标准制订的过程,参与质量监控,促进护理质量的提高。护理服务实际价值的实现及管理权限和控制程度差别的特点,决定其要把提高护理队伍的个体与群体素质放在突出地位,通过使各级人员称职、各项工作和服务合格来提高护理质量。

3. 简要介绍 JCI 认证　JCI(Joint Commission International)是联合委员会国际部的简称,创建于 1998 年,是美国医疗机构认证联合委员会的国际部,同时也是世界卫生组织认可的全球评估医院质量的权威评审机构。JCI 设立并与制定了一系列的评审医院质量的标准。JCI 目前已经是作为国际层面上医院质量管理评审的重要标准。值得注意的是,JCI 认证不仅仅是护理质量标准化管理的方式,同时它也是整体医疗机构的质量管理方法,护理只是其中的一个部分。如果从其整体性、全面性、系统性来考虑,JCI 认证也有下文要提到的全面质量管理的特点。JCI 标准主要是应用于针对医疗机构认证的国际医疗行业的标准;这有别于 ISO,虽然两者都属于国际认证标准,后者主要是适用于公司、工厂等企业。本书把 JCI 认证作为一种引入我国医疗卫生行业的国际标准化管理,可以这样理解,JCI 是在国际组织的标准下进行质量管理工作的。

JCI 为了在全球范围内推广先进的医疗行业的质量管理概念,从 1997 年开始召集了来自 10 多个国家的富有经验的医护人员,医院管理专家等,着手编制了一整套的医疗机构认证标准,并逐年更新和完善。JCI 认证遵循自愿参加的原则。自 2002 年开始,我国开始引进 JCI 认证标准,逐步结合中国医疗机构的特点,由原卫生部出版了中文的相关评审指南。目前,JCI 认证标准在中国的应用还只是起步阶段,推广、启用 JCI 标准可以发现我们目前存在的不足,从中寻找到促进我国医疗护理质量提高的方向。JCI 认证作为国际组织公认的国际标准,体现了发达国家先进的医疗服务理念,更好地诠释了以病人为中心的服务理念和方式,同时也体现了更科学、更先进的医院和医疗服务机构的质量管理重心。

五、建立健全护理质量管理体系

质量管理体系就是运用系统观点和方法,按照基础质量、环节质量、终末质量三级结构,把各部门、各科室的质量管理工作组织起来,把各项管理职能联系起来,形成一个有明确任务、职责和权限,相互制约,相互协调,相互促进的质量管理整体。

1. 完善的质量管理体系　护理质量管理虽然是以各部门、各科室和专业技术业务管理为基础的,但是不能以专业技术业务管理代替质量管理。要进行质量管理,还必须形成一个专门的管理体系。

(1) 质量管理方法体系　包括质量管理的方法(如质量指标体系、评价方法、检控方法、数理统计方法、质量控制系统、质量管理工作循环体系等)和为保证质量所需要的一切管理手段。

(2) 质量标准体系　不同的质量管理方式方法需要建立不同的质量标准体系,包括技术管理标准和为进行质量控制、质量评价而制定的专业质量标准。质量标准又可分为理想质量标准、优良质量标准和最低质量标准。

(3) 质量保证体系　包括基础质量的全面保证和保障条件以及质量管理机构通报的全面保证。

(4) 质量管理组织系统　质量管理必须从组织上落实。不论是按原有组织系统进行质量管理,还是另外建立专门的组织机构、都需要有一定的组织系统进行有效的管理。

2. 院级质量控制体系　院级护理质量评价主要通过护理部、科护士长、护士长三级质控组织来进行,也有部分医院在护理部下设质量控制组分片或分项对护理质量进行检查评价。

(1)三级质控组织 形成护理部、科护士长和护士长三级护理质量监控网络。通常采用护士长自查,护理部、科护士长逐级或科室间、病室间进行同级交叉检查的方式,对照护士质量标准,定期或不定期进行质量评价。

(2)质量控制小组 质量控制小组一般由科室护士长、护士长和具有高级职称的护理人员、大专以上学历的护理骨干组成,每组3~5人,按照一定的方式(按专科或操作项目)进行定期和不定期的质量评价。

3. 病区质控小组 病区质控(QC)小组是群众性质量控制组织,是调动护理人员主动参与质量控制,提高护理质量的方法。QC小组成员,一般以科室为单位由5~6人组成,选有QC小组组长,主要目的是分析本科室护理质量中存在的问题,分析问题原因,采取针对性措施促进护理质量改进提高。确定研究课题时,一般选择1~2个月能见成效,并且尽量是一些共性问题为好,也可将大课题分为几个小课题,分阶段解决或同时成立若干相互有联系的QC小组共同解决,一般先选择较容易解决的课题进行研究。QC小组每项研究课题结束后,应写出总结报告,上交护理部,确认有成效者,给予适当奖励。目前在我国很多医院已试行,并取得了较好的效果。其优点是:有利于开发智力资源,发挥人的潜能,提高人的素质;有利于持续质量改进;有利于实现全员参加管理。

第四节 护理工作的质量评价

质量评价是管理的主要职能。护理质量评定是护理管理中的控制工作。有效的护理质量控制可促使护理人员的护理行为、职业素质、道德水平都符合质量标准的客观要求,可达到提高护理工作效率、质量和科学管理水平的目的。评价一般指衡量所定标准或目标是否实现或实现的程度如何,即对一项工作成效大小、工作好坏、进展快慢、对策正确与否等方面作出判断的过程。评价贯穿工作的全过程中,不应仅在工作结束之后。

护理评价的定义是判断预定护理目标取得进展的数量和效果的过程。它包括4个方面内容:制定目标;阐明目标取得进展的客观标准;测量与说明取得进展的程度以及对今后工作提出建议。

一、护理质量评价的目的与原则

1. 护理质量评价的目的

(1)可以衡量工作计划是否完成,衡量工作进展的程度和达到的水平。

(2)检查工作是否按预定的目标或方向进行。

(3)根据提供护理服务的数量、质量,评价护理工作需要满足病人的程度、未满足的原因及其影响的因素,为管理者提高护理质量提供参考。

(4)评价指标和标准的确立是质量控制的主要形式和护理的指南。

(5)通过评价工作结果,可以肯定成绩,找出缺点和不足,并指出今后的努力方向;也可通过比较,选择最佳方案,如选用新技术、新方法等。

(6)可检查护理人员工作中实际缺少的知识和技能,为护士继续教育提供方向和内容。

2. 护理质量评价的原则

(1)评价应是实事求是的 评价应建立在事实的基础上,将实际执行情况与原定的标准和要求进行比较。这些标准必须是评价对象能够接受的,并是在实际工作中能够衡量的。

(2)在水平、等级相同的人员中进行 就是所定标准应适当,不可过高或过低,过高的标准不是所有的护士都能达到的。

二、护理质量评价的主要内容

护理质量评价的内容与其质量管理内容是对应的,主要包括对护理人员的质量评价和对护理工作的质量评价。

1. 对护理人员的质量评价 就是对执行护理工作的人员进行定期的正式的评价,考察其完成护理工作的情况。

护士工作的任务和方式是多样化的。因此,在评价中应从不同方面去进行,如护士的积极性和创造性,完成任务所具备的基础知识,与其他人一起工作的协调能力等。近年来,对护理服务的评价多注重护理人员的基本条件和素质、护理服务的效果、护理活动过程的质量等方面,或将几项结合起来进行综合评价。

(1)素质评价 评价系统应重视人员的基本条件、基本素质、各人能力的评价。如人的积极性、坚定性、首创精神、道德修养、心理素质、工作态度等。这种评价一般应多次反复进行,而不应一次评价后即作结论,同时应结合其他评价内容进行考虑。

(2)行为评价 对护理人员护理服务中的行为进行评价,即注意护理人员现实工作做得如何,例如护理操作程序的执行是否符合标准,在医嘱执行过程中有无错误等。评价标准注重护理人员的服务行为,观察护士在各个环节上的行为质量。这种评价的优点是可以给护理人员以具体的标准、指标,有利于工作质量的提高,缺点是评价过程太浪费时间,评价内容局限在具体人物范围内,比较狭窄,而且只能评价在岗护理人员的工作情况。对责任护士任务执行情况的评价表,见表7-1。

表7-1 责任护士评价表

评价项目	评价等级				
	及格	需改进	达到标准	超过标准	出色
1. 执行医嘱情况					
2. 掌握病情变化情况					
3. 基础护理是否落实					
4. 仪器运转及维修记录					

(3)结果评价 是对护理人员护理服务结果的评价,可以使护理人员明确该项工作的具体要求。但在实际中由于很多护理服务质量不容易确定具体标准、数量及测量的标准,尤其是病

人的临床护理结果取决于多种因素,有些结果也不是短期能反映出来的。因此,该评价方法较少单独使用,可以采用综合性评价的方法,以全面评价护理质量。

(4)综合性评价 即用几方面的标准综合起来进行评价,凡与护理人员工作结果有关的活动都可结合在内,如对期望达到目标、行为举止、素质、所期望的工作结果、工作的效率和工作的具体指标要求等,进行全面评价。

2. 对护理工作的质量评价 护理工作质量的评价有基础质量、过程质量和结果质量三种主要类型。

(1)基础质量 即建立在护理服务组织结构和计划上的评价内容,着重在执行护理工作的背景方面,包括组织结构、人员配备、资源、仪器设备等,可以影响护理工作质量的条件。护理部管理质量标准就属于这一类,例如:①环境,如病人单元是否安静、整洁、舒适和安全。②人力安排,护士长是否根据病情需要在人员配备上做出了合适的安排,包括人员构成是否合适,人员质量是否符合标准等。③器械、设备是否处于正常的工作状态,要根据客观的标准数据来计量,如氧气瓶内压力、备用消毒物品使用期限、药品及物质基数等。④病房布局是否合理,病人床位的安排合适与否以及护理文件的书写制度是否明确等。

这些都是护理服务要素方面的标准,这些内容也是提供高质量护理的重要保证。

(2)过程质量 评价护理活动过程是否达到质量要求。其中包括:①执行医嘱的准确率,如差错次数,临床医嘱的执行是否及时等。②病情观察及治疗结果的观测,如体温、脉搏、呼吸的测量时间,病情记录,危重病人观察项目、观察时间及各种疾病特殊观察要求等。③对病人的管理,如生活护理、饮食及晨晚间护理、医院内感染管理及消毒隔离。④对参与护理的其他医技部门人员的交往与管理,如病人X线透视预约、各种标本管理、对卫生员及配膳员的管理等。⑤护理报告及各种文件书写质量。⑥应用和贯彻护理程序的步骤和技巧,包括评价贯彻落实护理程序每个步骤的质量并应对护理病历做出评价。⑦心理护理和健康教育的情况:如术前、术后、出院病人的教育,服药知识,卫生习惯,饮食营养的指导等。

此外,也可按三级护理标准来评价护理工作的质量。

(3)结果质量 即评价护理服务的最终结果。如病人伤口的护理情况,是否保持干燥,反映护理服务效果的压疮发生率,输血输液事故发生率,静脉穿次一次成功率,护理差错事故发生情况,一级护理合格率,病人对护理服务的满意度,陪住率等。这是从病人角度评价所得到的护理效果与质量。护理结果的标准选择和制定,影响的因素比较多,有些结果不一定说明是护理的效果,它还与其他医疗辅助诊断、治疗效果及住院时间等综合因素有关。

护理服务结构、过程、结果三方面综合性评价,基本上反映了护理质量。目前,卫生部制订的对各级各等医院护理的评审标准,即属于综合性评价标准体系。以上三个方面的质量标准是不可分割的整体,它反映了护理工作的全面质量要求,三者之间的关系是:进行护理要素质量评价,可掌握质量控制的全局;具体护理过程环节质量评价,有利于落实措施和保证护理工作的正常进行;终末护理结果质量评价,可反馈控制护理质量。

三、护理质量评价的方法与程序

1. 评价的组织机构及方法 建立完善的质控组织是护理质量管理中至关重要的问题。医院护理指挥系统即护理部主任—科护士长—护士长的三级行政管理系统,也是医院的护理质量控制系统。也可根据医院规模的大小,选派具有丰富临床经验的护士长组成质控小组,经常深入基层,直接获取护理工作信息,向护理部反馈。所采用的控制方法主要有以下两类。

(1)垂直控制与横向控制相结合　护理部主任对科护士长,科护士长对护士长,护士长对护士,自上而下层层把关,环环控制,即为垂直控制。如逐级进行定期或不定期的检查、考核,护理部坚持日夜查岗制度、节假日查房制度,各类质量检查制度等;科护士长负责所属科内病区护士长的护理质量及病区管理质量控制;护士长负责对每个护理人员工作质量控制,把好医嘱关、查对关、交接关、特殊检查诊疗关等。

由于护理工作质量受人际之间、部门之间、科室之间的协调关系等多种因素的制约,横向关系因素的质量控制如医护之间的质量控制、病房与药房、化验室等医技术部门和后勤部门的质量控制,均对护理质量控制有较大的影响。所以,只有做到垂直质量控制与横向质量控制紧密结合,才能使质量控制完善而有效。

(2)预防性控制与反馈控制相结合　预防性控制又称事先控制、前馈控制,是面向未来的控制,是防止发生问题的控制,是管理人员在差错发生之前即运用行政手段对可能发生的差错采取措施进行纠正,如有计划地进行各层次护理人员的业务培训、职业道德教育、技术操作培训,制订护理差错事故防范措施,制订护理文件书写标准,制订消毒隔离措施等,均为预防性质量控制。

反馈控制又称回顾性质量控制。这类控制主要是分析工作的执行结果,并与控制标准相比较,针对已经出现或即将出现的问题,分析其原因和对未来的可能影响,及时纠正,防止同类问题再度发生。例如,护理质量控制中的压疮发生率、护理严重差错发生次数等统计指标,即属此类控制指标。反馈控制有一个不断提高的过程,它把重点放在执行结果的考评上,目的在于避免已经发生的不良后果继续发展,或防止再度发生。

2. 护理质量评价的程序　质量评价是一个复杂的活动过程,也是一个不断循环和逐步提高的过程。可按以下程序进行评价。

(1)产生标准　评价标准的产生是关键的步骤,评价标准一般由评价人员根据评价的目的制定。在护理工作中,评价标准多以计划目标和护理工作质量标准为衡量标准。理想的标准应该是详细说明要求的行为情况或看得见的成果,就是:①数量、程度、状况简明具体;②具备的条件适当;③有客观评价方法,可以测量;④明确易懂;⑤反映病人需求与护理实践。

(2)鉴别与收集信息　确定所要评价的内容后,要收集能够反映此项工作状况的信息和数据,如从护理病例中查找护理程序执行的信息,从现场检查实物或观察护理技能中查找有关基础质量的信息,通过观察护士操作过程获得过程质量或护士行为的信息。明确信息及来源之后,即可确定收集信息的工具,例如评价表,要列出评价项目、要求等,对所选信息应具有可集性,要便于操作。

(3)信息与标准比较　将收集到详细资料与标准对比,完成多少,未完成多少,结果怎样。

(4)判断分析　实施结果与标准比较后,要对实际工作结果做出判断,可以用完成指标的百分值来表示,也可以用不同的等级来描述。对评价结果进行分析衡量,不仅要对评价所需数据进行阐述,对评价结果分析要客观,而且还要对一些影响因素予以说明,以便在今后评价工作中确立标准时加以注意。

(5)适当反馈　评价的目的是改进工作,提高护理工作质量。因此,应充分利用评价结果,不应是形式主义的无效评价,应提供适当的反馈,对评价结果进行分析与交流,以利于激励护理人员,提出纠正措施和改进方案,推进护理工作的进行。

四、护理质量评价常用统计图表

所谓统计方法,是指客观真实地反映质量管理工作的数据运用统计指标做出正确解释,通过局部推论全面结论。由于护理工作不确定因素多,给准确评价护理质量造成一定困难,目前尚缺少较完善、较定型的方法。统计质量控制,是以概率论和数理统计学为理论基础的质量管理方法。人们较普遍采用的是管理图法,这种方法不是事后检查,而是随着护理工作的全过程进行抽样检查,将检查出来的数据记录在相应的管理图上,提供给人们观察和分析质量状况。如果遇到不稳定或者发生缺陷就会在管理图上马上表示出来,由有关人员分析原因,采取措施,防止质量继续下降,这就是质控。这种方法可以做到预防为主,起到控制质量与提高质量的作用。运用这种方法可以达到掌握质量动态,分析质量存在问题,掌握控制质量的主要因素,了解影响质量各因素相互关系的目的。

1. 排列图　又称主次图或巴列特图,它是从影响护理工作质量的许多因素中,找出主要因素的一种有效方法。本法是对影响质量因素进行合理的分类,排列作图,以直观的方法来表明影响质量的关键所在。

1)绘制排列图的方法步骤

(1)针对某一问题收集一定期间的资料,并按因素分类,从大到小依次排列,并计算各类因素发生次数的百分比与累计百分比。例如,某医院 2002 年病人对护理工作不满意原因及发生次数的排列见表 7-2。

表 7-2　　　　　某医院 2002 年病人对护理工作不满意原因

原　　因	排　序	频　数	频率/%	累计频率/%
服务态度差	1	37	31.36	31.36
护患沟通不到位	2	34	28.81	60.17
穿刺技术水平差	3	17	14.41	74.58
收费账目不清	4	15	12.71	87.29
基础护理不到位	5	7	5.93	93.22
其　　他	6	8	6.78	100.00
合　　计	—	118	100.00	—

(2)在方格座标纸上取两个纵坐标,一个横坐标,左边纵坐标表示不满意原因发生次数,右边纵坐标表示累计百分比,横坐标表示不满意原因分类。根据不满意原因发生次数绘出直方图,并按直方的长短(数据的大小),从左向右依次排列,但其他一项排在最后。仍以表 7-2 的

资料为例,见图7-4。

(3) 在各类原因直方块上方的中央,标出累计百分点,连接各点即呈由左向右上升的折线,称为巴列特曲线。

2) 应用排列图的方法和注意事项

(1) 通常在累计百分比80%与90%处画两条横线,把图分成3个区域,累计百分比在80%以内是主要因素(A),80%～90%是次要因素(B),90%以上是一般因素(C)。位于区域之间的因素,按其百分比主要部分所在区域归类。例如,图7-4排列图表明,服务态度差、护患沟通不到位、穿刺技术水平差是影响病人不满意护理工作的主要因素;收费账目不清是次要因素,基础护理不到位为一般因素。

(2) 一般找出的主要因素最好是1～2个,至多不超过3个,否则就失去找主要因素的意义,如果找出的主要因素太多,就有必要考虑重新进行因素分类。当因素很多时,会使横轴过长,也不利于找主要因素,可把一些不太重要的因素列入"其他"。

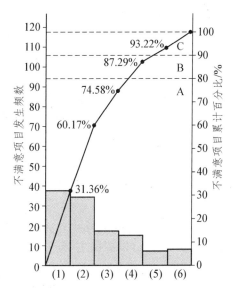

A. 主要因素　B. 次要因素　C. 一般因素
(1) 服务态度差;　(2) 护患沟通不到位;
(3) 穿刺技术水平差;　(4) 收费账目不清;
(5) 基础护理不到位;　(6) 其他

图7-4　病人对护理工作不满意原因排列图

(3) 在解决主要影响因素之后,还要收集新的因素进行排列。若新图排列有变化,高柱变矮,说明采取的措施有效。就要着手解决新的影响质量的主要因素。

2. 因果图　又称为特性因素图、树枝图、鱼刺图。因果图包括"原因"和"结果"两个内容,如"结果"为护理质量不高,为什么? 影响护理质量的原因是多种多样的,将所有原因由粗到细逐级分类,并对应地以大、中、小原因表示出来,绘成一张树枝状或鱼骨刺状的图,借此找出影响质量的各种原因及各种原因之间的关系,这种图适用性强,简单作图就可以使质量问题产生的原因和结果都表示出来。

1) 绘制因果图的方法步骤

(1) 确定要解决的问题是什么? 例如,某医院输液微粒污染增加,是什么原因造成的? 在空白纸上,从左向右画一箭头,箭头前写明"问题"(图7-5)。

(2) 用开座谈会的方法召集有关熟悉情况的人员,进行原因分析,把引起输液微粒污染增加的原因写在用箭头表示的大枝的尾部。本例为病人、管理、工作人员、制度、环境、器械、药物等。

(3) 追问大枝上存在的原因,分解出中枝(中原因),再继续追问中枝上的原因,分解出小枝(小原因),直至追问到采取具体措施为止。例如,图9-5中大原因为"工作人员",这方面的中原因有"缺乏预防微粒污染知识",而这个中枝上又有"针头多次穿刺橡胶塞、安瓿打开有玻璃碎屑"的小原因。

(4) 绘制因果图应记录有关事项,如制图年、月、日,制图者,单位及制图时客观条件和情况等。

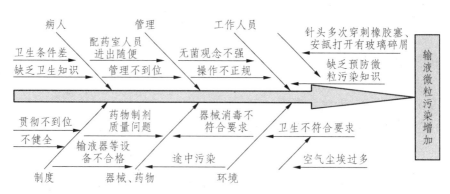

图 7 - 5　输液微粒污染增加因果图

2) 应用因果图的方法和注意事项

(1) 要充分发挥民主,集思广益,罗列可能原因,反复修改讨论。对有初步结论的问题,应调查了解情况后再做定论。

(2) 大原因不一定是主要原因,可用投标方法,按票数多少做主次因素排列图,确定主要原因。主要原因不宜太多,一般不多于 4～5 个。排列图和因果图可以根据实际情况反复使用。

(3) 因果图要求一个特性画一张图,这些资料积累起来进行对比,可以从多年资料的对比中找出规律,十分有利于质量管理。

3. 控制图　控制图又称管理图,是画有控制界限的一种图表。它是用来区分质量波动究竟是由于偶然原因引起的,还是系统原因引起的,从而判明质量过程是否处于控制状态的一种工具。它对于及时发现异常现象,检查护理工作质量是否稳定等有重要作用。

1) 绘制控制图的方法步骤

(1) 搜集 3～4 年度的某项指标的分月资料,例如某医院外科 2000—2004 年各月治愈率资料。

(2) 选择并确定统计量。若治愈率呈正态分布,可用均数($\overline{X}$)和标准差(S)来确定控制限。

(3) 计算出中位线($\overline{X}$线)、上警戒线($\overline{X}+S$ 线)、上控制线($\overline{X}+2S$ 线)、下警戒线($\overline{X}-S$ 线)、下控制线($\overline{X}-2S$ 线)等 5 条线。在坐标方格纸上,以纵轴表示治愈率,横轴表示月份,根据计算结果画出 5 条线的位置(图 7 - 6)。

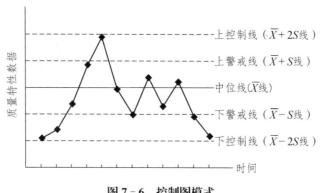

图 7 - 6　控制图模式

（4）将控制对象的有关数据绘入控制图内，如果有关数据的"■"点全部在控制限内，但有 2 个月的数值已越出下警戒线，那么这两个点所反映的因素应引起注意。

2）**应用控制图的方法和注意事项** 本图用于治愈率、床位使用率、合格率、差错发生率等指标的控制时，在 $\overline{X}\pm2S$ 范围内可看做是完成计划。治愈率、合格率等指标在 $\overline{X}+S$ 以上是完成计划良好；床位使用率越过上控制线一般说明负担过重，应从工作质量和工作效率等方面分析失控原因；差错发生率在 $\overline{X}-S$ 以下是完成计划良好，但靠近警戒上限，应引起注意。

控制限应根据新资料进行更新，一般每年度结束时，应采用新的年度资料重新计算控制限。

4. 调查表 用于系统地收集、整理分析数据的统计表。通常有检查表、数据表和统计分析等。如住院病人对护理工作的满意度调查表属于检查表，表 7 - 2 某院医院 2002 年病人对护理工作不满意原因即属于统计分析表。

5. 直方图 直方图是用来整理数据，将质量管理中收集的一大部类数据，按一定要求进行处理，逐一构成一个直方图，然后对其排列，从中找出质量变化规律，预测质量好坏的一种常用的质量统计方法。直方图的纵坐标表示频率，横坐标表示质量特性，以组距为底边、以频率为高度的一系列连接起来的直方型矩形图（图 7 - 7）。

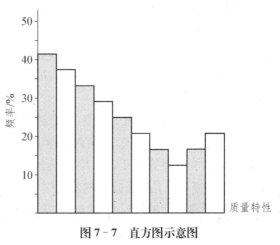

图 7 - 7　直方图示意图

五、护理工作的质量缺陷管理

质量缺陷是指不符合技术规定的一种特征表量，缺陷的判定标准就是技术标准。有没有质量缺陷是认识质量的基本标志，是质量是否合格的分界线，质量控制归根到底是控制质量缺陷的发生。一切不符合质量标准的现象都属于质量缺陷，质量缺陷的多少、大小及其影响使用价值和服务效果的程度不同，一般采用分级的办法来加以判断，严格判断质量缺陷是明确质量概念的关键。判断质量缺陷的程度非常重要，根据国际上的习惯，质量缺陷可分成：①危险缺陷（危及人的生命）；②重要缺陷（可使用性严重降低）；③次要缺陷（可使用性降低不多）。但是质量缺陷不一定与质量所决定的功能或后果形成绝对的联系，也就是说不能完全根据质量决定的功能（可使用性）或后果来判断质量缺陷，如护理质量缺陷不应根据是否造成伤残或死亡来判定。医疗护理工作中的差错、事故也是一种质量缺陷，其判定和处理各有规定。

护理质量缺陷是引发医疗纠纷的重要原因，防范护理质量缺陷是护理管理者应思考的问题。医院和病人都在不断地追求满意的医疗服务质量，质量缺陷控制要从源头抓起，注重预防，经常开展质量教育。全面质量管理要求必须将医疗安全放在首要位置。同时，2002 年《医疗事故处理条例》的颁布与实施，需要护理管理者面对新的情况进行正确处理：比如新条例规定，病人有对自己疾病的知情权，医疗机构不能剥夺病人的知情权，病人有权复印病历资料；因医疗行为引起的侵权诉讼,由医疗机构就医疗行为与损害结果之间不存在因果关系及不存在医疗过错承担举证责任,也就是"举证倒置";医疗过失行为的责任程序不再分责任事故和技术事故等。这些新情况对护理管理者提出新的要求,一方面,要认真学习新的管理条例,充分理解其实质,并在实践中执行;另一方面,要制订新的管理规定与新的规章制度相适应。

1. 相关概念

(1) 护理质量缺陷   护理质量缺陷指由于各种原因导致的一切不符合护理质量标准的现象和结果。这种现象或结果使病人产生不满意或给病人造成损害,分为病人不满意、医疗差错和医疗事故三种。

(2) 病人不满意   不满意是病人认为获得的服务结果小于期望目标,且超出容忍区所形成的一种心理状态。当病人对医疗服务质量产生不满意感觉时,一般有两种反应:一种是不抱怨,继续接受服务,但容忍区域变窄,期望值提高,或直接退出服务;另一种是抱怨,有私下和公开之分,如果问题得到迅速而有效的解决,就会维持或提高病人原有满意度,否则将会产生纠纷。

(3) 医疗差错   在护理工作中,由于护理人员责任心不强,查对不严,违反操作规程或技术水平低等原因所造成的错误,对病人产生直接或间接的影响,但未造成死亡、残废和组织器官损伤导致的功能障碍等不良后果者,称为医疗差错。

(4) 医疗事故   是指医疗机构及其医务人员在医疗活动中,违反医疗卫生法律、行政法规、部门规章制度和诊疗护理规范、常规,造成病人人身损害的事故。

(5) 医疗纠纷   医疗纠纷是指病人或其家属对医疗服务的过程、内容、结果、收费或态度不满而发生争执;或同一医疗事件中医患双方对事件的前因后果、处理方式或轻重程度产生分歧意见而发生争议。

(6) 医疗过失行为   医疗过失行为是指医务人员在医务活动中因违反医疗卫生管理法律、行政法规、部门规章和诊疗护理规范、常规,不是主观故意而在客观上有过失造成病人受损害的医疗行为。

(7) 医疗过失行为责任程序判定   医疗过失行为责任程度分为:完全责任,指医疗事故损害后果完全是由医疗过失行为造成的;主要责任,指医疗事故损害后果主要由医疗过失行为造成,其他因素起次要作用;次要责任,指医疗事故损害后果主要由其他因素造成,医疗过失行为起次要作用;轻微责任,指医疗质量损害后果绝大部分由其他因素造成,医疗过失行为起轻微作用。

2. 医疗差错、事故分级   医疗差错,事故纠纷,均属医疗缺陷范畴,一般系指在诊疗护理活动中发生技术、服务、管理等方面的不完善或过失。差错事故是影响医疗、护理质量的重要因素,关系到病人疾苦和生命安危,因此护理人员必须加强责任,认真执行各项规章制度,严防差错事故的发生,并要加强管理,及时总结经验教训,保证医疗护理质量。

1) 差错的分类及评定标准

Ⅰ类差错   定义:在护理工作中,由于责任心不强,查对不严,违反操作规程或技术水平低等原因所造成的错误,给病人造成痛苦,延长治疗时间,增加经济负担,但未造成死亡、残废和组织器官损伤导致功能障碍的,为Ⅰ类差错(严重差错)。

举例：

(1) 对危重病人观察不仔细,发现问题不及时通知医师,贻误治疗。

(2) 应用特殊药物,如洋地黄、麻醉药、胰岛素、氯化钾等,因注射方法或剂量不正确而发生反应者。

(3) 查对不严,以致输入有真菌(肉眼所见)的液体、异型血或错注青霉素或未做皮试注射青霉素,发生不同程度反应者,但未造成严重后果。

(4) 昏迷、重危病人及小儿坠床,造成头部血肿、骨折、颅脑损伤等。

(5) 热疗或保暖造成的灼伤,灼伤占体表面积>0.25%,深度或浅Ⅱ度以上。

(6) 护理不周发生Ⅱ度压疮。

(7) 使用未消毒的器械或消毒过期的器械施行手术,产生一定后果者。

(8) 各种穿刺、活检、特殊化验标本取错、损坏或遗失。

(9) 出院时抱错婴儿,出院后纠正的。

(10) 其他相当于上列情形者。

Ⅱ类差错　定义:由于护理人员在工作中的错误,造成病人一般性痛苦或错误性质虽严重,但未造成病人任何不良反应者。

举例：

(1) 错服、漏服重要药物。

(2) 漏做药物过敏试验,用药后无不良反应者。

(3) 因护理不当,发生占体表面积<0.25%的灼伤,在短期内治愈者。

(4) 抱错婴儿,在医院内纠正的。

(5) 误发或漏发各种治疗饮食,尚不至于影响治疗的,术前准备不当而延误手术者。

(6) 使用消毒过期手术包施行手术,未发生不良后果者。

(7) 其他相当于上列情形者。

Ⅲ类差错　定义:护理工作中发生的一般性错误,不直接影响治疗也未造成病人任何痛苦的。

举例：

(1) 遗漏一般性的治疗及发错一般性药物。

(2) 其他相当于上列情况者。

2) 医疗事故分级　具体分级标准由国务院卫生行政部门制订。

(1) 一级医疗事故:造成病人死亡、重度残疾的。

(2) 二级医疗事故:造成病人中度残疾、器官组织损伤导致严重功能障碍的。

(3) 三级医疗事故:造成病人轻度残疾、器官组织损伤导致一般功能障碍的。

(4) 四级医疗事故:造成病人明显人身损害的其他后果的。

3. 护理质量缺陷的原因

(1) 护理人员责任心与技术水平　护理人员的责任心不强,有规章制度不遵守或无规章制度可遵守,技术水平、临床经验、思想情绪等因素是造成护理质量缺陷的主要原因。

（2）护理服务的基础条件　护理基本设施、病室布局、护理工作质量、医疗护理的配合和协调是发生护理质量缺陷的客观原因。护理工作量大，护士超负荷工作，必然造成接受信息迟缓、反应减慢、疲倦和精力分散。

（3）服务对象对护理的期望值　服务对象对护理服务的期望值太高，护士、病人之间缺乏沟通，理解与谅解不够与客观现实相比存在一定差距导致不满情绪。

4. 护理质量缺陷的预防

（1）加强教育　各级护理管理者要经常组织护理人员学习各种质量标准，严格按质量标准执行各种护理工作，避免有章不循，工作敷衍的思想，培养护士严谨的工作作风。

（2）增强自我保护意识，严格依法施护　护理人员首先必须自学以法律法规规范自己的言行，严格执行护理法。护理法是关于所护理人员的资格权利、责任和行为规范的法律与法规，它对护理工作有约束、监督和指导作用。护理人员在实际工作中认真执行各项规章制度，严格遵守劳动纪律，做到"四要"，即解释病情要科学，签字手续要完善，执行制度要严格，说话办事要谨慎，对每项治疗、护理、医嘱、操作规程，不仅要知其然，还要知其所以然。

（3）加强护理风险管理，确保医疗护理安全　医疗护理工作是一个高风险的职业。医院内病人在诊疗过程中发生一切不安全事件，均称为风险。任何临床活动甚至极为简单或看似微不足道的临床活动都带有风险性。所有的医疗程序都是风险与效益并存的，管理者要充分认识护理风险管理的必要性和重要性，通过加强风险管理，建立有效的管理机制，采取及时有效的措施，才能减少护理缺陷的发生。

（4）加强业务学习，提高理论水平　不断加强业务理论知识学习，可提高护理人员对病情分析判断力，提高应急能力，可通过组织病历讨论、业务查房、命案专题讨论、本科室容易发生护理缺陷薄弱环节分析讨论，提高大家理论水平，避免差错的发生。

（5）改善服务质量　很多医疗纠纷是与护理人员服务态度有关，提高护理人员服务意识，树立以病人为中心的人性服务意识，对于不同的服务对象均要一视同仁，善待每位病人，甚至要容忍某些无礼的行为，护士的高尚品格正是体现在对病人的态度上，护理工作的伟大也正是体现于护士对所有病人热情周到的服务。

（6）改善护理工作条件　对于超负荷的护理工作，各级护理主管人员一定引起高度重视，适当增加人员，切忌让护士透支体力、精力，甚至透支健康。另外注意医护人员之间相互协调与配合，护理人员之间相互配合，互相协作，一旦有隐患时互相提醒，避免差错事故的发生。

（7）注重护士个人素质修养　护理人员具有平静的心态，稳定的情绪，良好的自我调节能力，是做好护理工作的心理基础，直接关系到工作的热情、注意力和思维能力的发挥，也是护理人员提高工作准确性和效率所需的心态。除了先天性因素外，一个人的心理素质更多的是由后天的教育、培养、磨练、自我修养而决定的。因此，管理者要注重培养护理人员的情商，使每一位护士能够做到：把握角色转换，把个人情感调整至与工作相适应的状态中，决不能把社会、家庭角色中的负性情绪转移到对病人的服务态度和工作中去；避免干扰思维信息，保持注意力高度集中，排除内源及外源的各种干扰因素，以强烈的责任感和事业心投入护理工作。

（8）建立差错事故登记上报制度　各科室要建立差错、事故登记本，由本人或发现者及时登记发生差错、事故的经过、原因、后果。小差错要及时登记、大差错要及时上报护理部,利于领导协助解决。发生差错、事故后,要积极采取抢救措施,以减少或消除由于差错、事故所造成的影响及不良后果。发生严重差错或事故后各种有关记录、检验报告及造成事故的药品、器械等均妥善保管,不得擅自涂改、销毁,以准备鉴定。护理部定期组织护士长分析差错、事故发生的原因,必要时向全院通报,提高护理人员的警惕性,避免类似事件的再次发生,并提出防范措施。

5. 护理质量缺陷的处理

(1)病人投诉的处理　当病人因不满而投诉时,首先要耐心接待、认真受理并记录;其次,采取纠纷措施,如解释说明、向病人道歉等;第三,对投诉问题进行调查、了解其原因,评估问题严重性,分清责任,向病人有一个恰当的交待,必要时做出适当补偿;第四,采取长效纠正措施,防止问题再次发生;第五,跟踪调查。

(2)医疗事故的处理　医疗机构有义务正确地处理医疗事故,保护医患双方的合法权益,把医疗事故造成的损害减小到最低程度。要正确、及时、稳妥地处理医疗事故。首先,必须制定处理医疗事故预案,处理医疗事故的预案是指在出现医疗事故后明确处置医疗事故、防止损害扩大的领导机构和具体工作的相关部门,以及各部门的职责和应采取的措施的一种方案;其次,按照程序处理医疗事故。

(杜　娟)

思考题

1. 请解释质量管理、护理质量管理的定义。
2. 请说出护理质量管理的原则和方法。
3. 请简述护理质量评价的内容和统计方法。

第八章　护理业务技术管理

学习目标

1. 能准确说出循证护理、临床路径、技术循环管理的概念；
2. 能简述护理业务技术工作体系，护理业务技术管理的意义和特点；
3. 能阐述护理业务技术的制度化管理；
4. 能说出基础护理管理和专科护理管理的主要措施。

护理工作的服务对象是病人，除了需要有良好的服务态度外，更需要有专业的护理技术服务。护理技术水平在某种意义上讲，对提高护理质量具有决定性作用，而护理技术水平的提高必须靠技术管理。只有对护理工作实行科学的管理，才能调动和发挥护理人员的积极性，合理使用技术力量，密切协同配合，从而提高护理工作质量和效率。

第一节　护理业务技术管理概述

护理业务技术管理是护理管理的重要组成部分、护理管理的核心，也是衡量医院护理管理水平的重要标志。在以病人为中心、以护理人员为主要对象的现代护理管理中，护理业务技术管理水平的高低直接影响着护理服务效率和效果。

一、护理业务技术管理的概念

护理业务技术管理就是对护理工作的业务技术活动进行计划、组织、协调和控制，使这些技术能准确、及时、安全、有效地用于临床，以达到高质量、高效率的管理目标。护理业务技术管理的研究对象是医院基础护理工作和各不同专业护理工作的任务、特点、主要内容、技术要求和组织实施方法。护士是护理业务技术工作的具体实施者，对运作过程负有管理责任，积极参与业务技术的管理，认真贯彻各项管理指标，是履行护士职责的重要内容。

二、护理业务技术的工作体系

1. 护理业务工作方式　护理工作方式是随着医学模式的变化、护理专业水平的提高而发展变化的，护理模式的建立和护理服务方式的发展又反过来促进护理专业水平的提高。

（1）功能制护理　这种护理方式最初形成于 20 世纪 30 年代，采取的是工业上大规模流水作业方法，主要是依据生物学医学模式将护理工作内容进行分工，如生活护理护士、治疗护士、办公室护士等，以完成各项临床和常规的基础护理为主要工作内容。这种模式下，护士分工明确,易于组织管理、节省人力。但不足的是对病人的各种护理是相互分离的、间断的,没有考虑到病人是一个整体的人,没有人关心其心理、社会方面的需要是否被满足。护士也因分工的限制而被动、机械性地工作,很难发挥主动性和创造性。

（2）小组护理　将病人分成20人左右一组,护士分成5~8名一组,由小组长制订护理计划,安排小组成员去完成任务及实现确定目标。这种方式特点是:病人数量减少,护士相对固定,护士的工作满意度提高。但由于这种方式是一组护士护理一组病人,有功能制护理缩小化的痕迹。

（3）个案护理　由专人负责实施整体护理,1名护士护理1位病人。适用于抢救病人或某些特殊病人,也有助于临床教学。这种护理方式,护士责任明确,能掌握病人的全面情况,进行整体护理,但耗费人力,而且由于护士轮换频繁,无专人负责,护理缺乏连贯性。

（4）责任制护理　责任制护理是在20世纪70年代医学模式转变过程中发展起来的,80年代我国一些大医院也开始试行,但由于条件所限没能推广下去。其特点是以病人为中心,每个病人有1名责任护士负责,提供从入院到出院有计划、有目标的身心整体护理。责任护士以护理程序为基本工作方法,对病人及其家庭进行生理、心理和社会等全面评估,与病人共同制定护理计划,对病人实施24小时的负责制护理,同时还要对护理结果进行评价,并给病人提供出院指导。这种护理方式的优点:病人和家庭对护理工作的满意度高,护士工作的责任感和自主性增强,护士对自己的工作有成就感,同时可促进护理知识的积累,推动专业化进程。但是,责任制护理对责任护士要求很高,且文字记录书写任务较重,人员需要也较多。

（5）整体护理　整体护理是以现代护理观为指导,以护理程序为框架,根据病人的生理、心理、社会、文化等需要,提供适合病人需要的最佳护理。它是在以病人为中心的护理思想影响下出现的护理观点与护理方式。这种护理方式是在制订指导临床实践的护理哲理、制定护士的职责条文和评价标准、制订病房护理人员的组织结构、制订护理业务品质保证和评价系统、设置各种护理表格,以及在编制《标准护理计划》和《标准健康教育计划》的前提下,同时建立健全医院的各种支持系统,为护理工作创造良好的工作环境,承担起非专业性、非技术性,常规性的工作,如药物分发、物质供应、通讯联络、标本运送、物品管理等,使护士从大量的非专业性工作中解脱出来,从而在病历书写上,重点突出、简明扼要,增强了直接护理病人的时间,达到了提高护理质量的目的。这是一种病人满意度高的护理方式,但是也要有足够的护理人员,才能名副其实。

综上所述,各种护理方式都有各自的特点。医院和病房要根据自己的具体条件,包括病人的情况、护理工作量、护士人数、护士的知识水平和工作能力等因素选择合适的护理工作方式。

2. 护理程序　护理程序一词是1955年由Lydia首先提出,她认为护理工作是"按程序进行的工作"。1973年北美护理诊断协会第一次会议之后,护理程序由以往的四个步骤成为目前的五步,即评估、诊断、计划、实施、评价。

（1）评估　是指有组织地、系统地收集资料和分析整理资料。评估的根本目的是找出护理对象存在的健康问题。评估是护理程序的第一步,资料收集的是否完整和正确直接影响到做出护理诊断、制定护理计划的准确性,因而评估是非常重要的一步。

（2）护理诊断　是关于个人、家庭、社区对现存的或潜在的健康问题或生命过程的反应的一种临床判断,是护士为达到预期结果选择护理措施的基础。我国目前使用的就是NANDA

认可的护理诊断。护理诊断是由名称、定义、诊断依据、相关因素四部分组成。护理诊断的类型有现存的、有危险的、健康的。护理诊断的陈述结构要素有健康问题、症状或体征、原因三个方面。

（3）**计划** 是护理过程中的具体决策。护理计划作为一种护理方案，为临床实践提供了科学依据，在其指导下才能保证护理工作能有组织地进行。包括排列护理诊断顺序、制定目标、制定护理措施、构成护理计划。

（4）**实施** 是执行护理计划，实现护理目标的过程。所有的护理诊断都要通过实施各种护理措施得以解决。

（5）**评价** 是将病人的健康状态与护理计划中预定的目标进行比较并作出判断的过程。评价是护理程序的第五步，但实际上它贯穿于护理程序的各个步骤。评价虽然位于程序的最后一步，但并不意味着护理程序的结束，相反，通过评价发现新问题、作出新诊断和计划，或对以往的方案进行修改，而使护理程序循环往复地进行下去。

3. 循证护理 循证护理也称实证护理，是循证医学的一个分支，其核心是使以经验为基础的传统护理向以科学为依据的、有据可循的现代护理发展。它是一种观念，如同整体护理一样，现正逐渐深入到护理工作的各个领域。

1）**循证护理概述** 循证护理可以简单地理解为循求证据的护理，指慎重、准确、明智地应用当前所获得的最好的研究依据即最可靠的科学证据，并根据护理人员的个人技能和临床经验，考虑病人的价值、愿望和实际情况，通过三者的结合制订完整的护理方案。

循证护理包含 3 个要素：①可利用的、最适宜的护理研究依据；②护理人员的个人技能和临床经验；③病人的实际情况、价值观和愿望。"以病人为中心"的服务模式，从病人的实际情况出发，同样也是循证护理的基本出发点。

2）**循证护理步骤**

（1）**提出问题** 利用评价思维的方式来发现病人急需解决的问题。临床问题可来自以下几个方面：①病因问题，如为什么昏迷病人吸痰时易发生缺氧；②护理诊断问题，如如何对并发缺氧的病人作出确切的判断；③疾病预防问题，如评价吸痰前后不同浓度的氧气吸入对预防缺氧发生的效果；④治疗问题，如评价不同的护理方式对预防缺氧的效果。

（2）**寻找最佳证据** 针对所提出的问题，到相关的期刊、因特网和资料数据库检索寻找证据。

（3）**文献评价** 评价检索文献的真实性、可靠性。可分为 5 级：1 级，强有力的证据，来自于设计严谨的随机对照试验（RCT）的系统评价；2 级，强有力的证据，来源于适当样本量、合理设计的 RCT；3 级，证据来自于非随机的、设计严谨的试验；4 级，证据来自于多中心或研究小组设计的非试验性研究；5 级，专家意见。

（4）**选用最佳证据** 经过对证据质量的评价后，认为可靠且又适用于病人，在取得病人的同意后将最佳证据应用于病人。

（5）**总结和提高** 在运用证据的过程中需要严密的观察并科学评价使用效果，不断总结经验。这是丰富和增添证据的过程，也是不断提高自身素质和科研能力的过程。

循证护理是护理领域的新视点、新思维、新观点，为了让护理人员在实践中去探索，去尝试，去指导护理工作，护理人员必须掌握并应用循证护理的基本理论与方法，准确搜索证据，遵循科学证据,使护理真正成为一门以研究为基础的专业。

4. 临床路径 临床路径是旨在提高医疗、护理质量的工具表,其内容包括从病人入院到出院期间需进行的检查、化验、医生和护士的说明、围手术期所进行的处置、术后饮食指导、出院指导等大量信息,涉及到的相关人员除医生和护士外,还有营养师、药剂师、护理助手以及病人本人等,以计划表的形式并辅以形象的图标,使应用者对诊治计划一目了然。

1) 临床路径概述 与传统管理模式相比,临床路径在提高医疗护理质量的同时,提高了团队协作精神,增加了病人本身的介入,使医疗护理更加合理化、人性化。临床路径是目前发达国家不可缺少的医疗工具,作为现代化医院管理模式风靡于欧美和日本。美国在 20 世纪 80 年代后期,医疗保险的支付方式发生了变化,由传统的消费支付方式转变为根据疾病的诊断类别、事前设定的预期结果、预期的服务和住院日数为基准的支付方式。临床路径正是在此背景下从缩短住院时间、控制医疗费用的立场出发而建立的管理方式并迅速得到普及应用。

2) 临床路径的步骤

(1) 收集资料、充分循证 临床路径实施小组根据病种选择原则,选出拟实施临床路径的病种,全面收集该病种的相关资料并对这些资料进行充分循证,资料要客观、丰富、全面,以保证制定的临床路径的科学性。需要收集的资料应包括近些年来本医院该病种病人的平均住院日,该病种的治疗、护理、辅助检查、化验、用药等常规性的信息,该病种可能发生的并发症、医疗费用(含成本/效益比)等信息,运用循证医学的理念,检索国内外医学资料中报道的该病种医疗、护理、检查、用药等最新进展。资料收集完成以后,临床路径实施小组集体对这些资料进行归类、讨论和分析,以时间为序对整个诊疗护理活动进行描述,拟订出临床路径文本的初步框架和内容。

(2) 制订临床路径 临床路径指导小组根据科室临床路径实施小组草拟的临床路径文本,对其资料收集、信息提取、循证情况、基本项目框架、路径的内容等进行核查和论证,并提出修改建议,与临床路径实施小组的成员达成共识后,对临床路径的文本进一步完善,直至定稿。为了促进医患交流,在制订医师用的临床路径的同时,最好同时制订病人用的临床路径,在病人入院时发给病人及其家属,这样可以帮助病人及其家属了解病人的医疗护理、康复过程和预期的结果,不仅能促进病人及其家属积极配合医院的工作,而且医院也能得到病人及其家属的监督,从而促进医疗质量的不断提高。

(3) 实施临床路径 临床一线的医师、护士是实施临床路径的主体,所以,他们的理解和配合至关重要。在实施临床路径之前,除了要使他们理解实施路径的重要意义之外,还要对他们进行专门的培训,使他们掌握路径运行过程中各种情况的处理方法,比如文本的填写、变异的处理、各项治疗、护理措施的时间安排等。既可以保证临床路径的顺利实施,又可以使实施结果及效益评估具有较强的客观性、科学性和说服力。

(4) 临床路径的持续改进 临床路径作为一种新的医疗质量管理办法,同样符合管理学的一般规律。随着社会的发展、医学的进步以及我国对临床路径研究的进一步深入,需要根据PDCA 循环的原理,对临床路径进行不断的持续改进。临床路径的目标是为病人提供最佳的服务,因此,要定期地根据其实施过程中遇到的问题以及国内外最新进展,结合本医院实际,及时加以修改、补充和完善。

（5）临床路径的监测及评价　监测和评价是不断改进临床路径，增强实施效果的重要途径。通过监测和评价，一方面可以及时发现和解决路径实施过程中存在的问题；另一方面，还可以对临床路径的科学性、合理性和有效性进行验证，通过持续收集临床路径应用过程中的有关信息，可以动态地监控临床路径的实施情况，并对其进行系统的、全面的分析。在评价时应重点考虑能客观反映该病种医护质量、效率、效益指标以及病人满意度等几个方面的内容，对病人的住院时间、医疗转归、治疗效果、平均医疗费用、病人满意度等指标进行统计分析，运用统计学等方法，对临床路径运用于临床诊疗过程的效果进行综合评价。评价的结果应及时反馈给临床路径实施小组，以便于临床一线及时根据监测和评价的结果对临床路径进行适当调整。

3）临床路径的作用　临床路径有多种功能和作用，主要是使医疗护理标准化，改善医疗护理质量。高水平的医疗护理标准化、循证医疗、护理的采用，有利于以病人为中心的医疗和护理；提高病人的满意度；提高病人自身管理意识；充实病情告知，病人自己可利用临床路径所提供的详细医疗计划和信息充分了解自己的病情；提高医疗效率，使医疗合理化、省力化，术前、术后管理的系统化；推动团队医疗，加强医务工作人员之间的沟通；增强安全管理，避免医疗差错；缩短住院时间；节约医疗费用和资源；改变全体工作人员的观念等。由于有了统一的临床路径，医务人员可根据临床路径提供有计划性的标准医疗和护理，医嘱、记录系统的简略化等，一定程度上减轻了医生、护士工作量；减少因疏忽所致误差，即使医生、护士换班后也可维持同样的医疗和护理。同时也使医生、护士以及相关人员的责任分担明确；偏离标准后易于发现，可以及早对症处理；依据临床路径的制定、实施，使医务人员的协调性增高；可以利用此对新就业人员、学生进行教育和指导；易于归纳、整理各种临床资料。临床路径的特点是不仅从医生、护士的立场，而且从病人、其他工作人员的立场重新对医疗护理进行认识和评价。

4）问题与展望　有人指出，一旦有了临床路径，医务人员就有了依赖思想，变成了不善思考的医生和护士，这需要医务工作者科学对待，医院管理者要充分调动医护人员不断创新、探索、研究的积极性，避免消极地执行临床路径；也有人提到，一旦有了偏差，病人不安感增强，这需要工作人员通过耐心地解释、说明，获得病人的理解和配合；另外，有因住院时间缩短、病人满意度未提高等的意见。实际上，希望早期出院、早期回到工作岗位的病人数量呈增多趋势。以上这些情况是大家担心临床路径出现的负面影响。实际上，临床路径的应用是改善医疗、护理的持续活动。临床路径应用过程中，能促使医生努力提高自身的诊断技术，熟悉手术前后的管理；护士按照临床路径执行护理，在执行中发现偏差能及时与医疗团队的其他人员沟通，纠正偏差；药剂师、营养师等根据临床路径要求，同医生、护士互相协调；病人通过临床路径能够充分了解自己的病情，积极配合，最终使医疗护理质量提高，病人满意度提高。21世纪没有临床路径的医院将会被淘汰，顺应病人、社会和医院的自身需求，临床路径也成了不可缺少的工具。

三、护理业务技术管理的特点与要求

1. 护理业务技术管理的意义

（1）提高护理质量的重要保证　护理业务技术管理可以发挥护理人员的智能、技术和设备的最大效能,为提高护理质量提供保证。在医院工作中,护理工作占有重要地位,护士在医院卫生技术人员中占 50%。护理工作具有一定的独立性和主动性,是医院工作的一大支柱。护理工作的特点是具有技术性和时间性,完成护理工作不仅离不开知识的应用和基本的技术操作,而且各专科还有相对技术含量较高的专科护理技术,对基础护理和专科护理均有质量要求。因此,只有加强护理业务技术管理,使各项护理技术操作标准化、规范化。护士在护理病人的过程中将学到的知识、技术操作、护理常规、各项规章制度,观察病情的经验等运用于临床,使个人智能得以充分发挥,才能使病人得到及时、准确而有效的服务。其次,现代医疗设备的科技含量不断提高,通过加强新业务、新技术的管理才能保证新仪器设备的科学使用,使其发挥最大效能。再次,随着相关法律的不断健全,病人和家属的自我保护意识加强,更需要加强护理业务技术管理,以防范和杜绝医疗纠纷或差错、事故的发生。

(2) 医学科学管理发展的需要　随着医学科学的发展,新的医学科学技术的应用,高新医疗仪器设备广泛应用于临床,各种新的诊疗手段、新的业务的开展,以及先进医疗技术的引进,对护理工作的技术性提出了更高的要求,只有通过护理业务技术管理,才能保证护理人员在跨学科、多部门的相互合作中做到准确无误和协调一致。

(3) 护理技能教育培训的需要　医院是培养医护人员的重要基地,护理教育离不开临床实践。医院护理业务技术管理的水平直接影响着护理人员的技术水平,也影响着对护士的培养、教育与训练。因此,护理技术管理是培养合格、优秀护理人才的保证,也是护理事业发展的重要保证。

2. 护理业务技术管理的特点

(1) 科学性和技术性　护理学是一门独立的学科,它的理论知识、护理技术操作、护理程序等均以医学科学理论为依据,并有一定的质量标准要求。护理技术不是简单的生产工序,它是在全面掌握医学护理知识的基础上,经专门训练、反复实践而获得的一种技能,未经系统学习和专门训练的人不允许在病人身上进行技术操作。因而要加强护理人员的基本功训练和增加新技术引进。

(2) 责任性　护理技术工作的对象是病人,护理人员对恢复、维护和促进病人的健康负有责任。护理技术工作一旦发生失误,可能会增加病人的痛苦,甚至造成残疾乃至死亡。因此,不论从医学道德上或法律上都要强调其责任性。管理上要加强护理人员的责任心教育,健全各种岗位责任制。

(3) 服务性　护理工作是为病人提供护理服务的,应当树立全心全意为病人服务的思想,以病人利益为重。护理业务技术管理要明确为谁服务的问题,为了练技术而不顾病人痛苦,或只顾经济效益不管病人利益的行为都是不允许的。

(4) 社会性和集体性　医疗护理技术管理受社会环境、人际关系等各方面因素影响,而且受经济规律制约。同时,由于现代医学的发展,医院中的各种工作不可能由一个人去完成,而是需要多学科、多部门的相互配合与密切协作,护理业务技术管理必须协调好内部和外部的关系。

3. 护理业务技术管理的内容　护理工作的对象是只有一次生命的人,要求所实施的技术手段必须是安全、可靠、先进的,医护间要协调好,工作要及时、连续不断。技术管理要充分发挥护理技术力量和仪器设备的效能,使护理工作逐步做到管理制度化,工作规范化,操作程序化,更好地为病人服务。因此,护理业务技术管理需要从基础护理、专科所理等多个方面进行。护理业务技术管理工作就是要建立全面的护理技术质量保障系统,使护理技术真正的服务于病人,从而减轻病人痛苦,促进病人康复。

4. 护理业务技术管理的要求

(1)护理部应组织护理技术管理领导小组,此小组由各级护理业务技术骨干组成,负责组织全院护士的业务学术活动、护理科研及业务、技术的引进、开发和运用,并进行资料积累,不断提高护士的业务技术水平和学术水平。

(2)建立资料情报网,收集有关医疗护理的资料,了解国内外医疗护理技术发展的新动态,并对院内开展的业务、技术作详细的记录、分类、存档。

(3)护理部要组织各科协作,开展业务、技术,必要时成立专业协作组,共同制订工作计划,讨论管理制度、人员分工、物资准备等,使新技术得到普及提高。

(4)业务、技术在开展过程中要不断总结经验,反复实践,逐步掌握规律,改进操作方法,修订管理制度,制订操作规程和护理常规。

(5)对仪器、设备,应由熟悉仪器性能和操作方法的专人负责应用和保管,并建立档案,定期检查、维修,充分发挥仪器效能,延长仪器使用时间。

(6)护理部要经常深入基层,了解情况,分析影响护理质量的潜在因素,协助护士长及时修改护理方案。

(7)对研究革新成功的护理技术及操作工具,经护理技术领导小组或院内有关部门鉴定后,方可推广应用。

四、护理业务技术管理的计算机应用

(1)计算机处理医嘱 病人入住医院后,病房工作站计算机即可进行医嘱处理。医生输入医嘱信息后,计算机可自动将医嘱分类,生成各种治疗单、医嘱清单,并且可以查对、重整、显示并打印出来,方便医护人员工作,同时节约时间,提高工作效率。

(2)计算机存储护理文件 使用计算机管理系统,将所需的信息输入并确保无误,即可按照所设计的程序输出字体清晰、格式规整的资料及清单,使文件书写规范化、标准化。如病人入出院、床位的更换、病情变化、治疗措施、用药情况、治疗效果、各种化验检查、饮食管理等均可在系统内详细记录数据和资料,并形成医疗护理文件。

(3)计算机重症监护 临床护理的许多内容均可利用计算机监控系统来完成,如观察生命体征,应用监护系统对人体重要的生理参数进行监测,并收集、贮存、显示、分析和控制,既可用于单人床旁监护,又可多人集中监控。当生理参数出现异常时,可以及时提示并自动地采取措施,如输液量过多时,会加重心脏负担,则中心静脉压升高,此时,监控系统能按程序规定控制输注泵的输注速度。计算机控制在重症监护中的应用,在有利于危重病人康复的同时,也减轻了医护人员的工作量,提高了工作效率,保证了监护质量。

(4)计算机辅助护理诊断系统 计算机辅助护理诊断系统主要功能是辅助护理病情资料

采集,作出护理诊断和自动生成护理计划。系统可根据个体差异,提出不同的护理诊断方案并制定相应的护理计划。

（5）病人咨询、宣教　病人可利用床边终端或病房公用终端了解当日护理计划、医疗安排以及有关治疗的解释和演示,也可咨询有关医疗、护理知识。

（6）护理质量控制　输入质量检查中相关临床护理信息,积累护理执行情况有关资料,并通过计算机输出质量状况的判断,保证计划的落实。

（7）护理技术教学、培训　建立教学软件及题库,辅助护理人员学习、模拟考试、知识竞赛、生成试卷等;储存教学查房中的典型病例及讨论分析记录;教学管理中的计划、统计报表、学生考核记录、教学质量等资料的储存、查询等。

（8）护理科研　护理科研必须依靠计算机的运用,包括计算机文献检索、资料储存、统计学处理等,可使护理研究准确、全面,更为科学及提高效率等。

（9）其他　在护理技术档案管理、病房管理、医院中心供应等方面,计算机也发挥着相应作用。

第二节　护理业务技术的制度化管理

护理工作的制度化管理是护理管理中重要内容。护理工作的各项规章制度反映了护理工作的客观规律性,是实践经验的总结。严格贯彻规章制度,不仅能杜绝医疗、护理事故和差错,确保医疗、护理质量,同时有利于培养护士严谨的科学态度,严格的工作作风和严密的工作方法,使护理思维和行为方式更具有科学性和有效性。

护理工作特点是细致、复杂、涉及面广、专业技术性强,具有严格的时间性、连续性、衔接性和群体合作性。要做到对病人进行 24 小时不间断的治疗、护理和观察病情,加强科学的管理,就护理业务技术而言,必须建立完整、系统、有效、科学的规章制度,使各级护理人员有所遵循,使各班工作互相衔接、循序进行,达到工作规范化、管理制度化、操作常规化,确保病人的安全,不断地提高护理服务质量和工作效率。

一、制度化管理的特点及制订要求

1. 护理业务技术管理制度的特点

（1）规范性　护理规章制度对护理人员的行动具有普遍的约束力,是大家共同遵守的行为准则。它明确规定了护理工作人员的权力、义务,以及组织和个人应遵循的准则和方向,起到规范化、制度化的作用。

（2）强制性　规章制度体现了管理主体的意志和愿望,一经认定后要由强制力来保证实施,如有违反就要受到强制性纠正和惩罚,具有一定的法规性、制约性。

（3）平等性　规章制度贯彻执行的对象不是具体特定的某个人,而是一般的、抽象的特定群体或成员。在同样情况下要反复使用,具有普遍性与平等性。设立规章制度不能因人而异,一经公布,对组织和个人具有同等的约束力。

（4）稳定性　规章制度是经组织权力机构制订的,具有权威性和严肃性,必须保持其相应的稳定性,不得随意修改。如要修改,须经组织权力机构按一定程序和原则进行。在新规章制度实行前,原有规章制度仍有效。新旧制度应保持一定的连续性,并与同期其他政策规定保持相对的一致性。

(5)**两重性** 两重性是指任何事物都具有两种不同的性质。规章制度的两重性指的是所发挥的作用具有两方面不同的性质,这两方面往往紧密地联系在一起,相互影响、相互制约。规章制度功能两重性的表现有:自然属性和社会属性;科学性和局限性;积极性和消极性。

2. 护理业务技术管理制度的类别 护理业务技术管理制度是根据专业特点和业务技术管理要求而制订的,分为岗位责任制、一般护理管理制度及有关护理业务部门的工作制度。

(1)**岗位责任制** 岗位责任制是医院管理中的重要制度之一。它明确各级护理人员的职责和任务,做到事事有人管、人人有专责、办事有标准、工作有检查,既有分工又有协作,保证部门、科室及个人具有科学、合理、有效的工作秩序,完成护理的目标和任务。护理工作岗位责任制对各级护理管理人员和各级护理人员的业务技术管理职责做出明确规定,落实岗位责任制,可以保证护理工作的顺利进行,减少护理业务技术差错,杜绝护理业务技术事故的发生。

(2)**一般管理制度** 一般管理制度是护理行政管理部门和各科室护理人员需共同执行的工作制度,是保证医疗、护理质量的关键性制度。它主要包括有病人出、入院制度,分级护理制度,值班和交接班制度,护理查房制度,药品及仪器管理制度,查对制度,差错事故管理制度,报表制度,护理技术信息交流制度,护理业务学习、总结、考核制度,护理文件管理制度,进修护士管理制度、健康教育制度等。

(3)**业务部门工作制度** 护理业务部门的工作制度是指该部门各级护理人员需共同遵守和执行的有关工作制度,主要包括病房管理制度、急诊室工作制度、手术室工作制度、分娩室工作制度、新生儿室工作制度、供应室工作制度、治疗室和换药室及监护室等部门工作制度等。

3. 护理业务技术管理制度制订要求

(1)**加强理论研究** 制订或修订规章制度,应具有一定的理论修养、政策水平、知识结构和思维能力。要提高对规章制度的认识和理论水平,认识其本质、种类、功能、特点等,以及科学地制订和有效自觉地贯彻执行,减少盲目性。

(2)**掌握目的原则** 建立任何护理管理制度,首先应该围绕着以病人为中心的指导思想,以从病人的利益出发为原则,通过细致的调查研究,特别是对新开展的业务技术项目,要了解该项工作的全过程和终末质量要求,此岗位人员应具备的条件和职责,综合考虑并制订出切实可行的制度。

(3)**文字准确简练** 护理制度种类繁多,而各项制度均需各级护理人员掌握、遵照执行。为了便于论证、理解掌握,文字力求简短、条理,但内容要完善,职责要分明。

(4)**体现民主参与** 护理管理制度是长期护理工作的经验总结,制定新的制度或修改旧的制度应该是管理者和执行者共同参与,既可集思广益,又有利于贯彻执行,使其具有群众基础。有条件时建立由不同层次护理人员参加的专门组织,通过有组织的酝酿,并聘请具有实践经验的人员提出取舍意见。

（5）遵循制订程序　在制订规章制度时，一般程序是：根据有关要求提出初步草案；由主管部门组织有关人员讨论、补充、试行；在总结的基础上再修改、完善；交决策部门审核批准；颁布执行。

4. 护理业务技术管理制度的实施

（1）重教育　加强思想品德教育，提高执行各项规章制度的自觉性。定期组织各级护理人员学习，特别是对于新参加工作和进修、实习人员，有必要进行集中学习，使其掌握各项规章制度的内容和要求，充分认识其重要性，树立良好的工作作风和认真负责的态度。护理规章制度是护理工作的法规，因此，人人有责按规章制度行事；个个有权监督违章者。

（2）重培训　加强护理人员的"三基"训练，掌握护理学科及相关学科的新进展，明确各项制度的科学根据，保证制度实施的完整性和准确性。

（3）设备保障　保证仪器、设备、物资、材料的供应和水电气的供应与设备的维修，创造有利于病人治疗、康复的环境，以保证护理制度的贯彻落实。

（4）严格管理、监督指导　规章制度是组织的纪律，是各级组织促使其成员克制个人欲望，努力共同完成任务目标的特殊需要因素。贯彻实施时要一丝不苟，持之以恒，杜绝有章不循，对违反制度造成不良后果者及时给予严肃处理。

（5）各方协调、配套应用　医院是一个有机整体，医、护、技、工、休之间要密切配合、互相支持，行为动作保持统一，避免人力、物力、环境等因素的干扰，才有利于规章制度的全面落实。共同为贯彻科学规章制度和实现组织目标而努力。

二、常用护理业务技术管理制度

护理规章制度涉及的面很广，下面只列举与护理业务技术管理密切相关的几项常用规章制度，如交接班制度、各项查对制度、分级护理制度、抢救工作制度、隔离消毒制度等。

1. 交接班制度　交接班制度是指医护人员在轮流值班过程中交接病人情况的一种医疗护理制度。交接班制度是保证临床医疗和护理计划、病情观察昼夜连续进行的一项措施。护理人员必须严肃认真一丝不苟地贯彻执行。

1）交接班要求

（1）护理人员必须忠于职守，保证各项医疗、护理计划准确及时地实施。交接人员应查看病房是否达到清洁、整齐、安静、舒适、安全及各项制度落实情况。

（2）值班人员必须在交班前写好交班报告、各种护理记录，完成各项护理任务，处理好用过的物品，为下一班备好必要的物品。重要病情如病情变化、抢救过程、特殊治疗和检查以及需要连续观察的病情和疗效等必须详细交代。

（3）每班必须按规定时间交接。接班者需提前到病区，阅读交班报告和医嘱本，并听取交班者的口头报告。交班护士应仔细填写交班报告，辅以口头重点交待，重症病人的病情、皮肤护理等应在床边交接，必要时接班护士应检查病人局部受压情况。凡交待不清或有疑问处，应当立即询问清楚。

（4）交接过程中如发现病情变化、治疗或护理计划未完成、物品数目不符等情况，应立即采取措施。接班时发现的问题由交班者负责,接班后发现的问题由接班者负责。

(5) 白班交班报告由白班护士书写,夜班交班报告分别由大、小夜班护士书写,如系进修护士或实习护士写的交班报告,应由带教老师或护士长审阅、修改并签名。

(6) 书写交班报告要求各栏目填写齐全、准确、无误,陈述内容要简明扼要、重点突出、顺序正确,运用医学术语,字迹工整、清晰,卷面整洁。

2) 交接班的内容

(1) 病人总数,出入院、转院、转科、手术、分娩、死亡人数。

(2) 新入院、抢救、病危以及大手术前后或特殊治疗、特殊检查、病情变化及心理活动复杂的病人情况。

(3) 医嘱或医疗、护理计划执行情况;危重病人出入量记录或护理记录,以及各种检查标本采集及各项工作完成情况。

(4) 查看生活不能自理病人基础护理的完成情况,如是否发生压疮,各种引流管的位置是否正确、管道是否通畅、清洁卫生情况等。

(5) 清点剧毒、麻醉、贵重、限量、常备药品的数量和器械、仪器等的交接,确认无误后,交接人员双方签字。

3) 交接班的方式

(1) 每日晨集体(早会)交接   先由夜班护士详细报告前一天病人的出入院人数、病情变化、医嘱执行情况等,再由护士长根据需要进行补充、小结,并扼要布置当天的护理工作,然后带领夜班、当日在班护士巡视病房,进行床边交接。

(2) 晚(夜班)、中午班交接   通常采用书面报告与床边交接相结合的形式进行。

2. 查对制度   查对制度是杜绝护理差错、事故,保证医疗、护理安全的重要措施。

1) 医嘱查对制度   ①转抄和处理医嘱应做到每班查对。转抄和处理医嘱者,查对者,均签全名;②临时医嘱应记录具体时间,对有疑问的医嘱必须问清楚后,方可执行;③抢救病人时,医生下达的口头医嘱,执行者必须复诵一遍,待医生确定无误后,方可执行;④用过的空安瓿,须经两人核对后再弃去;整理医嘱执行单、治疗单、服药单后,须经两人查对;⑤护士长每周总查对医嘱两次。

2) 服药、注射、输液查对制度

(1) 服药、注射、输液必须严格执行"三查七对"。三查:服药、注射、输液前查,服药、注射、输液中查,服药、注射、输液后查。七对:对床号、姓名、药名、剂量、浓度、执行时间和方法。

(2) 备药前要检查药品质量,注意水剂、片剂有无变质,安瓿、针剂有无裂痕,瓶口有无松动,检查有效期和批号,如不符合标准或标签不清楚,不得使用。

(3) 药品备好后须经第二人核对后方可执行。

(4) 易致过敏药物,给药前应询问有无过敏史;已做过药敏试验并反应阴性者,第一次用药需再次观察局部,并做好过敏性休克的抢救准备。使用毒、麻、剧药时要反复核对。

(5) 为保持药效,药物溶解后不得放置时间过久,一般要现用现配;一次使用多种药物时注意配伍禁忌。

(6) 注射、输液或发口服药时,如病人提出疑问,应及时查清,如确系无误,向病人解释后再执行。

3) **输血查对制度** 严格执行"三查八对"。三查:查血液的有效期、血液的质量、血液的包装是否完好;八对:对姓名、床号、住院号、血袋号码、血型、交叉配血试验结果、血液的种类、血量。确认无误后签字、收血。输血前应与另一名护士再次进行核对,确定无误并检查无血液凝块后方可输血。输完血后血袋要保留,以备出现输血反应时查找原因。

4) **饮食查对制度** ①每日查对医嘱后,以饮食单为依据,核对病人床号、姓名及饮食种类;②开饭前,查对饮食单与饮食种类是否相符;③开饭时,再与床头卡片核对。

5) **手术病人查对制度** ①术前准备及接病人时,应查对病人床号、姓名、性别、年龄、诊断、手术名称、手术部位;②查手术名称及配血报告、术前用药、药物过敏试验结果等;③查无菌包灭菌指示剂,衡量灭菌效果,手术器械是否齐全;④凡深部组织或体腔手术,要在缝合前核对纱布、纱垫、器械、缝针的数目是否与术前相符,不相符者不能缝合;⑤手术取下的标本,应由护士与手术医师核对后,填写病理检验单送检。

6) **供应室查对制度** ①准备器械包时,要查对品名、数量、质量及清洁度;②发放无菌物品时,要查对名称、灭菌日期及灭菌效果;③回收物品时,要检查数量、质量、有无破损及清洁处理情况。

3. 分级护理制度

1) **特别护理** 护理对象:病情垂危,随时需要抢救的病人,如严重创伤、器官移植、大面积烧伤,以及某些严重内科疾患等 ICU 收治的病人;行各种复杂、疑难的大手术的病人,如冠状动脉搭桥术、脏器移植等。护理要求:安排专人 24 小时护理,严密观察病情及生命体征变化;制定护理计划,严格执行各项诊疗及护理措施,及时准确逐项填写特别护理记录;备好急救所需药品和用物;做好基础护理,严防并发症,确保病人安全。

2) **一级护理** 护理对象:重症病人、大手术后及需严格卧床休息的病人;各种出血、外伤、高热、昏迷、休克、肝肾功能衰竭的病人;瘫痪、惊厥、子痫、早产儿、晚期肿瘤等极度衰竭的病人。护理要求:每 15~30 分钟巡视病人 1 次,观察病情及生命体征变化;制订护理计划,严格执行各项诊疗、护理措施,及时准确填写特别护理记录;卧床休息,生活上给予周密照顾,做好基础护理,严防并发症,满足病人身心需要;做好病人健康教育。

3) **二级护理** 护理对象:病重及大手术后病情稳定、石膏固定或骨牵引生活不能完全自理的病人;年老体弱或慢性病须卧床休息的病人;病危期已过、失血停止、高热已退、昏迷已转清醒仍需要卧床休息的病人;普通手术后、轻型先兆子痫或会阴破裂缝合初期的病人。护理要求:每 1~2 小时巡视病人 1 次,观察病情;适当让病人做室内活动,生活上给予病人必要的协助;按护理常规护理;了解病人心理动态,给予必要的生活及心理护理,满足病人身心需要;做好病人健康教育。

4) **三级护理** 护理对象:病人病情较轻、生活能基本自理,如一般慢性病、疾病恢复期及手术前的准备阶段的病人等。护理要求:每日巡视病人 2 次,观察病情;按护理常规护理;给予卫生保健指导,督促病人遵守院规,了解病人的心理动态,满足病人身心需要;在护理人员指导下根据病情参加一些室内、外活动;做好病人健康教育。

4. 抢救工作制度 抢救工作要求迅速、准确、协调、有效,要求医护人员有高尚的医德情操、较高的专业水平和抢救技能,同时还有一套完整的抢救制度。这样才能保证在抢救工作中,有章可循,协调一致,发挥各级各类医护人员的集体效应,提高抢救质量和水平。

1) 组织形式及人员安排 抢救工作必须有组织有秩序地进行,才能忙而不乱,提高抢救效率。凡未设立抢救中心的单位,各科抢救工作应由科主任(或主治医师以上)和护士长(或主管护师以上职称)组织和指挥,并指派有一定临床经验和技术水平的医师和护士参加抢救。凡涉及法律纠纷,应及时报告有关部门。

2) 保证抢救用品的供应 为保证抢救工作的随时进行,抢救药品、器械、仪器设备等应常备不懈,专人保管,做到"五定":定数量品种、定点放置、定专人保管、定期消毒灭菌、定期检查维修。抢救物品一般不外借,以保证急用。参加抢救的医护人员必须熟练掌握各种器械、仪器的性能和使用方法。

3) 严格遵守抢救制度 ①参加抢救人员必须全力以赴,明确分工,紧密配合,听从指挥,坚守岗位,严格执行各项操作规程。在医师未到来之前,护理人员应根据病情及时给氧、吸痰、测量血压、行人工呼吸、胸外心脏按压、止血、配血、建立静脉通道等,并注意掌握诊断依据。②严密观察病情,并详细做护理记录;用药及时准确;根据病情就地抢救,待稳定后方可移动。③严格执行交接班和查对制度,昼夜应有专人护理。病人病情变化、抢救经过、各种用药都要详细的书面和口头交代,所用药品的空安瓿,须经两人核对无误后方可弃去,口头医嘱在执行时,应加以复诵。④病人的病情应及时与其家属或单位交代清楚。⑤抢救完毕,除做好抢救记录、登记和有关物品、用具消毒外,还需写好抢救小结,以便总结经验,提高抢救水平。

4) 抢救室工作要求 ①抢救室专为抢救病员设置,其他任何情况不得占用;②一切抢救药品、物品、器械、敷料均须放在指定位置,并有明显标记,不准任意挪用或外借;③药品、器械用后均需及时清理、消毒,消耗部分应及时补充,放回原处,以备再用;④每日核对1次物品,班班交接,做到账物相符;⑤无菌物品须注明灭菌日期,超过1周时重新灭菌;⑥每周须彻底清扫、消毒1次,室内禁止吸烟;⑦抢救时抢救人员要按岗定位,遵照各种疾病的抢救程序,进行工作;⑧每次抢救病员完毕后,要做现场评论和初步总结。

5. 隔离消毒制度

1) 一般隔离消毒要求 ①传染病房与一般病房(或其他建筑物)应当保持一定距离或有严密的隔离措施,以防止交叉感染。传染科、结核科和小儿科,均应设有单独的出入口。小儿科门诊,应设有专人进行预检,遇有传染病可疑者立即隔离。②医院的手术室、分娩室(产房)、婴儿室、传染病房、隔离观察室、血库、注射室、药剂制剂室、检验室、供应室以及可以成为传染源的处所等,均应有严格的消毒制度。医院的门诊和一般病房也应有定期的消毒制度。③传染病房应备有单人房间,以便收容需要观察的病员。④传染病员所住的病房,应按时进行消毒;用过的家具、器皿、被服、碗筷等用具必须经过严格消毒后再用。⑤传染病员的排泄物和分泌物,必须经过消毒或净化后再排入下水道。⑥工作人员进病房和门诊前,必须穿工作服,在传染病房应穿隔离衣、戴工作帽和口罩(条件许可时应穿特备胶鞋),但不得穿出传染病房。接触病员后应及时洗手。

2) 门诊防止交叉感染　①门诊发现传染病员时,必须按规定上报疫情。②在门诊或急诊室发现传染病或疑似传染病时应立即就地隔离,进行消毒,并根据情况将病人送入传染病院、传染病房或隔离病室。③传染病员离开或死亡后,室内床单等应一律更换,并进行终末消毒(方法视病种而定)。④传染病流行期间,设立临时检疫岗,对每一就诊病员,必须经过初步检查后才能挂号,可疑者进行隔离处理。⑤放射线科及理疗科应将门诊及病房病员的治疗和检查时间严格分开。⑥病员应在指定地区候诊、检查和治疗,不得在门诊各处走动,以防止交叉感染。⑦门诊应设肠道传染病员的专用厕所。

3) 住院防止交叉感染　住院病人进入病房前及住院期间应严格执行隔离消毒规定,防止交叉感染。

(1) 接诊室(住院处)　①病员进入病房前应根据情况沐浴或擦澡(危急病员须先行抢救,以后在病房内进行)、理发、剪指甲。②病员进入病房前应测体温,如遇发热的病员应判明发热原因,决定是否进入病房或入隔离室待查。③病员的服装应进行清洁处理,如条件许可,病员更换的鞋、袜、衣、裤不得与医院准备的干净服装接触。④无接诊室或住院处者可在进病房后当日进行卫生清洁工作。

(2) 病房　①病员在住院期间,如发现传染病,应按隔离消毒原则处理。②病房经常保持整洁,住院病员应按期沐浴或擦澡、理发、洗头和剪指甲等。③病人用过的便盆、便壶进行消毒,有传染病的病人(如滴虫阴道炎、肠道寄生虫病、肠道传染病等)应固定使用。脸盆、澡盆,每次用后应及时擦洗与消毒。④病人餐具用后消毒,茶具固定使用并按期消毒。⑤被脓、血、排泄物所污染的敷料和布类等应采用可靠的方法进行浸泡消毒后洗涤。必要时再行煮沸消毒,小件敷料可焚烧处理。⑥病人的衣服、被单、枕套等应定期更换,必要时随时更换。⑦有传染病可疑的衣物或污脏之大衣、毛毯、被褥、枕套及报纸、书刊等应用日光曝晒或用其他方法消毒。⑧打扫厕所的清洁工具,与打扫其他场所的工具,应严格分开。

(3) 传染病房(或隔离病室)　除严格执行病房的各项有关规定外,还应注意:①传染病房的设立应尽量集中,不得与居民住宅或职工宿舍设在同一院内。②遇有急性传染病,应暂时隔离,并尽快转送传染病院,当地无传染病院的应按急性传染病隔离措施处理。③每一病房只能收治同一病种的传染病员,如确有困难,可安排在病房的一角,用屏风隔开,同时实行床边隔离。④病人不能随意离开病房,得到医师许可者,可在指定范围内活动。⑤传染病病人一般禁止探视,特殊情况须经医师或护士长决定。⑥进入传染病房须穿隔离衣,遇不同病种应更换隔离衣。⑦胃肠道传染病员的便盆,便壶应固定专用,并严格消毒。⑧传染病房的地面和墙壁应注意消毒,病员出院或死亡后,病房和用具须作终末消毒(处理方法视病种而异)。⑨工作人员应定期进行大便培养、大便常规检查、咽拭子培养,如患有传染病,特别是呼吸道传染病者,须隔离观察,直到检疫期满为止。

(4) 病员衣物用品　①污物应放置于指定地点,污物箱、痰杯等应带盖,并经常消毒。处理人员应注意安全,避免被感染。②各种污物应经指定路线送出。传染病房的垃圾、痰及大便纸,一律焚毁。脓、血污染的敷料应用可靠的方法进行消毒,必要时可焚毁。一般病房垃圾可倒入带盖垃圾箱内。③化验室、病理解剖室等检验物、标本、尸体及接种动物的处理,均应严格遵守隔离消毒制度。④传染病房污衣、被服等必须包好,再送洗衣房,先经过浸泡消毒冲洗后,再进行煮沸消毒。⑤洗衣房应将有传染性的衣物、被服等附上明显标志,与一般衣服分开放置和处理。⑥芽胞细菌(破伤风、炭疽、气性坏疽等)感染病人的衣物应用间歇灭菌法消毒。⑦供应室必须将清洁无菌物品与污染物品绝对分开,凡经传染病员或可疑者使用过的医疗器械应包好并有鲜明标记,及时进行单独消毒处理。对高压消毒应每次进行指示剂消毒效果检查,定期进行细菌培养测定。⑧对洗净消毒过的衣物、被服,定期作采样细菌培养,并登记备查。⑨医院的洗衣房应建立安全制度。

三、制度化管理与 PDCA 循环管理

规章制度作为主要管理方法之一,在贯彻实施中还要注意与其他管理方法,如目标管理、分级管理、质量管理等多种管理方法配套应用,以取得综合、整体、优化的效益。护理工作的目标管理和护理质量的 PDCA 循环管理在第六章和第七章已有专门论述,这里侧重介绍护理业务技术的"PDCA"循环管理方法。

护理业务技术的循环管理是采用"PDCA"循环管理方法,对护理各项技术进行的管理,也就是按照计划-实施-检查-总结的顺序循环往复地进行管理。每一个循环过程就是一个管理周期,每一个周期的终结又是另一个周期在新水平上的开始。护理技术循环管理可分为定项循环管理、定位循环管理、按病种循环管理和按病例循环管理四类。

1. 定项循环管理　定项循环管理是把各项护理技术分为若干重点项目,逐项进行循环管理。这种循环管理适合于通用性、共同性的技术项目或需要多层次、多部门参与的护理业务技术重点项目。其实施步骤是对循环管理的技术项目进行调查研究,掌握第一手情况和必要的数据,经认真研究后,提出具体方案或措施,专人负责;一个阶段后进行综合研究和总结,然后提出进一步改进计划而进入下一个技术循环管理过程。以基础护理技术、健康教育及抢救技术为例,见表8-1。

表 8-1　　　　　　　　　　　　定项循环管理举例

项目	管理目标	P	D	C	A
基础护理	提高工作质量,提高病人满意度	以上一季度的调查为依据,提出改进方案	各科室按要求贯彻执行	护理工作者自查,护士长查房,护理部检查	每3个月进行1次总结,作为进一步改进的依据
健康教育	满足病人对疾病康复知识的需求,提高健康教育效果	以上个月的调查为依据,提出方案	贯彻实施	自查与护士长查、护理部查相结合	1个月后总结经验教训,提出改进措施
抢救技术	熟练掌握各项抢救技术,提高抢救成功率	以前10例同类抢救病人的调查结果为依据,提出要求	认真实施	检查并总结每一例抢救案例	每6个月进行1次总结,提出改进方案

2. 定位循环管理　定位循环管理指的是按每一种具体技术的工作岗位进行循环式管理。各级护理人员，无论是定期轮换的还是有固定技术岗位的，都要明确一定的技术管理要求。定期轮换工作岗位的护理人员以完成任务的计划和要求作为定位循环管理的主要内容。因病房护理工作具有连续性的特点，病房护理人员每换一个班次就是一个定位循环管理周期，每一个周期都应有一个具体计划或要求，实施计划及记录计划实施情况，自我检查或互查或护士长检查等检查过程，最后进行结果评价，总结工作中好的经验，同时找出存在的问题，提出修改计划的建议作为下一班上岗人员修订计划的参考依据，从而有效地提高护理工作质量。

3. 按病种循环管理　按病种循环管理是指各科室根据本科室病种的特点，对常见病、多发病的护理技术进行循环管理。护理人员根据疾病种类的不同，制订不同的护理措施和方案，实施不同的护理。在实施过程中，执行者和各级管理者通过检查（自查）、监督，对护理措施和方案反复进行观察验证，对存在的问题进行归纳分析，作出评价，对计划进行修订，以病人出院为一个循环周期。如此循环往复，不断地总结、完善，从而使某种疾病的护理技术更加规范化、系统化、标准化。

4. 按病例循环管理　按病例循环管理指的是每一个病人的整体护理过程按循环式管理方法有计划地实施护理措施，不断改进护理技术，促使病人早日康复。按病例循环管理和护理程序相似，每一个循环周期实际上就是完成一个护理程序的过程。循环管理周期的开始，就是在全面收集病人资料，并提出护理问题的基础上，制订护理技术方案，并实施护理措施，一个循环周期结束时进行护理效果评价和提出改进的护理计划，同时这也是另一个新的循环管理的开始。

第三节　基础护理技术的管理

　　基础护理工作是护理工作的重要部分，基础护理技术是整体护理质量提高的保证，也是保证病人获得优质服务的基础。基础护理技术管理包括一般护理技术管理、常用抢救技术管理等，护理管理者要充分重视基础护理的重要性，加强管理，运用科学、合理的管理方法和手段，注重病人的参与，充分调动护士的积极性，提高基础护理的工作满意度，为病人的康复提供优质服务。

一、基础护理技术管理的概念

　　基础护理指的是对病人全部生活的护理，主要是指临床工作最常用的护理技术操作和常规制度。基础护理是临床护理必不可少的重要组成部分，也是发展专科护理的基础和提高护理质量的可靠保证，更是衡量医院管理和护理质量的重要标志之一。

二、基础护理管理的内容与措施

1. 基础护理管理的主要内容

（1）一般护理技术管理　一般护理技术管理包括病人出入院护理、各种铺床法、分级护理、心理护理、生活护理、饮食护理、晨晚间护理，生命体征的测量，无菌技术、消毒隔离技术，各种注射的穿刺技术、灌肠法、导尿法、口服给药、吸入给药、尸体处理以及护理文件书写等管理。

（2）常用抢救技术管理　常用抢救技术管理包括给氧、吸痰、静脉输液技术、输血技术、洗胃法、止血包扎、骨折固定、心电监护、胸外心脏按压、气管插管与气管切开、人工呼吸机的使用等管理。

（3）基本护理常规和制度　基本护理常规和制度包括一般护理常规、病房护理工作制度、门诊护理工作制度等。

2. 基础护理管理的主要措施　在管理中首先要注意加强责任心，提高对基础护理的认识，使基础护理工作能以岗位责任制的形式落实在临床护理工作中。各级护理管理人员要经常检查、督促，对薄弱环节和普遍存在的问题要加强指导，并对基础护理完成的质量进行控制。

（1）加强职业道德教育，提高对基础护理的认识　基础护理是护理服务中最基本的内容，也是护理人员最基本的职责范围。基础护理质量的好坏，直接影响护理质量的好坏以及整个医院医疗质量的水平。要克服不愿做基础护理的思想，消除基础护理可有可无、对疾病的转归和医疗质量的提高无足轻重的错误认识。

（2）制订基础护理常规，按要求对护士进行训练与考核　以护理部为核心，成立基础护理管理小组，负责科学地制订和修改各项基础护理操作常规，定期修订和完善技术操作流程和质量标准。以密闭式周围静脉输液操作为例，参见图8-1和表8-2。

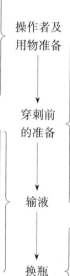

图8-1　密闭式周围静脉输液法操作程序

表 8 - 2 **密闭式周围静脉输液操作评分标准**

项 目		项目评分	操 作 要 求	评分等级及分值				实际得分
				A	B	C	D	
仪表态度		9	工作衣、帽、鞋穿戴整齐,戴好口罩	4	3	2	1～0	
			工作态度严谨认真,与病人交流	5	4	3	2～0	
操作前准备		6	修剪指甲、洗手	2	1.5	1	0	
			备齐用物、放置合理	4	3	2	1～0	
操作过程	准备药液	30	核对、检查药液(讲明查对内容)	5	4	3	2～0	
			正确使用无菌镊(取用方法正确,不污染)	3	2	1	0	
			正确使用无菌容器(方法正确,不污染)	3	2	1	0	
			正确钳取注射器、针头,不污染	4	3	2	1～0	
			锯安瓿、清毒安瓿砂轮方法正确	3	2	1	0	
			抽药液不余(2分),不漏(2分),不污染(6分)	10	8	6	4～0	
			加药液方法正确	2	1.5	1	0	
操作过程	输液	50	评估病员,与病人沟通,取得病人合作,做好输液前的准备	7	5	3	2～0	
			核对(讲明查对内容)	5	4	3	2～0	
			消毒皮肤范围、方法正确	5	4	3	2～0	
			系止血带部位、方法正确	4	3	2	1～0	
			一次排气成功,不浪费药液、不污染	4	3	2	1～0	
			液面高度合适	2			0	
			进针稳准,一针见血(退针1次得10分,退针2次得8分,重注1次得8分)	14	10	8	7～0	
			穿刺后做好"三松"(止血带、拳、止血钳)	3	2	1	0	
			正确固定针头(正确、牢固、美观)	2			0	
			正确调节滴速并及时记录输液卡	4	3	2	1～0	
操作后		5	整理病人单位,妥善安置病人	3	2	1	0	
			整理用物	2	1.5	1	0	
质量控制			1. 不松止血带,扣总分10分; 2. 滴速不符,扣总分10分; 3. 出差错为不及格					
总 计		100						

3. 定期开展"三基"训练 "三基"指基础护理的基本理论、基本知识和基本技能。护理人

员在临床实践中,除注意提高基础护理操作技能外,护理部还应备有进行基础护理技术操作的示范教室和操作练习室,定期向护理人员开放,以有效的方式向各级护理人员展示规范、科学、标准的技术操作;也可以举行各种形式的技能操作比赛,以促进护理人员对基础护理操作技术的提高和进步。现代社会对护理工作者不仅有技术方面的高要求,同时也要求护士有良好的职业态度和较高的综合素质。因此,在"三基"训练中应充分重视护理工作者与病人的沟通交流能力、对病人的爱心以及良好职业礼仪的训练。医院各科室在科护士长的带领下,以护理骨干为主线全面展开护理技术质量管理的系统工作,力求做到人人达标、个个过关,每个临床护士都要会操作、会讲解、会指导、会检查。

4. 经常检查、督促,严格要求　护理人员掌握基础护理后要注意临床实践的应用,护理管理人员要定期或不定期地深入科室检查、督促、指导。通常采用的检查方法有经常性检查、定时组织互检、交班时检查及征求病人或医生的意见等,以此来了解实施的情况。同时为了便于督促、检查,可将各项基础护理内容和要求制成表格,统一标准,以便贯彻执行。

三、基础护理技术操作的管理

1. 制订基础护理技术操作规程

(1) 根据技术操作的目的、要求和应该取得的效果而制订。例如,无菌技术操作,其目的在于保持清洁无菌、防止感染。制订时,凡是涉及环境、操作者、器械以及可能引起传染的空气、口鼻、头发及操作姿势、操作步骤、无菌物品的保存期等都应详细说明。

(2) 技术操作的步骤应符合人体生理、解剖和病理特点,并避免增加病人的痛苦。

(3) 技术操作符合诊治目的,严格掌握清洁、消毒和无菌原则,保障病人安全。技术操作符合标准化原理,也就是符合统一、协调、简化和最优原理。

(4) 技术操作的步骤、顺序应有利于提高工作效率,符合省力原则。这需要经过较长时间实践,才能真正掌握规律。

2. 执行基础护理技术操作的原则

(1) 明确技术操作的目的,掌握病情和适应证。

(2) 认真执行查对制度,严格遵守操作规程,防止出现差错。

(3) 了解病人解剖、生理特点,选择正确体位,正确实施,严密观察病人反应。

(4) 坚持无菌原则,严格消毒,避免感染。

(5) 熟练掌握操作步骤和方法,提高效率和效果,减少病人痛苦,争取时间,促进病人早日康复。

(6) 提高医德修养,做好解释工作,争取病人配合,提高操作成功率。

3. 基础护理技术操作管理措施

(1) 健全技术管理制度　主要有查对制度、护理查房时的基础护理技术检查制度、护理病历书写制度、消毒隔离制度等。

(2) 制订并完善操作规程　全面制订基础护理技术操作规程,并用分级管理和循环管理方法逐步提高技术操作规程的完善程度。

（3）进行严格的技术训练　因为护理技术几乎涉及基础医学的各个学科,特别是与临床护理和护理技术操作有关的基本理论知识。为避免技术操作的盲目性,要注意强调基础医学理论在各项护理技术中的实际指导作用。同时随着科学技术的不断发展,技术操作项目也在增加或更新,技术训练也应不断进行。

第四节　专科护理技术的管理

随着医学科学的发展,医学分工越来越精细,专科护理也相应地向纵深发展,如内科又分为呼吸、消化、内分泌、血液、神经、心血管、肾病、血液透析和腹膜透析、冠状动脉粥样硬化性心脏病监护等专科护理。近年来,重症监护室(ICU)护理的发展和新业务、新技术不断涌现,对专科护理提出了更高的要求。专科护理工作技术含量高,需要护理工作者不断地学习、参加培训,以提高对专科护理技术的应用能力,确保专科护理水平不断提高。护理管理者要切实采取措施制订专科护理培训计划,加强护理人员的继续教育,加大对专科护理管理的力度,尤其是加大对技术水平较高的专科护理的管理,如重症监护技术和新技术的引进。专科护理水平是医院整体工作水平的重要标志之一,通过加强专科护理管理,提升了医院的声誉,也为护理工作者不断提高自己业务水平提供了条件;既满足了病人的需要,也促进护理队伍整体水平的提高。

一、专科护理技术管理的主要措施

专科护理是指根据不同专科医疗、护理需要及结合专科疾病的特点形成的特定护理工作。临床各专科的护理工作范围广、内容多,近年来,由于医学的发展,专科分化越来越细,一般护理人员需要掌握本专科的护理技术,高水平的护理人员应在掌握常用(内、外、妇、儿)专科护理技术的基础上,再重点掌握本专科的疾病护理技术。

专科护理技术管理首先要抓好疾病护理常规的制订和执行情况检查。还要抓好人员培训和科研学术活动,认真学习有关的诊疗知识,以提高护理人员的能力和水平。

1. 定期开展专科知识讲座　护士长应组织开展专科护理知识的学习,进行人员培训。使专科护理人员充分熟悉专科疾病的主要诊断与治疗方法,掌握专科护理常规的内容和理论依据及各种特殊检查的意义及正常值。

2. 制订并不断完善专科护理常规　护理部应组织科护士长、护士长以及专科护理人员,结合专科护理的经验,反复酝酿,制订各专科疾病的护理常规,内容要合理、科学,切实可行,并根据专科的医疗和护理技术的不断更新而进行不断补充和修订。

3. 提高专科护士护理技能　专科护理人员要掌握专科护理业务技术特点,学习新仪器的使用和抢救技术操作。对于需多科共同参与的诊疗技术操作,要做好专科治疗中的医生与护士协作培训。同时,护士长应经常参与医生查房,护理人员应经常参加有关专科医疗、护理新进展、新技术、新业务的学习。鼓励护理人员参与科研活动,达到良好的医护合作的境界,以利于提高专科医疗、护理质量。

4. 做好专科精密、贵重仪器的保管 专科精密、贵重仪器,应有专人负责,定点存放,定时检查和维修,如除颤仪、起搏器、监护仪、人工呼吸机等,建立必要的规章制度。护理人员要了解仪器的性能、使用方法、操作规程和注意事项,使设备保持良好的性能,以备应急使用。

5. 贯彻落实以病人为中心的整体护理思想 专科病人其疾病的特点与发病规律有共同特点,护理人员应根据病人的具体情况,开展健康教育,预防并发症,促进病人的康复。

二、重症监护室的护理技术管理

1. 重症护理的概念 重症护理(ICU 护理)是指病情危重的一个或几个病人,由一位或几位护士负责全程护理。重症病人的特点是病情较重、病情变化迅速、随时可能有生命危险,因此更需要有严格的管理制度。重症病人一般在 ICU 接受护理,ICU 护理的特点是:具有较强的医护技术力量,应用现代化仪器设备多,需要连续监测病人的各种参数,不间断地观察病情,利用先进的医疗技术分析病情,作出最有成效的及时处理,以防发生合并症,降低病人病死率。护理管理制度要有利于对危重病人的病情观察、护理和抢救,同时也有利于各专科相互联合、协作诊疗,从而提高医疗护理质量。

2. ICU 护理质量标准 ICU 护理质量不能单纯依据疾病的康复或死亡来评价优劣。应以能满足病人正常的物质、精神、心理需要的程度来评价。

ICU 护理质量标准如下:

(1)及时拟定护理计划,全力落实护理措施,及时评价护理效果,根据病情变化及治疗需要适时地补充、修改护理计划。

(2)病情观察及时准确,抢救处置及时准确。严密观察病情变化,做到五知道(诊断、病情、治疗、检查结果及护理要求)。抢救技术熟练,急救药品齐备,急救设备、器材完好率达 100%。

(3)执行医嘱及时准确,护理操作轻稳准确。

(4)做好基础护理、心理护理,保证病人舒适,头发、口腔、皮肤应清洁、无破溃、无压伤、指(趾)甲短而洁。了解清醒病人的心理状况,做好心理疏导工作,给病人创造温馨和谐的环境。

(5)坚持查对制度,无差错事故。

(6)各种引流管通畅、呈有效引流状态。

(7)无并发症,无压疮,无医院内感染。

(8)护理文件书写准确达标。

3. ICU 护理技术管理措施

1)**各类急救技术操作规程程序化** 制订人工心肺复苏、休克、昏迷、心衰、心律失常、呼吸衰竭、严重创伤、大手术后等抢救程序和护理常规;制订呼吸机、除颤机、监护仪等操作规程。要求每位护士都熟练掌握,在抢救工作中做到有条不紊。

2)**各类抢救物品管理规范化** 一切抢救物品做到"五定",即定数量品种、定点安置、定人保管、定期消毒、灭菌和定期检查维修,使急救物品完好率达 100%。护士需熟悉抢救物品性能和使用方法,并能排除一般性故障。

(1)**一般物品** 血压计、听诊器、张口器、压舌板、舌钳、手电筒、止血带、输液架、氧气管、吸痰管和胃管等。

（2）无菌物品及无菌急救包　各种注射器、各种型号针头、输液器、输血器、静脉切开包、气管插管包、气管切开包、开胸包、导尿包、各种穿刺包、无菌手套及各种无菌敷料等。

（3）抢救器械　中心供氧系统（氧气加压给氧设备）、电动吸引器、心电监护仪、电除颤器、心脏起搏器、呼吸机、超声波诊断仪、洗胃机等，有条件可备 X 线机、手术床和多功能抢救床。

（4）抢救药品　各种中枢神经兴奋剂、镇静剂、镇痛药、抗休克、抗心力衰竭、抗心律失常、抗过敏及各种止血药；急救用激素、解毒药、止喘药；纠正水、电解质紊乱及酸碱平衡失调类药物以及各种输入液体；局部麻醉药及抗生素类药等，并有简明扼要的说明卡片。

（5）通讯设备　设有自动传呼系统、电话和对讲机等。

3）加强专业技能培训，提高护士素质　ICU 病房是一个充满着病情急变随时需要应急的地方，因此作为 ICU 护士除应具备一般护士应掌握的知识外，还应掌握急救危重病人的知识和操作技术，应选拔优秀青年护士专修学习重症抢救与监护知识，从理论上掌握监护室要点。在临床工作中实行"以老带新"、"以高带低"，不断地从理论和实践两环节强化训练，巩固和更新知识。

4）加强临床护理，提高护理质量　综合 ICU 病人来自全院各科，病种及病情复杂多变，各种治疗、处置多。要求护士严格执行岗位责任制，做好床头交接班，如病情、各种治疗、管道情况、皮肤有无破损等。认真做好各项基础护理工作，预防并发症发生。严密监测生命体征、心电图、心律失常、血氧饱和度的同时，更要仔细观察病人神志、瞳孔、皮肤、尿量等变化，准确做好病情监测记录及 24 小时出入量。熟悉和掌握各种检查数据和结果，结合病人临床反应做出综合判断，严格执行班与班之间的书面、床头、口头交接制度，对病情做到心中有数。发现病情变化时，及时报告医师，并采取相应的抢救措施。特别是对依靠各种机械、药物维持呼吸、循环的病人，除对病情的观察外，还应做到在心理上、生活上给予加强护理，帮助病人树立战胜疾病的信心。

三、新业务、新技术的护理管理

1. 新业务、新技术的概念　新业务、新技术是指应用于临床的一系列新检查、诊断、治疗和护理方法，以及新的医疗护理仪器设备的临床应用等。新业务、新技术是医学科学领域各学科发展的重要标志之一。护理工作如何紧密适应各相关学科的发展，加强护理新理论、新知识、新技术的研究管理，是提高医疗护理质量的重要保障。

新技术的引进与开发是护理技术不断发展的源泉，各级护理管理人员应把新技术的引进开发作为管理重点，组织理论水平较高的护理人员，进行研究、开发，了解介绍国内外护理技术的进展情况，开展护理技术革新等。

2. 新业务、新技术的管理措施

（1）从病人利益出发开展新业务、新技术　新业务、新技术应当以病人为中心，从病人的利益出发，以满足病人的合理需求，有利于病人的治疗和康复为目标。

（2）成立专门的管理小组　护理部应成立护理新业务、新技术管理小组，由护理部主任负责,吸收开展新业务、新技术较多的病房护士长、护士参加。

（3）建立新业务、新技术资料情报档案 对于新业务、新技术的开展,应根据具体的要求和质量标准,制定科学的操作规程和规章制度,并严格按照其执行,保证新业务、新技术的顺利开展。

（4）定期组织学习 护理部应组织护理人员参加护理新业务、新技术的学习,并且鼓励各级护理人员参加与护理有关的新业务、新技术的学习讲座,掌握新技术应用的理论基础。

（5）确保安全有效 对院内护理新业务的开展和新技术在使用之前,应经过护理管理小组和院内外专家鉴定通过,方可推广。

（6）做好新业务、新技术应用效果评价 评价内容包括3个方面:效率、经济效益和护理服务效果。在效果评价中除有理论作为支持依据外,还应有科学数据说明,作好成果报告。

四、业务技术资料档案的管理

护理业务技术资料档案管理也是护理管理内容之一,它对提高护理质量、发展护理专业,提高医院管理水平都有重要意义。业务技术资料档案作为日常护理工作计划、科研、教学的参考资料,也是护理人员考评、晋级、奖惩的重要依据。护理业务技术资料档案包括临床护理资料、护理技术资料、护理业务技术档案、护理业务工作档案、护理信息档案资料等,应设专人做好收集、登记和保管工作。

（1）临床护理资料 临床护理资料如疾病护理计划、护理记录,一般随病历送至病案室保存。对有价值的个案资料可编成资料索引卡,以便查阅。临床护理资料是大量的,主要应由各科护理人员摘引、建卡和保存。

（2）护理业务技术资料 护理业务技术资料分两类,其中一类包括各种疾病的护理常规及技术操作规程。由于它具有对技术质量保证的作用,应尽量做到人手一册。由于这是医院护理技术建设的标准性、规范性技术资料,应由护理部统一管理。另外一类是科研技术档案和护理情报资料。

（3）护士业务技术档案 护士业务技术档案资料由护理部管理全院每一名护士的业务技术档案。

（4）护理业务工作档案 护理业务工作档案包括护理计划、总结、各种规章制度,护理人员在职教育资料、护理工作检查、评比技术资料及各种会议记录。

护理业务技术资料档案的管理应由护理部设专人或确定成员分管、负责资料收集、登记和管理护理技术资料档案。资料收集有院内和院外两部分,资料登记应设计一定的表格和索引卡,资料保管应有分类、时间要求,并建立借阅制度。

（张瑞星 丁 玫 钟丽丽）

思考题

1. 请简述循证护理和护理业务技术的循环管理。

2. 请简述护理业务技术管理的意义及特点。

3. 请简述护理业务技术的制度化管理。

第九章 护士长的管理与素质培养

学习目标

1. 能准确说出护士长的角色模式；
2. 能阐述护士长的岗位职责；
3. 能叙述护士长应具备的素质要求；
4. 了解护士长的管理艺术。

护士长是医院护理指挥系统中数量最多的管理人员。在完成医院工作总任务、提高护理管理质量过程中，发挥着重要的角色功能。护士长管理角色的完善对于护理管理的成效至关重要。因此，护士长不仅要掌握科学的管理理论、管理方法，而且还要具备良好的管理素质，这样才能在现代医院护理管理中胜任角色、获得成功。

第一节 护士长的角色模式

一、护士长角色的概念

1. 角色的概念 角色是描述一个人在某位置状况下被他人期望的行为总和。角色也可以是社会结构中或社会制度中的一个特定的位置，不同角色有不同而特定的权利和义务。每一种角色只是一个人的某一个方面，一个人可以同时担负着多种角色。如一个护士长，在护理部主任面前，她是下级；在病区护理人员面前，她是管理者；在子女面前，她又是母亲。但在一定场合中，一个人只能充当一种角色，否则会发生角色冲突。

2. 护士长角色 护士长角色是医院护理管理中的一个特定位置，它被赋予护士长的权利和义务。护士长在医院护理工作中，主要是管理者的角色，在病区工作中是具体的领导者和组织者，需要指导和带领护理人员共同完成护理任务，处理病区各种危急和突发事件。在医院护理管理指挥系统中，护士长是基层管理者，处于承上启下的中间环节。在医护之间、护护之间及护患之间又是协调者，护士长常常扮演着多种角色，但仍以管理为主，良好地适应这一角色，可满足各方面对护士长的角色期望。

3. 护士长角色期望 护士长角色期望的来源主要有医院护理部、科室等组织，以及病人、护理人员群体等。从组织角度来说，期望和要求主要反映在护士长的岗位职责、规定、工作细则中。从病人角度来说，期望取决于依病情及护理质量标准所决定的护理需要等。从护理人员群体角度来说，期望表现为以服从群体规范，满足护理人员群体利益的需要等。

二、护士长角色模式与职能

有专家根据工作任务和特点以及护士长在基层护理管理工作中扮演的多种角色,将护士长功能归纳为三元角色模式,即人际关系方面、信息传递方面和决策方面的三大类十种角色。

1. 人际关系方面角色

(1)领导者　护士长应具备领导的才能和影响他人的能力,带领并指导下属护理人员共同完成护理工作任务,主持病区各种会议,组织查房,管理病区的教学与研究,负责排班;工作中以身作则,以优良的品格、扎实的护理知识、娴熟的专业技能和管理能力激励护理人员,共同实现护理目标。

知识链接

领导者与管理者

领导与管理是有所区别的,因而也就决定领导者与管理者并不总是指同一个人,尽管人们常常把二者混为一谈。领导者与管理者的最大区别在于,管理者有合法地位和正式权力,而领导者可能是非正式任命的,或者并不处于管理岗位上,他们没有正式权力却有正式权力以外的影响力。

有些学者认为领导者和管理者是完全不同的两类人:

第一、管理者以非个人化的态度,而领导者以个人的态度对待目标。

第二、管理者根据自己在事件和决策过程中所扮演的角色与他人发生联系;而领导者以一种更为直觉和移情的方式与他人发生联系。

第三、管理者主要处理复杂的问题,领导者主要处理变化的问题。

达到组织的最佳效果,领导和管理同样重要;在理想的情况下,所有的管理者都应当是领导者。

---

(2)联络者　建立内、外部联络和沟通网络关系。在工作中与上级领导、医师、其他医务人员、病人及家属、后勤人员等进行有效沟通和协调,努力为护理人员和护理对象创造一个良好的工作环境和治疗休养环境,建立各方面和谐的人际关系(图9-1)。

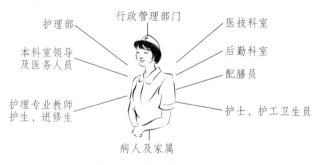

图9-1　护士长关系模式

(3)代表者　在护理行政与业务工作中护士长代表所属单位参加护理部或院方的各种行政和业务会议、接待来访者、签署法定文件、履行许多法律、社会性的例行义务。

2. 信息传递方面角色

（1）监督者　护士长监督并审核病区各项护理活动与资料。注意收集各种信息,检查护理计划和措施落实情况以及各项技术操作、护理质量是否符合标准,规章制度执行情况,维护病区秩序,保证各项工作顺利进行。

（2）代言人　作为病区护、患的代言人,护士长应维护护理人员的合理权益,代表护理人员与其他医务人员协商处理业务工作,与后勤行政部门协商沟通,争取护理人员的权益。同时,代表病人反映其需求,与相关医务人员沟通信息,满足病人的健康需求。

（3）传播者　护士长将从外部人员和上级那里获得信息、文件、命令、有关方针、政策、规章等,向护理人员宣传和传达,同时收集病区各种信息,经整理分析,汇报给相关部门和人员,做到信息准确、渠道畅通。

3. 决策方面的角色

（1）计划者　护士长规划病区有关护理业务,如制订年度、季度、月度计划,提出工作改进方案,协助护理人员制订、修订护理计划,修改并完善病区各种有关规章制度、工作程序和细则,明确护理人员岗位职责、提出意见和建议。

（2）资源调配者　护士长负责病区各类资源的分配,有向护理对象提供足够的人、物和护理服务的责任。排班时合理选择人员,科学地进行调配,充分发挥人力资源优势并负责病区各种仪器设备、办公用品的申请、领取与保管、维修与报废等,做好各项工作的准备,保证病区医疗护理工作顺利进行。

（3）协调谈判者　病区接纳的病人具有不同的社会背景、文化、个性等,病区发生任何冲突和矛盾,护士长必须与有关人员和部门进行正式、非正式的协商与沟通,帮助双方化解矛盾,不使冲突激化。当病区面临重大、意外事件时,护士长应负责采取处理措施和补救行为。

（4）变革者　护士长管理角色的完善,对于护理管理改革创新至关重要。护士长要寻求组织内外部环境的机会进行变革,制订战略性护理计划,开发新项目,监督某些护理计划或方案的实施,成为有效的管理者。

学者们对护士长角色模式和功能有较多的探讨和分析。霍尔（Holle）和布兰兹勒（Blatchley）根据护士长应具备的领导和管理能力提出了"成功管理者"的角色,以 10 个英文字母 COMPETENCE,即"胜任"一词为代表,归纳说明了作为"成功管理者"的护士长应有的角色功能。

C:专业照顾的提供者	O:组织者	M:人事管理者
P:照顾病人的专业管理者	E:员工的教育者	T:小组的策划者
E:人际关系的专家	N:护理员工的拥护者	C:变革者
E:行政主管和领导者		

第二节　护士长的领导作用与工作方法

护士长是医院护理系统中的基层管理者,工作责任重大、涉及面广,既要带领本科室或本病区护理人员同心协力按要求完成护理工作任务而承担护理行政上的管理职责,又要指导下属护理人员的护理业务技术,有效地提高护理人员的业务技术水平和护理质量而承担护理业务技术管理的职责。护士长职责包括护士长行政管理职责和业务技术管理职责。

一、护士长的领导作用和职责

护士长作为医院护理管理系统中的基层管理者和领导者,在引导、鼓励和影响组织中个体和群体,为实现组织目标而努力的过程中,具有以下领导作用和职责。

1. 管理、领导作用

(1) 指挥作用　指挥是组织中领导者的一项基本工作。实现正确指挥,领导者必须用好手中的权力。要大胆谨慎,坚持原则。要善于学习,建立威信,创造成绩,使指挥有权威。在指挥过程中要积极进取,敢于争胜,指挥果断、明确、有魄力。要善于听取他人意见,集思广益,使指挥正确。

(2) 协调作用　领导者在引导组织成员达到共同目标的过程中,把组织内人员的利益融合在一起,使组织内部建立合作的人际环境。协调需要遵守的原则有:及时性原则,即发现问题和矛盾及时解决;关键性原则,即抓住重大和根本问题,标本兼治;激励性原则,合理使用激励手段,预防问题发生;沟通和信息传递原则,即及时、准确、全面地传递信息,促使沟通建立。

(3) 沟通作用　有效的领导可以促成上下级之间的有效沟通,使上级确定的组织理念、制订的计划等清晰准确地传达到下级,获得下级的积极配合,也可以使下级的工作成果、建议和意见等及时上报给上级。同时,良好的沟通可以促使员工积极交流思想和信息,认识组织共同的目标,员工之间互相了解、互相信赖,消除分歧,增强组织的凝聚力,提高组织工作效率。

(4) 激励作用　领导的职能可以使领导者充分了解员工的需要,有针对性地为他们解决困难,满足他们的需要,提高工作兴趣,激发和鼓舞员工的工作热情,让每个人的工作潜能得到最大限度的发挥,获得最大的工作满足感,调动工作积极性,实现组织目标。

2. 护士长的职责

1) 科护士长的职责

(1) 在护理部主任的领导和科主任的业务指导下,根据护理部对全院护理工作质量标准、工作计划,结合本科情况制订本科护理计划,并组织实施。

(2) 深入本科各病房参加晨会交接班,检查危重病人的护理,并作具体指导。对复杂的护理技术或新开展的护理业务,要亲自参加实践。

(3) 教育全科护理人员加强工作责任心,改善服务态度,认真执行医嘱、规章制度和技术操作规程,严防事故发生。

(4) 随同科主任查房,以便了解护理工作存在的问题,并加强医护联系。

(5) 组织本科护理人员学习护理业务技术,并注意护士素质的培养。

(6) 组织拟订本科护理科研计划,督促检查计划的执行情况,及时总结护理经验。

(7) 了解本科病人的病情,思想及生活情况。督促检查各病房的护理工作,并提出改进措施和意见。

(8) 负责组织安排护士生在本科各病房的临床教学及实习工作。

(9) 确定本科护士的轮换和临时调配,科副护士长协助科护士长负责相应的工作。

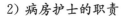

2) **病房护士的职责**

(1) 在科护士长的领导和业务指导下,根据护理部及科内的工作计划,制订本病房的具体计划,并组织实施。

(2) 负责检查本病房的护理工作,参加并指导危重、大手术及抢救病人的护理,督促护理人员严格执行各项规章制度和技术操作规程,有计划地检查医嘱的执行情况,加强医护配合,严防事故发生。

(3) 随同科主任和主治医师查房,参加科内会诊,大手术或新开展手术的术前讨论及疑难病例、死亡病例的讨论。

(4) 负责本病房护理人员的政治思想工作,教育护理人员加强责任心,改善服务态度,遵守劳动纪律。

(5) 组织本病房护理查房和护理会诊,积极开展新技术、新业务及护理科研工作。

(6) 组织领导护理人员的业务学习及技术训练。

(7) 负责管理好病房,包括护理人员的合理分工,病房环境的整洁、安静、安全,病人和陪住、探视人员的组织管理,以及各类仪器、设备、药品的管理。

(8) 负责指导和管理实习、进修人员,并指定护师或有经验、有教学能力的护士担任带教工作。

(9) 督促检查卫生员、配膳员做好清洁卫生和消毒隔离工作。

(10) 定期召开工休座谈会,听取对医疗、护理及饮食等方面的意见,并研究改进病房管理工作。副护士长协助护士长负责相应的工作。

知识链接

美国某医院护士长职责

1. 护理理论与护理实践相结合 向护理人员解释护理理论、护理目标及护理标准,并应用于实践;根据本护理单元的特点,制订本单元护理工作目标和准则。

2. 参与护理部门的组织管理 向护理人员解释各级护理人员的工作期望和职责权限;参与护理专家委员会。

3. 执行护理部的决策和本单元的制度 执行组织和护理部门的决策;制订本护理单元护理服务制度;加强护理单元内外的信息交流。

4. 向护理人员解释管理政策和程序 向护理管理者提供护理人员的反馈;做好适当的记录和报告;利用信息系统协调护理工作。

5. 指导和监督护理工作 评价本单元的护理质量;维持本单元良好的环境;负责护理人员的分工与排班;安排好连续的护理服务。

6. 经济地利用本单元的资源 找出本单元所需要的资源;监控本单元设备和物资的利用。

7. 指导、教育和提高本单元护理人员业务 识别本单元护理人员的学习需求;安排护理人员的学习机会;担当教育者角色;配合和促进教育项目。

8. 参与护理科研及成果应用 带领护理人员参与护理科研活动及应用科研成果。

9. 参加专业、学术组织 参加各种专业组织和学术团体,并参与各项专业、学术活动。

二、护士长的工作方法

护士长要恪尽自己的行政管理和业务技术管理的职责,除了自身应具有良好的素质和勤奋工作外,还要掌握行之有效的工作方法,才能达到管理目标,出色地完成护理任务。

1. 加强思想管理　在所有管理中,人永远是第一要素。而人的管理,又以思想管理为第一要素。

(1)树立科学的世界观和正确的人生观、价值观,全心全意地为人民服务,维护病人身体健康和生命安全这一根本利益。

(2)组织护理人员学习现代护理理论,以全新的护理理念做好护理工作。

(3)对护理人员进行职业道德教育,大力弘扬爱岗敬业,救死扶伤,奉献社会的精神和品质,提供高科技加高情感的护理,让服务对象满意。

2. 严格制度管理　医院制定的护理制度,是广大护理工作者长期护理工作实践经验的结晶,它反映了护理工作的客观规律,是保证病人得到安全、有效、优质的护理服务项目,减少和防止护理事故发生。

(1)严格执行医院和护理部制定的各种护理规章制度,不能违反,不能偷工减序,不能马虎从事。同时要健全完善规章制度,结合本科室、本病区的特点和实际,对院规作合理的补充规定,报护理部审定执行。

(2)加强执行规章制度的过程管理,有随机抽查,有记载,有反馈,有矫正。

(3)一视同仁,奖罚分明,不感情用事。

3. 实行民主管理　护理工作的主体是广大护理人员,她们的积极性、责任心、创造性带来的勤奋、优质高效的工作,保证了护理工作的质量和水平。因此,护士长要全心全意地依靠全体护理人员,团结一心,和衷共济,群策群力地做好本科室、本病区的护理工作。

(1)让护理人员有知情权,实行护务公开,传达贯彻上级方针、政策、精神,解释、说明工作任务和职责,科室有关护理的决定,人、财、物情况的通报等,都要让每个护理人员知道。

(2)让护理人员参与决策,参与管理,护士长的重大决定,要广泛征求护理人员的意见,护理工作的管理过程,要有护理人员的代表参与,充分发挥护士的主人翁精神和主体作用。

(3)让护理人员有监督权,对护理工作和护士长的言行进行民主监督,有权提出质问、咨询和批评,有利于护士长正确使用权力,也有利于干群同心,工作同步,顺利完成任务。

4. 开展科研管理　在管理工作中,努力提高护理人员的业务素质。护士长在管理工作中要贯彻"科教兴护"的方针。

(1)组织护理人员不断学习护理的新业务、新仪器、新技术、新规程,以适应高新技术在护理工作中广泛运用的新形势。

(2)组织护理人员学习现代保健医学知识,通过她们向病人进行健康教育,推行保健医疗、保健护理。

(3)组织护理人员开展力所能及的护理科研,对护理工作实践的问题作为科研课题,开展实验,进行统计,做出成绩,提高护理工作的科技含量和水平。

5. 实施人文管理 现代管理倡导以人为本,强调充分调动人的主观能动性。护士长在管理工作中,无论面对护理人员还是面对服务对象,都要实施人文关怀,晓之以理动之以情,关心和维护护理人员的合法权益和切身利益,为他们排忧解难,消除后顾之忧;关心和维护病人的需求和权益,使他们感到温暖,受到鼓舞,树立起战胜疾病的信心。护士长在工作中要做到宽严适度,恩威并重,与护理人员坦诚相待,谈心交心,就能暖人心,得人心。

6. 建立充满活力的管理机制 在管理中要实行护理人员竞争上岗,全员聘任,以任务定岗,以岗定责,建立岗位责任制,签订护理人员岗位责任合同书。要实行目标管理,建立目标责任制,年初层层制定年度工作目标,年末要检查目标完成情况,奖优罚劣。要实行质量管理,建立质量评估制度,通过评估,分等定级,末位淘汰换岗。通过这些充满活力的竞争激励的管理机制,可以加强责任感和危机感,调动自觉性和创造性,形成全员参与,你追我赶,力争上游的工作局面,就能实现高效、优质、低耗的管理目标,创造佳绩。

第三节 护士长素质要求与管理艺术

一、护士长的素质要求

领导者的素质是指领导者应具有的、在领导活动中起作用的基本条件和内在因素。领导者的良好素质需要在实践中不断积累和提高,并在实践中接受锻炼和考验。护士长要使其作用充分发挥乃至增值,自身素质是基础。

现代医院的管理要求护理管理人员不但要有较高的决策、计划、组织、指挥和协调能力,还要具备有与医院规模和功能相适应的领导素养、领导艺术和方法。护士长的素质要求包括"德、识、才、学、体"这5个方面的要求。

1. 德的要求 "德"即道德,它是依靠社会舆论和内心信念调节人们之间以及个人和社会之间关系的行为规范及其相应的心理意识和行动的总和,护理管理者道德修养包括以下三个方面:

1)职业道德修养 职业道德是指领导者必须以现行的社会行为规范和职业规范来约束自己,从而使自己的行为符合普遍的要求。以下4个方面的要求是领导者应注意的。

(1)集体至上,谦虚谨慎 领导者必须以群体、组织的利益为重,并以此来统率自己的行为。如在对护士施行严格管理严格要求的同时,必须注意为护士、为护理工作争取必须的利益与条件;当护理工作取得成就时,一定要保持谦虚谨慎的美德,自觉摆正个人与组织、个人与群体的关系。领导者本人无论在何时、何地都必须以自己良好的言行维护集体形象与利益。

(2)忠诚正直,以身作则 坦白正直地做人是人性的光荣。作为护士长,忠诚正直是为人的起码要求。待人、接物、处事要公道正直,无论亲疏,一视同仁,这是建立管理威信,提高管理效率的重要条件。以身作则对于护士长的特殊意义是很有必要强调的。首先,管理者的影响面要比一般群众大,这就要求管理者要十分自觉,处处谨言慎行。其次,护士长总是比一般人更受人注意,这是因为被管理者深知管理者的言行总是跟自己的利害相关,因此很自然地会注意护士长的一切言行,不断地予以评价。再者,管理者的水平似乎都应该比下属高,这种想法并不完全切合实际,但是被管理者对护士长提出更高的要求,却是可以理解的正当愿望。承认护士长的影响面大,承认管理者更受人注意,承认人们对护士长的要求更高这三个客观事实,就必然得出一个合理结论,即对于一个护士长来说,必须忠诚正直,言行一致,以身作则。

(3) 大公无私,赏罚分明 大公无私、赏罚分明既是对护士长的要求,也是对被管理者的态度。赏功罚过,这是提高管理效率和管理威信的必要条件。护士长必须有权威,没有权威就没有效率,大公无私、赏罚分明是树立权威的重要途径之一。

(4) 敢负责任,敢担风险 护理管理者在长期的管理实践中,尤其是临床改革中,大家都想走出新路子,开创新局面,本身没有现成的模式。既无模式可循,又有陋习须破;既要探索,又要创造,如果没有敢负责任、敢担风险的精神,还谈得上什么走出新路子,开创新局面呢! 如果事事都要求先有现成的框框我再做,别人做了我再做,各级领导都点了头我再做,还谈得上走出新路子,开创新局面吗? 显然是不可能的。因此,敢负相当责任,敢担一定风险,不怕挫折和失败,是领导者一种极其可贵的品质,是一种高尚的管理道德。

2) 政治道德修养 政治道德是个人道德体系中的最高层次,讲政治,讲正气,讲学习这是护士长遵循的宗旨,包括以下三方面内容。

(1) 科学的世界观和人生观 它是唯物主义和历史唯物主义的世界观,人生观是关于人生意义的最根本的看法有科学的人生观作为基础,就会有取之不尽用之不竭的力量源泉。

(2) 崇高的理想 理想是人的全部生活和发展史的产物。没有理想就等于没有灵魂。多数护理领导者都经历了由把从事护理工作当作谋生的职业,值得钻研的专业到毕生为之奋斗的事业这三个转变过程,这符合职业理想树立的过程。

(3) 高度的责任感 护士长的高度责任感表现为对工作极端地负责任,在"率众达标"方面成就显著。

3) 护士长的心理素质

(1) 有坚强的意志 在确立的目标上,任何时候不盲从,不受内、外各种因素的干扰,遇到困难不气馁,取得成绩不骄傲,紧要关头能冷静。能够自觉进行心理调适,应对各种心理压力,既能经受得住荣誉、地位、利益等各种诱惑的考验,又能经受得住各种挫折的考验,以乐观积极的心态对待工作中的各种困难,以取得良好的领导效果。

(2) 有宽广的胸怀 护士长胸怀应宽容大度,求大同存小异,善于团结与自己意见不相同的同志一道工作,对同事和下属尊重,敢于承认自己的缺点和错误,不文过饰非,居功自傲。

(3) 要有自信心 护士长要相信自己的能力,相信自己能够激励和带领下属。自信是积极工作和克服困难的前提,也是激励全体护理人员积极性的重要因素。

2. 要有远见卓识 护士长要在事业上取得成功和创新,就要有远见卓识。要做到:第一,掌握事物发展规律,具有战略眼光和预见性,看准时代前进方向;第二,善于驾驭各种环境;第三,对事物具有一定的深度和独到的见解,有较高的鉴赏能力和判断能力。在平时,应注意生活见识修养;政治见识修养;专业见识修养,"见多识广",是领导者"识"的修养要求。

3. 才能要求 才能是通过实践而形成的技能。护士长的才能修养主要包括以下几个方面：①筹划和决断能力；②组织协调能力；③人际交往能力；④灵活应变能力；⑤改革创新能力。

4. 学识要求 "学"即知识和学问，对一个护士长，知识特性的主要要求是精通性、广博性、实用性和更新性。业务素质是领导者对完成本职工作所需要的业务知识和技能的精深程度和造诣的反映，直接影响领导工作和领导艺术。护理管理者不仅要具备护理专业知识，还应通晓与本专业相关的各种知识，即拥有"T"型知识结构，具备相关的医学、社会学、心理学等学科的知识，也要掌握管理学、经济学、计算机应用等知识，同时要能够灵活运用知识，解决工作中的实际问题。才能增加护理人员的信任感，提高自己的非权力性影响力，达到有效领导。

因此，护士长必须优化知识结构，做到以下几点：①要有广博的社会科学知识；②娴熟的管理科学和领导科学知识；③丰富的科学文化知识；④深厚的专业知识；⑤了解护理专业的现状，进展，能跟得上医学科学发展的趋势；⑥把握护理学科发展的主要方向，并能预见可能出现的变化。

此外，21世纪的领导者还要具备与市场经济相联系的现代意识。现代意识是能够适当推进现代社会发展的社会思想、知识修养、伦理道德和文化素质的总和。主要包括法律意识、开放意识、全球意识、商品经济意识和市场竞争意识、效率、效益意识与开拓创新意识、风险意识、诚信与服务意识等。

5. 形象要求 护士长除要保持良好的心身健康外，还要特别重视公众形象的修养。公众形象不仅仅是护士长个人问题，它还代表着整体形象和全局利益，关系到事业的兴衰成败。护士长必须深入实际联系群众，注重必要的礼仪礼节，优雅的衣着和仪表，得体的言谈举止，就显得格外重要。

以上是一个优秀的护理管理者应具备的素质修养，这些素质不是天生的，而是来源于坚持不懈的学习与长期的积累。

提高护理管理者的素质：首先，管理者个人应从思想上重视个人素质的提高，增强学习意识，树立终身学习的观念，加强政治理论、专业知识和技能以及管理理论和领导艺术的学习，并且注重联系实际，创造性地开展工作，在实践中反复培养、锻炼和成长。其次，重视提高群体素质，使领导者有机会吸收众人所长，为领导者的个人素质的提高创建优良的群体环境。

> **知识链接**
>
> **领导理论的新观点——认知资源理论**
>
> 1987年，费德勒及其助手重新定义了其权变模型中的某些"疏漏之处"，他们把护士长的认知能力作为影响领导有效性的重要因素，因而称为认知资源理论。
>
> 认知资源理论的假设有二：一是有聪明才智的护士长要比德才平庸之辈更能制订有效的计划、决策和策略；二是护士长通过指导行为传达他们的计划、决策和策略。
>
> 护士长的认知资源包括经验、智力活动等因素。在不同的情境下，不同认知水平的护士长会产生不同的领导绩效：在无压力和具备支持的环境中，指导行为与高智力相结合，可导致高水平的绩效；在高压力环境中，护士长的工作经验与其绩效呈正比；在无压力的情境下，护士长的智力水平越高，群体工作绩效越高。
>
> 很显然，认知资源理论把领导者的个人特质（认知能力）也作为护士长有效性的一个权变因素来看待，进一步丰富了权变理论的观点。

二、护士长的管理艺术

护理工作最关键的部分,是人与人的实际面对,以人的关怀和技术去实现护理专业的独特性。一个护理团队的成功,不仅仅在于其拥有杰出的人才,更在于其出色的人才管理。判断一个部门的发展前景时,该部门的人才管理思想、人才管理制度及其涌现出来的管理活力是评判的 3 个重要指标。

1. 用人艺术 现代管理工作的核心是管理人,是调动人的积极性和创造性去实现各项具体的工作任务,人管理不好就什么任务也完成不了。因此,对管理者来说,在用人艺术上,特别强调知人善任、善与人同。所谓知人,就是要知人之所长和人之所短;所谓善任,就是要用其所长而避其所短。知人才能善任,善任才能发挥人的潜力和积极性。

2. 激励艺术

1)**激励的重要性** 有效地组织并充分利用人、财、物资源是搞好管理的基本要求,其中人力资源的管理最为重要。而在人力资源管理中,激励人又是最关键和最困难的问题。因为人们能够精确地预测、计划和控制财力、物力,而人力资源,尤其是人的内在潜力,至今无法精确预测、计划和控制。激励作为一种调动人的积极性的重要手段,就贯穿于领导过程的始终。护士长要想在工作中最大限度地调动下属的积极性,充分挖掘其内在潜力,必须学习激励这种领导艺术。

2)**激励的方式**

(1)**目标激励** 目标是能满足人的需要的外在物,目标管理是领导工作最主要的内容,目标激励即以科学、合理的目标去振奋人们的精神,调动人们积极性的刺激方式。领导者要善于设置正确,适当的总目标,使组织、群体目标可望可及,以鼓舞员工士气,同时又要将组织和群体的总目标正确分解成若干阶段性目标,使之同个人的切身利益结合起来,从而调动员工的积极性。

(2)**奖惩方法** 应用奖罚激励时应注意奖惩要公正。奖罚要有统一标准,执行起来必须一视同仁;奖罚结合,以奖为主,奖励会起到很好的激励作用,惩罚往往会带来员工的不满,甚至反抗的敌意。奖励比惩罚有效,应尽量减少采用惩罚手段;奖惩要慎重、及时,要善于把物质奖励与精神奖励结合起来,做到二者相辅相成。

(3)**信任关怀激励** 要想激励人,关键的一条,就要真正信任人。这种信任关怀可以让下属对单位、组织有极大的认同感和归属感,使他们感到自己是单位的主人,从而激发他们的工作干劲和热情,使之为完成组织的任务和目标竭尽全力。

(4)**信心激励** 一个人不可没有信心,信心是领导活动开展的必要条件。要努力培养下属积极强大的信心,去实现组织目标。

(5)**榜样激励** 榜样的力量是无穷的,选准一个榜样就等于树立一面旗帜,将起到巨大的激励作用。在组织内选择的榜样应是群众公认的,是扎根于群众的模范人物,这样选出的榜样才能使人感到榜样的可学可仿,同时护士长还必须以自己的行为为被领导者树立榜样,影响下属。

激励的方法和手段远不止上述所举,在实践中,方法的使用也不是单一的,但目的都是为了激发人的积极性,实现最佳领导效能。

3. 协调艺术

1) 协调的含义及作用　协调是为了实现组织的宗旨、目标和计划,对组织内各单位和个人的工作关系进行调节,使之相互配合,这是因为组织内外的各项活动都是由人来进行的。工作活动的矛盾、冲突往往表现为人与人的矛盾、冲突,协调好人际关系,有利于解决工作活动的矛盾和冲突。

任何社会组织对内对外都有大量的协调工作,护士长在内部外部活动上都要花费大量时间和精力。正确掌握和使用协调艺术对实现护理管理目标有重要的意义。

（1）协调是组织内部各项活动顺利进行的必要条件。协调可以使组织活动中的各种关系及要素得到科学合理的安排,从而使组织活动得以顺利进行。

（2）有效地协调可以减少或避免护理活动中各种磨擦和矛盾的发生,对内可以形成一个良好的人事环境,充分调动员工的积极性;对外可以建立良好的外部环境,有利于组织的发展。

（3）成功的协调可以使领导活动的诸因素达到最佳配合,减少人、财、物及时间的浪费,实现组织的最佳的整体效益和系统功能。

2) 协调的原则

（1）**互相尊重原则**　协调的实质是处理人际关系,而处理人际关系的首要准则是互相尊重、互相关心。只有互相尊重,协调才有良好的基础,有效的协调总是从互相关心,互相尊重中得来的。因此,管理者应提高道德修养,养成平易近人,平等待人的作风。

（2）**及早协调与连续协调相结合原则**　在组织活动开始之前,在制订计划和实施措施时,就要考虑到将来活动中可能出现的问题,及早采取预防和调节措施,而不要等不协调现象出现后再去调节。但又要注意到协调是一个动态的过程,不能期望协调一次而一劳永逸,同时还要注意协调的连续性。

（3）**强化信息沟通原则**　组织内部之间及同外部环境之间的信息沟通对于协调特别重要。要协调好各方面的矛盾,做到及时发现和解决问题,有赖于情况的迅速沟通。沟通信息的质量将影响协调的效果。事实上,许多分歧和矛盾都是由于信息未能及时沟通引起的,因此应强化各部门,各人之间的信息沟通,以增加了解,消除矛盾。

（4）**正确对待冲突的原则**　冲突是矛盾的表现形式,任何事物的发展过程都存在矛盾运动。冲突并非都是坏事,有破坏性冲突,还有推动事物前进的冲突,即建设性冲突。需要区分这两类冲突,采取不同的方法去解决。正确对待冲突是协调工作的一项重要原则。

（5）**公平合理原则**　公平是减少矛盾和解决矛盾的重要条件,合理是各种要素配置达到科学化,最优化的基本要求。因此,护士长在协调过程中应按照科学的标准进行,排除个人好恶感等主观因素的干扰。

（6）**原则性和灵活性相结合原则**　协调工作应有原则性。国家的政策法令,组织的目标、计划、制度等,是组织进行业务的准则和保证协调工作的依据。灵活性则表现在不违背原则的前提下,组织为实现目标作出的种种努力,包括求同存异,妥协让步,折中变通。原则性必须与灵活性相结合,没有灵活性,双方僵持不下,难以协调行动,原则性也就无从贯彻。

4. 思维艺术 要做好护理管理工作,不但需要管理科学和艺术,而且还需要思维艺术。它对于帮助理解管理的科学和艺术有着重要的意义。科学的思维艺术,尤其是辩证唯物主义的哲学思维方法,对于现代管理科学和现代管理艺术的指导是十分巨大的。没有相当的哲学素养,也就没有相当的管理和领导艺术水平。下面这个公式,可以给人启示:

哲学素养+科学管理+领导艺术=管理水平

要提高科学管理水平,就必须在长期的管理实践中形成自己独具魅力的管理艺术,并不断地提高哲学素养。

1) **创造性思维艺术** 飞速发展的科学技术浪潮有力地影响着人们的整个社会生活,促使人们越来越重视各个领域的改革和创新,领导者创造性思维艺术理所当然地成为人们广泛关注,研究的课题。

(1) **统摄思维活动的艺术** 统摄思维的过程就是用一个概念取代若干个概念的过程。领导者需要这种统摄思维,把全局统摄在胸,才能在总体上把握发展时机和发展方向;才能拟订创造性的行动方案,并有效地组织实施。当缺乏统摄性思维能力时,便会对全局不得要领。既发现不了关键性问题,也抓不住关键环节;习惯于处理具体事物,终日辛苦忙碌;忙不到点子上,工作上没什么新点子,新套套。

(2) **灵感思维艺术** 是一种最佳的创造力。灵感是在思想高度集中、情绪高涨而突然表现出来的创造能力。严肃勤奋的劳动态度和负责精神,丰富的实践经验和经验积累,深厚的修养和高超的技巧掌握是获得灵感的前提。领导者要培养这种灵感思维艺术,就要以平时经验的积累为基础,以特殊的信息触发为机缘,以求异思维为催发灵感的方法来训练思维的灵感点。

(3) **侧向思维艺术** "他山之石,可以攻玉"。广泛地涉猎其他学科、其他业务领域,广取他人之长,从不同角度启发自己的思维,才能大大地提高创造成功的机会。英国医生博诺把这种利用"局外"信息来发现问题的解决途径同眼睛的侧视能力相比,叫做"侧向思维"。这种侧向思维就是从其他与思索者思维思考对象有一定距离的领域取得启示的思维方法。

2) **模糊思维艺术** 模糊思维的基础是模糊理论,而模糊理论的核心是模糊数学。它所遵循的是"亦此亦彼"的模糊逻辑,它突破了传统的逻辑"是就是,不是就不是"的界限,为人们解决模糊事物中的问题开拓了广阔的天地。

模糊思维最根本的特征是,在模糊条件下取大取小原则,即利取最大,害取最小。模糊思维方法为管理者提供了新的认识问题和解决问题的思维方式。

(1) **"粗"与"细"的艺术** 对重大决策,原则问题,领导者必须分清是非,果断处理,但对许多具有模糊性问题的处理,都是粗比细好。如对领导班子、下属之间的不团结,群众中的积怨等各种情绪问题采取"宜粗不宜细"的模糊方式处理,其效果往往胜于精深研究。

(2) **容忍与原谅的艺术** 对重大原则的问题,领导必须旗帜鲜明严肃处理,但对有的问题如领导班子内部,上下级之间,群众之间等许多具有模糊性的问题则以容忍,原谅态度去处理,才能达到领导目的。

（3）拖延与沉默的艺术　领导者在处理某些模糊问题时，可以应用拖延和沉默的艺术。如"可做可不做的事"、"可开可不开的会"有意拖延，不会影响大局，反而会大大提高领导工作效率，这就是拖延艺术；对"可管可不管的事"、"可说可不说的话"保持沉默，效果反倒更好。

第四节　护士长的培养与角色适应

护士长的培养，对于提高医院护理管理工作的水平，保证护理管理系统的持续发展至关重要，要予以足够的重视。

一、护士长的培养与考核

护士长的培养包括护理理论学习提高和护理技能训练提高，以及管理理论和能力学习提高等方面。根据护理人才成长实践性、晚熟性、群体性强的特点，护士长的培养和训练应抓好以下几个环节：

1. 优选培养对象　在具有 5 年以上直接护理工作经验，经内、外、妇、儿、ICU 等科室轮转并定科的护士中，经德、才、能、绩、廉全面考核，择优确定病房护士长培养对象；在具有 3 年以上病房护士长工作经验并具有护师职称的护士中，经全面考核，择优确定科室护士长培养对象。

2. 制订实施培养计划

（1）学历进修　培养对象要接受现行有效的大专以上护理学专业的学历教育，取得毕业证书和学位证书。

（2）脱产和半脱产进修　这是以岗位培训为主的非学历教育，属于成人护理学教育的形式。

（3）短期轮训进修培养　以学习专项、专题的新理论、新技术为主要内容的进修，时间短、实用性强。

（4）参加学术活动　由卫生行政部门、护理学学术团体、高等医科院校举办的各种专题学术活动，包括讲习班、报告会、研讨会等，有利于及时了解护理科学信息，推广护理技术，提高科研意识和能力。

（5）临床实践　在本医院或上级医院指定的科室，由科室护士长带教，实习护士长工作，列席护士长业务会诊，参与个案查房等活动。

（6）自学　培养对象制订自学计划，选学管理学、教育学、心理学、法学、经济学等，以扩展知识面，提高自身自然科学和社会科学的文化素养。

3. 组织考核　由主管护理工作的副院长、护理部主任、相关科室护士长、医院学术委员会相关成员、医院人事、医政部门人员组成考核组，对培养对象进行定期考核评定。

二、护士长的角色适应

新护士长刚走上工作岗位，如何尽快适应护士长角色，是护士长培养训练的后继工作，不能忽视。

1. 主要影响因素　影响新护士长进入角色的主要因素有以下一些：

（1）所处位置的变化带来人际关系的变化，一时未能适应和妥善处理。

（2）缺乏管理的经验，决策、组织、指挥考虑不周，易于失当。

（3）自身专业技能和个人修养上有缺陷，不能率先垂范、"压不住台"等。

2. 应对策略　针对上述问题应对策略如下：

（1）作为新护士长，首先是要以沉着冷静、平和的心态去履行新的职务，建立良好的人际关系和沟通能力，不卑不亢，不张扬傲慢，不畏缩心怯。

（2）正确处理与科室主任、医生、下属护理人员、病人及其家属的关系，平等、坦荡、诚信待人，公平公正，虚心求教，虚怀若谷听取意见，采纳合理建议。创建和谐的工作环境，提高团队凝聚力，提升护理执行力。

（3）明确岗位职责，正确执行规章制度，分配任务、布置工作，采取民主协商的方式，同时加强监督，保质保量。

（4）坚持学习，提高自身素质，树立良好形象；加强自身培训和工作能力的提升，使自己的思想、观念、学识才干、业务技术、管理能力，与时俱进，日臻娴熟。

（5）从工作制度抓起，开展规范化管理，每月总结一次工作，肯定成绩，找出问题，分析原因，制订整改措施，敢于在例会上作自我批评，不遮丑、不护短，从而尽快胜任护士长工作。

（吴之明　韩聪聪　王　超）

思考题

1. 请说出你认为如何运用协调艺术来解决护理管理中的矛盾？

2. 请列出护士长的素质培养包括哪几方面？

3. 请结合案例进行分析与思考下列问题：

案例　护士甲，原在普通外科病房工作，护理专科毕业，工作5年，经全面综合考评，领导决定派她到胸外科担任护士长。原来的老护士长在胸外科工作了10多年，也很有成绩，深受科里同志的好评，只因为缺少一纸文凭而被迫转岗，心里很有想法。因此，在新护士长上任时，没有交班就离开了原科室。新护士长面临了很大的困难，业务不熟，管理工作不熟，医护人员不熟，对科主任的情况不熟。新护士长的一般情况：30岁，科室里有4位护士年长于她，其他12名护士较年轻；性格较为内向、不泼辣，从未干过管理。

问题：作为一名新护士长该如何应对这种局面？最先从哪方面入手比较合适？怎样建立自己的威信？怎样使工作走上正轨？基本的管理目标是什么？

第十章　医院感染控制与护理管理

学习目标
1. 能准确说出医院感染的基本概念；
2. 能阐述医院感染的预防；
3. 能叙述医院感染中护理管理的方法；
4. 能简述重点科室的医院感染管理的内容。

医院感染管理是医院质量管理的重要组成部分。医院感染管理的预防和控制措施又贯穿于护理活动的全过程，并涉及护理工作的诸多方面。随着现代医学的不断发展和现代医院的不断扩大，医院感染问题愈显突出和严重。因此，认识和了解医院感染的危险因素，做好医务人员和病人的健康教育，严格执行消毒隔离制度，加强护理管理，是预防和控制医院感染的有效途径。

第一节　医院感染概述

医院感染是伴随着医院的诞生而出现的，医院感染不仅增加病人的痛苦和经济负担，而且直接影响医院的平均住院日、床位周转率和社会效益及经济效益。

一、医院感染的概念

医院感染又称医院获得性感染，是指住院病人在医院内获得的感染，包括在住院期间发生的感染和在医院内获得出院后发生的感染，但不包括入院前已开始或者入院时已处于潜伏期的感染。医院工作人员在医院内获得的感染也属医院感染。广义地讲，医院感染的对象包括住院病人、医院工作人员、门急诊就诊病人、探视者和病人家属等，这些人在医院区域里获得感染性疾病均可以称为医院感染。

1. 医院感染的情况

（1）无明显潜伏期的感染，规定入院 48 小时后发生的感染为医院感染；有明显潜伏期的感染，自入院时起超过平均潜伏期后发生的感染为医院感染。

（2）本次感染直接与上次住院有关。

（3）在原有感染基础上出现其他部位新的感染（除外脓毒血症迁徙灶），或在原感染已知病原体基础上又分离出新的病原体（排除污染和原来的混合感染）的感染。

（4）新生儿在分娩过程中和产后获得的感染。

(5) 由于诊疗措施激活的潜在性感染,如疱疹病毒、结核杆菌等的感染。

(6) 医务人员在医院工作期间获得的感染。

2. 不属于医院感染的情况

(1) 皮肤黏膜开放性伤口只有细菌定植而无炎症表现。

(2) 由于创伤或非生物性因子刺激而产生的炎症表现。

(3) 新生儿经胎盘获得的感染(出生后 48 小时内发病),如单纯疱疹、弓形体病、水痘等。

(4) 病人原有的慢性感染在医院内急性发作。

医院感染按临床诊断报告,力求作出病原学诊断。

二、医院感染的分类

医院感染按其病原体的来源可分为内源性感染和外源性感染。

1. 内源性感染 内源性感染也称自身感染或不可预防性感染。引起内源性感染的微生物来自病人体内或体表的正常菌群或条件致病菌,包括从其他病人或周围环境中来的但已在该病人身上定植的微生物。例如,肠道、口腔、呼吸道、阴道、尿道及皮肤等部位,常常构成内源性感染的微生物"储藏库"。通常定植于这些部位的正常菌群对宿主不致病,但它们在宿主抵抗力下降或免疫功能受损时则对宿主造成感染。

2. 外源性感染 外源性感染也称交叉感染或可预防性感染。引起外源性感染的病原体来自病人体外,如其他病人、病原携带者,包括医院工作人员及探视者,以及污染的医疗器械、血液制品、病房用物及环境等。

三、医院感染的形式

1. 医院感染散发 指医院感染在某医院住院病人中历年的发病率水平。历年是指情况大致相同的年份。历年的一般发病率水平可因医院、时间、感染部位等的不同而有所差异。

2. 医院感染暴发 指在医疗机构或其科室的病人中,短时间内发生 3 例以上同种同源感染病例的现象。暴发的感染多来自所用的器械或物品的污染,可能与器械和物品的生产、消毒、储运不符合要求或管理不当有关。

3. 医院感染流行 指某医院、某科室医院感染发病率显著超过历年的一般发病水平。

第二节　医院感染的管理

医院感染的管理是一个复杂的系统工程,其管理目标与方法直接影响着整个医院感染管理的质量与水平。消毒、灭菌和隔离是切断微生物传播、预防医院感染的基本手段,加强医院感染管理是预防和控制医院感染的关键措施。

一、医院感染的危险因素

伴随大量新疗法和新技术的引进,抗生素和免疫抑制剂的广泛应用,使医院感染发生的因素增多,医院感染已成为全球性医院人群的重要公共卫生问题,了解医院感染的危险因素,可为控制医院感染提供有力依据。

1. 住院时间 住院时间越长,医院感染的危险因素越大。慢性病人住院时间越长越显示有较高的医院感染率。有研究报道,下呼吸道、泌尿道、外科伤口的医院感染率随住院时间的增加而增加。

2. 手术时间 手术时间越长,医院感染的机会越多。有资料报道,手术休克者肺炎感染率增加 49 倍,尿路感染增加 12 倍,菌血症增加 36 倍;外科切口感染率随手术时间延长呈直线增高,手术时间每增加 1 分钟,切口感染机会增加 0.1%,清洁切口手术每延长 1 小时,切口感染率大约增加 1 倍。

3. 侵袭性操作 包括各种插管、导管、引流管的增加,内镜检查的增多,以及微创外科手术在临床上的广泛应用,增加了病原菌侵入人体的机会,增加了病人发生医院感染的危险性。而且插管时间、多部位插管等因素更增加医院感染的危险性。有资料报道,插尿管病人比不插尿管病人泌尿系感染的发生率高 30 倍,气管切开病人比不切开病人呼吸系统感染发生率高 5.4 倍。

4. 不合理使用抗生素 抗生素在控制感染性疾病方面起了很大的作用。但随着抗生素的广泛使用,尤其是大量应用或滥用抗生素,多重耐药性细菌的产生,增加了病人内源性感染和真菌感染的机会。

5. 易感人群 包括年龄、基础疾病、放疗与化疗、免疫抑制剂的使用、器官移植、环境的变化、人口的不断增长和拥挤等,这些因素使病人发生医院感染的危险性大大增加。如早产儿、新生儿、老年人及有严重疾病者(患恶性肿瘤、免疫功能异常症、代谢障碍性疾病、重症血液疾病、胶原组织疾病、营养障碍等病人)易发生医院感染。

6. 组织管理不严,缺乏监测制度 组织不力、管理不严及缺乏监测也是医院感染的主要原因。如医院感染管理组织不健全、医院感染制度不严密、缺乏有效的医院感染监测手段和措施等,表现在门急诊无预防分诊制度、病人入院无健全的接诊制度、医院环境卫生学监测不达标、各种消毒液浓度不够、细菌培养菌落数超标、供应或使用未经彻底消毒、灭菌的物品等。

7. 医护人员缺乏医院感染知识 医护人员缺乏医院感染知识,对医院感染的严重性认识不足,对消毒隔离重视不够,不能自觉地严格执行无菌技术操作等也是医院感染的主要原因。如各项操作不正规、操作中缺乏无菌观念、不规范洗手、不注意穿戴医疗防护用具及消毒、灭菌、隔离不严格等。

8. 生物媒介引起虫媒性传染病 医院环境卫生条件差、病室内空气流通不畅,卫生脏乱差,通过蚊、蝇、蟑螂等也可造成疾病的传播,而引起医院感染。

二、医院感染的预防

凡接触过病人的物品和人员,都带有一定数量的细菌,切断医院感染的传播途径,采取必要的消毒灭菌措施,才能减少和防止交叉感染,杜绝耐药菌株的传播。

1. 医院感染的主要传播途径

(1) 接触传播 是医院感染医、患之间交叉感染的最常见的传播途径,分为直接接触传播和间接接触传播。直接接触传播,即在没有外界因素参与下,易感宿主与感染或带菌者直接接触的一种传播途径。间接接触传播,是指易感者通过接触医务人员的手或被污染的医疗设备、器械和日常生活用品而造成的传播。

（2）飞沫传播　是一种近距离(1 m以内)传播。传染源产生带有微生物的飞沫核(直径＞5 μm)在空气中移行短距离后移植到宿主的上呼吸道而导致的传播。

（3）空气传播　长期停留在空气中的含有病原微生物的飞沫颗粒(≤5 μm)或含有传染因子的尘埃引起的病原微生物在空气当中播撒可以被同病房的宿主吸入或播撒到更远的距离。

（4）共同媒介物传播　医务人员在医疗活动中,通过诊疗器械、各种药品、药液等所造成的医院感染。

（5）病媒传播　病房中有蚊、虱、蚤、螨、蝇、蟑螂等昆虫,可传播有关疾病(表10-1)。

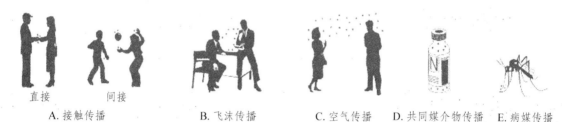

| 直接 | 间接 | | | |
| A. 接触传播 | B. 飞沫传播 | C. 空气传播 | D. 共同媒介物传播 | E. 病媒传播 |

图10-1　医院感染的主要传播途径

2. 清洁、消毒、灭菌

（1）清洁　是指清除表面的污垢、有机物或尘埃等的过程。

（2）消毒　是指用物理、化学或生物的方法杀灭或者消除环境中的病原微生物的过程。物理消毒法是利用物理的方法杀灭病原微生物的方法,是医院消毒最常用的方法之一。如自然净化(日晒、风吹、雨淋、干燥、温度、湿度等);机械除菌(冲洗、刷、抹、铲除、通风、过滤等);热力灭菌(湿热、干热);辐射灭菌(电离辐射、紫外线);超声波消毒;微波消毒。化学消毒法是利用化学药物杀灭病原微生物的方法,用于消毒的化学药物称为化学消毒剂。按照化学性质,消毒剂可分为醛、卤素类、过氧化氢物、醇、酚、季铵类、双胍类和杂环类等。生物消毒法是利用某种生物来杀灭或清除病原微生物的方法。如粪便和垃圾的发酵,利用嗜热细菌繁殖产生的热量杀灭病原微生物。

（3）灭菌　是指杀灭或消除传播媒介上的一切微生物,包括致病微生物和非致病微生物,也包括细菌芽孢和真菌孢子。如压力蒸汽灭菌(下排式蒸汽灭菌器、预真空压力灭菌器、脉动真空压力灭菌器)。

3. 洗手及洗手方法

（1）洗手的必要性　医务人员的手是病菌播散的主要途径之一。在医院感染控制方面,许多调查和前瞻性研究都证明了医务人员污染的手在医源性感染中的重要角色。各种诊疗护理活动都离不开医务人员的双手,如果手部卫生不良,就可直接或间接导致医院感染。有效的洗手可减少通过医务人员直接或间接接触病人所致的外源性感染,控制和降低医院感染的发生,提高医疗质量,保障病人和医务人员的安全,并可减少医疗费用的支出,减轻医务人员的工作量,提高医院的经济效益,最终使病人、医院和社会共同受益。洗手是切断病菌传播,降低医院感染发生率最经济有效、最简便易行的预防方法。因此,正确认识洗手,重视洗手过程,自觉而认真地洗手,是预防医院感染的重要环节(图 10 - 2)。

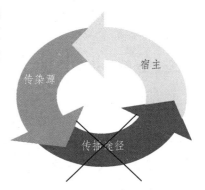

图 10 - 2 洗手-切断传播途径

(2) **洗手指征** ①直接接触病人后;②手明显污染或被血液、体液、蛋白质物质污染;③接触不同病人之间或病人身体的污染部位移动到清洁部位;④无菌操作前后;⑤处理清洁或无菌物品之前;⑥处理污染物品后;⑦穿脱隔离衣前后,戴脱手套前后;⑧接触病人血液、体液、分泌物、排泄物、黏膜、破损皮肤或伤口敷料后;⑨进入或离开病房前、饭前和休息后;⑩接触伤口前后;⑪护理特殊易感病人前后;⑫与病人长时间接触后。

(3) **洗手设备** ①病房及各诊疗科室应设有流动水洗手设施,开关采用脚踏式、肘式或感应式;②医院应准备充足的消毒洗手液,专人准备,每天检查,确保医护人员与患者使用;③可选用纸巾擦干双手,或风干机烘烤干;④不便于洗手时,应配备消毒免洗液洗手。

(4) **七步洗手方法** ①取适量洗手液于手掌表面,双手相互摩擦;②双手手指交叉摩擦,并将右手掌覆盖于左手背摩擦,然后交换;③手指掌面与手掌相摩擦;④左手手指屈曲于右手掌中进行摩擦,然后交换;⑤右拇指于握拳状的左手掌中摩擦,然后交换;⑥右手指尖于左手掌中摩擦,然后交换;⑦左右手相互摩擦清洗双手腕部(图 10 - 3)。

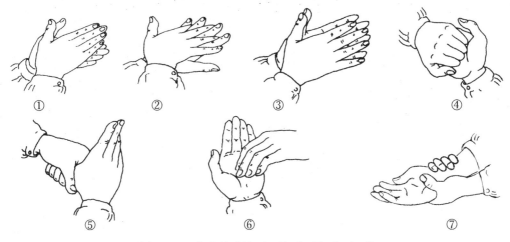

① ② ③ ④

⑤ ⑥ ⑦

图 10 - 3 七步洗手法:内、外、夹、弓、大、立、腕

4. 隔离预防

(1) **隔离预防的定义** 是指将有传染性的病人或病原携带者或免疫功能极度低下的易感者置于一定场所(隔离室),防止感染因子传给他人及防止易感者受到感染的措施。

(2) **隔离预防技术** 主要包括:洗手、隔离室、口罩、隔离衣、手套、污物袋、病人和病原携带者的转运、探视者管理、医用器械处理、化验标本、随时消毒、终末消毒、ICU 和新生儿室隔离预防措施等。

（3）隔离预防的分类 主要分为严格隔离、接触隔离、呼吸道隔离、结核病隔离、肠道传染病隔离、引流物/分泌物隔离、血液/体液隔离和保护性隔离等。

三、医院感染的控制

医院感染的控制是医院感染管理的主要内容,各级各类医疗机构应当建立医院感染管理责任制,制订并落实医院感染管理的规章制度和工作规范,严格执行有关技术操作规范和工作标准,以便有效预防和控制医院感染。

1. 建立医院感染管理委员会 按照 2006 年 7 月 6 日卫生部下发《医院感染管理办法》的规定,住院床位总数在 100 张以上的医院应当设立医院感染委员会和独立的医院感染管理部门。住院床位总数在 100 张以下的医院应当指定分管医院感染管理工作的部门。医院感染管理委员会由医院感染管理部门、医务部门、护理部门、临床科室、消毒供应室手术室、临床检验部门、药事管理部门、设备管理部门、后勤管理部门及其他有关部门的主要负责人组成,主任委员由医院院长或者主管医疗工作的副院长担任(图 10-4)。

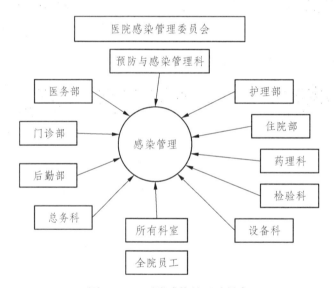

图 10-4 医院感染管理委员会

2. 医院感染管理委员会的职责

（1）认真贯彻医院感染管理方面的法律法规及技术规范、标准,制订本医院预防和控制医院感染的规章制度、医院感染诊断标准并监督实施。

（2）根据预防医院感染和卫生学要求,对本医院的建筑设计、重点科室建设的基本标准、基本设施和工作流程进行审查并提出意见。

（3）研究并确定本医院的医院感染管理工作计划,并对计划的实施进行考核和评价。

（4）研究并确定本医院的医院感染重点部门、重点环节、重点流程、危险因素以及采取的干预措施,明确各有关部门、人员在预防和控制医院感染工作中的责任。

（5）研究并制订本医院发生医院感染爆发及出现不明原因传染性疾病或者特殊病原体感

染病例等事件时的控制预案。

（6）建立会议制度,定期研究、协调和解决有关医院感染管理方面的问题。

（7）根据本医院病原体特点和耐药现状,配合药事管理委员会提出合理使用抗菌药物的指导意见。

（8）其他有关医院感染管理的重要事宜。

3. 健全医院感染管理规章制度

（1）医院感染培训制度。

（2）医院感染病例监测、报告制度。

（3）医院感染爆发及医院感染突发事件的监测、报告、调查与控制制度。

（4）医院环境卫生学及消毒灭菌监测、报告制度与质量改进制度。

（5）医院消毒、隔离制度。

（6）消毒药械的管理制度。

（7）一次性使用无菌医疗用品的管理制度。

（8）医务人员职业卫生防护制度。

（9）手卫生制度。

（10）无菌技术操作规范。

（11）抗菌药物合理应用管理制度。

（12）重点部门(病房、ICU、感染疾病科病房、母婴同室、新生儿病房、手术室、产房、消毒供应中心、内镜室、口腔科、输血科、血液透析室、检验科与实验室)的医院感染预防与控制制度。

（13）重点感染部位的医院感染预防与控制制度。

（14）医疗废物管理制度。

（15）生物安全管理制度。

4. 严格执行医疗器械、器具消毒工作技术规范

（1）进入人体组织、无菌器官的医疗器械、器具和物品必须达到灭菌水平。

（2）接触皮肤、黏膜的医疗器械、器具和物品必须达到消毒水平。

（3）各种用于注射、穿刺、采血等有创操作的医疗器具必须一用一灭菌。

（4）医疗机构使用的消毒药械、一次性医疗器械和器具应当符合国家有关规定。一次性使用的医疗器械、器具不得重复使用。

第三节　医院感染的护理管理

护理工作在医院感染管理中具有本身的特殊性和重要性。在预防和控制医院感染的全过程中,护理管理起着决定性作用,护理质量的核心是医院感染控制的水平,护理人员及护理管理者应成为预防和控制医院感染的主力。

一、医院感染的护理管理措施

1. 健全三级监控管理体系　在医院感染管理委员会的指导下,充分发挥护理部、科护士长、护士长三级护理管理体系的作用,明确职责,层层负责,互相协调,把医院感染的预防与控制作为护理质量管理的重要内容之一。通过深入临床第一线了解情况、定期检查、随时抽查及相互查看,以保证医院感染监控措施的落实。同时根据所获得的各方面信息及时反馈医院感染预防和控制中存在的问题,并积极采取相应的措施予以解决。

2. 加强护理人员教育培训 对护士不断进行针对性的教育培训,是搞好医院感染管理的基础,也是预防和控制医院感染中人员管理的重要环节。护理部应从教育入手,与医院感染管理部门密切配合,根据医院的具体情况、医院感染中重点问题,有目的、有计划地对各级护理人员进行教育培训,使预防和控制医院感染的各种措施变为护理人员的自觉行为。

(1)医院感染教育培训内容 医院感染诊断标准、医院感染的流行病学、医院感染与护理管理、职业卫生安全防护、医务人员手卫生、医院感染的隔离技术、消毒与灭菌技术、各种消毒、灭菌剂的正确应用、医院环境微生物学监测标准、空气、物体表面、手的采样方法、标本的采集(留取、运行)等。

(2)医院感染教育培训方法 对新上岗护士、进修护士、实习护士进行医院感染知识的岗前培训;对在职护士每年采取集中培训、举办学习班和经验交流会、专题讲座、护理查房等形式进行继续教育培训。

3. 加强高危人群和重点部门管理 医院是各种疾患病人聚集的地方,老年人、小儿及使用免疫抑制剂或长期使用抗生素等病人的免疫防御功能都存在不同程度的损伤或缺陷,加之在住院期间又由于接受各种诊疗措施而进一步降低了防御功能,这些高危人群是重点关注与管理的对象。

重症监护室(ICU)、手术室、母婴同室、急诊室、供应室、血液透析室、内镜室、导管室等都是医院感染的高发区,是医院感染管理的重点部门。

行之有效的科学的规章制度是与医院感染管理密切相关的,因为各种规章制度大多是前人在长期实践中经过反复验证的经验和教训的总结,是客观规律的反映,可作为各项工作的准则和质量评价的依据。与医院感染预防和管理相关的规章制度主要包括:清洁卫生制度、消毒隔离制度、无菌操作制度、探视陪住制度、病区管理制度、医院感染监测制度以及重症监护室(ICU)、手术室、急诊室、供应室、血液透析室、内镜室、导管室、婴儿室、换药室、治疗室等重点部门的消毒、隔离制度。

4. 做好病人健康教育 维持病房秩序和管理好病人也是预防和控制医院感染的措施之一,护理人员是病房管理和病人健康教育的主要力量。为使病人能更好地配合治疗和积极协作,对于医院所制订的每一项制度的落实、每一项护理操作规程的执行,都需要通过护士的宣传、讲解和告知,以得到病人与家属的理解和配合。如控制病人的探视与陪护、减少病房的人流量、定期进行病室通风、嘱隔离的病人不乱串病房、养成洗手好习惯等。通过病人入院时宣教、处置时知识的讲解、特殊病人单独指导、图片展览介绍、录像放映展示等方式进行预防医院感染知识的科普宣传,促使病人及家属主动自觉地配合医护人员预防和控制医院感染的发生。

5. 加强消毒管理 消毒是预防医院感染,切断传播途径的基本手段之一。护理人员是消毒管理的主要实施者,各种消毒管理制度的执行和各项具体消毒措施的落实大多是由护士完成的,故要注意以下环节。

(1) **专人负责**　每一护理单元护士长是医院感染管理的主要负责人,但对于具体工作的实施还应责任到人,如换药室或治疗室护士,协助护士长督促检查本病区消毒隔离制度及无菌操作的执行情况,完成规定的各项消毒灭菌效果的检测工作,并按要求做好记录,发现问题及时汇报。

(2) **定期消毒**　按照规定根据选择的消毒、灭菌方法,对各类医疗用品进行消毒处理。

(3) **定时检查**　护理部、科护士长、护士长要根据不同的对象,建立定期检查制度,明确检查重点,通过全面检查、定期抽查、随机抽查,及时发现消毒管理中存在的问题及薄弱环节,采取积极的改进措施,进一步完善各项规章制度。

(4) **定期监测**　监测的目的是确保消毒灭菌的有效性。加强对医院内具备危险因素的重点部门的监测管理,如重症监护室(ICU)、手术室、急诊室、供应室、血液透析室、内镜室、导管室、婴儿室、换药室、治疗室等重点部门应定期做空气、物表、工作人员手的微生物学检测,并对消毒后效果进行检查。

6. 加强护理人员防护　在医院中,护理人员是接触病人最多的群体,许多的处置操作和医疗废物的处理都需要护理人员完成与落实,因此加强护理人员防护及医院感染的管理也十分重要。

(1) **提高自我防护意识**　通过不断地对护理人员进行医院感染预防与控制的教育培训,使护理人员形成规范操作、提高自我防护的自觉行为。如护理人员在进行手术、注射、穿刺、采血、清洗器械等操作时,极易被锐利的器械刺伤,因此在处置血液和血液污染的器械时应戴手套或采用不直接接触的操作技术,谨慎地处理利器,严防利器刺伤。若一旦被利器刺伤则必须立即处理:向离心方向挤血、流水冲洗伤口、聚维酮碘(碘伏)消毒包扎、报告护士长或护理部、填写针刺伤记录表、必要时采血化验跟踪监测。要求护理人员在接触病人血液和体液时要戴手套,在进行可能被病人血液和体液溅入眼部或口部的操作时要戴口罩及护目镜。

(2) **强化洗手意识**　护理人员在工作中双手极易被病原菌污染,要求护理人员无论戴手套与否,在接触病人前后、处置操作前后都要洗手,形成并养成良好的职业习惯。

(3) **正确处理医疗废物**　护理人员要认真执行医疗卫生机构医疗废物的管理要求,加强对医疗废物的管理,根据医疗废物的类别及时分类收集,将医疗废物分置于符合《医疗废物专用包装物、容器的标准和警示标识的规定》的包装物或者容器内,感染性废物、病理性废物、损伤性废物、药物性废物及化学性废物不能混合收集。如对损伤性废物(针头、穿刺针和刀片等)用后应放入防渗漏、无破损、耐刺、易于焚烧的容器内;感染性废弃物应放置双层黄色塑料袋内、生物危害性废弃物应放置双层红色塑料袋内等。放入包装物或者容器内的感染性废物、病理性废物、损伤性废物不得取出。盛装的医疗废物达到包装物或者容器的3/4时,应当使用有效的封口方式,使包装物或者容器的封口紧实、严密。

二、重症监护室医院感染防控

1. 布局与环境管理

(1) **布局要求**　应设在环境清洁,相对独立的区域。分治疗区和监护区,各区配置感应式或脚踏式洗手设施,洗手肥皂悬挂保持干燥或使用软肥皂液,有条件的可安装 2% 的洗必泰乙醇溶液洗手装置,使用 0.5% 洗必泰乙醇擦手剂消毒、护手。应配有净化工作台、空气净化装置。监护区每张病床使用面积不少于 9.5 m²,并设有一定的隔离间。

(2)环境要求 室内应保持整洁和空气新鲜,室温保持在 20℃~22℃,相对湿度 40%~60%;有空气层流或空气净化装置的应持续进行空气净化,无空气层流和空气净化的应进行紫外线消毒,每日 2 次,每次 30 分钟,空气中菌落数不超过 200 cfu/m³;地面每日用消毒液擦拭 2 次,若有污染应随时擦拭消毒,病房、治疗室和换药室、更衣室、厕所的拖布应分开标记、固定使用,用后清洗悬挂晾干放置;仪器应每日用消毒液擦拭;病人床单、被罩和衣服视病情及时更换。

2. 病房与病人管理

(1)凡进入 ICU 的人员都要按要求戴帽子、口罩,穿隔离衣,换鞋,洗手。患有感染性疾病的人员不得进入 ICU,患有传染病的工作人员应暂时调离 ICU,ICU 工作人员离开 ICU 时应着外出装,以减少污染。

(2)严格参观、探视制度,加强参观人员、探视人员管理,集中探视时间,控制探视人数,尽量减少室内人员过多流动,以免污染病室空气或带入病原体。

(3)病室内不宜摆放鲜花,以免引虫或病人花粉过敏。

(4)感染病人与非感染病人分开管理,感染病人应住单间隔离护理。用物专人专用,用后严格消毒,无害化处理。

(5)患有高度传染性疾病患者,尽量不要入住 ICU。确立或怀疑具有高度传染性的病人,应按隔离要求进行隔离护理,并及时上报有关部门。

(6)加强基础护理,预防继发感染,如呼吸道管理、定期翻身扣背、有效吸痰、口腔护理、皮肤护理等。

3. 护理技术操作管理

(1)严格执行各项无菌操作规程。

(2)认真洗手或消毒,必要时戴手套,定期进行手的细菌监测。

(3)每日消毒各种留置导管,更换敷料,清理皮肤,做好口腔护理。

(4)在进行呼吸道护理(如吸痰、清理口腔等)、伤口换药、留置导尿管、灌肠等操作时均应戴手套(一次性使用),或采用不接触的操作方法,而且不可与清扫病室、更换床单等工作同时进行。

(5)在处理不同病人或同一病人不同部位的前、后都要认真洗手或消毒。

(6)对于严重感染、耐药菌感染病人、隔离间病人,要实施隔离措施,各项治疗、护理操作尽可能集中进行,操作前、后要严格洗手。

4. ICU 医院感染监测

(1)在医院感染管理委员会的直接领导及组织下,建立由 ICU 主任、护士长、总住院医生及监控护士组成的 ICU 医院感染监控小组,负责进行预防控制医院感染的管理并对 ICU 病人及环境进行全面系统监测。监测内容主要为 ICU 内环境污染状况及工作人员的带菌状态,每周 1 次,形成常规。对存在的问题积极寻找原因,采取必要的预防改进措施,重大问题及时上报医院感染管理委员会。

(2) 加强插管部位的护理及监测,尤其是动、静脉置管。保持导管入口部位清洁,可选用透明敷料,以便于监察。每班严密观察穿刺部位有无红、肿、热、痛等表现,一旦发现病人出现不明原因的高热,应及时通知医生,拔出导管并剪导管尖端 0.5 cm 做细菌培养加药敏。

(3) 加强对各种监护仪器设备、卫生材料的监测及管理,如各类呼吸治疗装置使用后应清洗、消毒或灭菌,干燥保存,包装完整,避免再次污染;使用中的呼吸机管道系统应及时清除冷凝水等。

三、手术室医院感染防控

1. 布局与分区管理

(1) 手术室的建筑布局应当符合功能流程合理和洁污区域分开的原则。应设在环境安静、清洁、干燥,距离外科病房、重症监护室和血库邻近的地方。手术室要设双走廊或多通道,以便使清洁与污染分流、人与物分流。手术室功能分区应当包括:无菌物品储存区;医护人员刷手、病人手术区域;污染处理区域。各个区域应有明显的标志,区域间避免交叉污染。

(2) 手术室内地面、墙壁、天花板无孔隙、无裂痕,表面光滑,容易擦洗并耐化学消毒剂的腐蚀。地面、墙角、天花板等交界处最好成弧形,以利于清洗和防止尘埃积存。

(3) 手术室内应设无菌手术间、一般手术间、隔离手术间;隔离手术间应靠近手术室入口处。每一手术间限置一张手术台。手术室内温度应保持在 22℃～25℃,湿度在 40%～60%。

2. 手术室的一般管理

(1) 进入手术室的工作人员必须更换手术室专用的工作衣、口罩、鞋帽。严格限制手术室内人员,控制人员和物品的流动,如减少手术人员活动,限制参观人员等。手术参观者站于手术者 30 cm 以外,脚凳高度不超过 50 cm,不得擅自超越活动范围。

(2) 手术室环境要清洁整齐,物品合理定位放置。做到定人、定时、定点,按要求做好清洁卫生。不同区域及不同手术用房的清洁、消毒物品应当分开使用。用于清洁、消毒的拖布、抹布应当是不易掉纤维的织物材料。每次手术完毕后要整理、清洁手术间,无影灯、处置车及操作台、物品柜、门等要湿擦,保持无灰尘。

(3) 净化手术间在术前提前 30～60 分钟开放。在每日术后或晚上进行手术间空气消毒。所有手术间每周末清洁后进行空气消毒,每月做空气培养,以检查菌落数与菌种。

(4) 接送病人的平车定期消毒,车轮应每次清洁,车上物品保持清洁,有条件的应使用手术对接车。接送隔离病人的平车应专车专用,用后严格消毒。

3. 手术室无菌技术管理

(1) 在手术室的工作人员和实施手术的医务人员应当严格遵守无菌技术操作规程。

(2) 在无菌区内只允许使用无菌物品,若对物品的无菌性有怀疑,应当视其为污染。

(3) 医务人员不能在手术者背后传递器械、用物,坠落在手术床边缘以下或者手术器械台平面以下的器械、物品视为污染。

（4）实施手术刷手的人员，刷手后只能触及无菌物品和无菌区域。穿好无菌手术衣的医务人员限制在无菌区域活动。手术人员脐平面以下、肩部以上部位都视为有菌区；手术器械一旦触碰以上部位应视为已遭污染，必须立即更换。

（5）无菌台必须为清洁、干燥、平整、规格合适的器械桌，铺上 4～6 层无菌巾；无菌单下垂 30 cm，距地面 20 cm 以上，下垂的 30 cm 以内为相对无菌区；器械护士移动无菌台时不可手握过边栏，巡回护士移动无菌台时不可手握下垂桌布；在无菌台上摆放的无菌器械、敷料等不可伸出台缘外；湿纱布、敷料应放在无菌盘内，不可直接放在无菌台上；弄湿了的手术衣、巾应视为已被污染，须及时更换或覆盖两层以上的无菌巾；备用的无菌台要用双层无菌单盖好；已铺好的无菌台 4 小时未用应视为已遭污染，必须重新做灭菌处理。

（6）手术中无菌台保持清洁、干燥。器械用后及时收回，擦干血迹。无菌台上备用器械应盖以无菌巾。接触空腔脏器（如胃、肠等）的器械应视为污染，应与其他器械分开放置和处理。接台手术人员在两台手术之间要洗手、消毒手臂及更换无菌手术衣、手套，同时用消毒液擦拭物体表面及地面。

（7）隔离病人手术通知单上应注明感染情况，严密隔离管理。术后器械及物品双消毒，标本按隔离要求处理，手术间严格终末消毒。

（8）患有上呼吸道感染或者其他传染病的工作人员应当限制进入手术区域工作。

（9）手术结束后，医务人员脱下的手术衣、手套、口罩等物品应当放入指定位置后，方可离开手术室。

4. 手术室无菌器械管理

（1）手术使用的医疗器械、器具以及各种敷料必须达到灭菌要求。

（2）无菌物品与非无菌物品分室放置，标志清楚、明显。过期物品或可疑污染物品应重新灭菌。

（3）一次性使用的医疗器械、器具不得重复使用。

（4）接触病人的麻醉物品应当一人一用一消毒。

（5）医务人员使用无菌物品和器械时，应当检查外包装的完整性和灭菌有效日期，包装不合格或者超过灭菌有效期限的物品不得使用。

5. 手术室的医院感染监测

（1）在医院感染管理委员会的直接领导及组织下，建立由手术室总护士长、护士长及护士组长组成的手术室医院感染监控小组，负责对手术室人员、手术病人及环境进行全面系统的监测。

（2）手术室每月由感染管理监测员或专职人员行空气及物体表面细菌培养。我国卫生部规定手术室空气细菌总数不得超过 200 cfu/m^3，物体表面≤5 cfu/m^2。

（3）每月由感染监测员定时或随时监测手术人员的手，定期监测洗手液，发现问题及时解决。我国卫生部规定手术人员消毒洗手后的细菌菌落数≤5 cfu/m^2，并未检出致病菌为消毒合格。同时对手套应做好细菌培养监测工作。

（4）手术器械、敷料及物品等进行高压蒸汽灭菌时均应采用物理、化学或生物学方法进行监测。手术器械、敷料灭菌合格率必须达到100%。

（5）每月由感染监测员定期或根据需要随时对手术室各种消毒液取样监测，以充分了解消毒液的使用效果。

四、供应室医院感染防控

1. 布局与分区管理

（1）供应室的位置应接近临床科室，一般设在住院部与门诊部的中间地带，并可以直通电梯与手术部门相连。周围环境清洁、宽敞、空气流通、无污染源，便于医疗用品的供应和发放，供应室应为一个相对独立的区域。

（2）供应室天花板、墙壁、地面等应光滑无缝隙，便于清洗和消毒；墙角宜采用弧形设计以减少死角。地面应防滑、易清洗、耐腐蚀。

（3）供应室建筑布局应分为办公区域和工作区域。工作区域分为去污区、检查包装区、灭菌物品存放区，三区划分清楚，区域间应有实际屏障。去污区和检查包装区设立人员出入缓冲间（带）和物品通道。

（4）供应室工作区域空气流向由洁到污，温度应保持在20℃～25℃，检查包装区和灭菌物品存放区的相对不宜大于湿度60%。照明设施应满足器械检查等功能的需要。

（5）洗手设施应符合《医疗机构医务人员手卫生规范》。灭菌物品存放区不宜设洗手池。物流路线上不得设置墩布池；地漏应采用防返溢式，下水道出口应采取防鼠措施；污水应集中排入医院污水处理站。

2. 去污区的管理

（1）去污区主要进行污染物品回收与分类、清洗、下收下送车辆、塑料箱冲洗消毒等工作。

（2）回收的物品在固定专用的房间里拆包、分类，并采用适宜、有效的方法浸泡消毒，然后送入洗涤间。选用浸泡的消毒液要注意质量和浓度，一般选用含氯消毒剂，每日更换，在应用前先用消毒剂浓度试纸测试其有效氯含量，以确保其消毒功能。

（3）送物车回去污区后经清洗、消毒再送入专用存放间备用。送出供应室后未发放完的器械包等物品，不能再放回无菌间，须重新处理。

（4）洗涤过程由初洗和精洗组成，一般有手工清洗和机械清洗（半自动和全自动）。洗涤后的清洁物品应是整洁清晰、无血迹污垢及杂质的，并予控干或烘干；盛装清洗后物品的容器必须是清洁无污染的。

（5）去污区工作人员工作中应戴工作帽、口罩、手套、系防水围裙及穿防水鞋，在回收区工作时应穿隔离衣，离开去污区时应脱去隔离衣并认真洗手。

3. 检查包装区的管理

（1）检查包装区主要进行物品的检查与包装、敷料制作、灭菌等工作。

（2）包装材料或容器应清洁、干燥，有利于灭菌过程中的空气排出及蒸汽的穿透。各类器械包、敷料包不宜过大，一般不超过30 cm×30 cm×25 cm，重量不超过5 kg。包装后的物品要尽快（1～2小时内）进行灭菌，不得长时间放置，以防止污染及热源产生。

（3）包装间应有较高的洁净度，工作台及地面应保持清洁，每日清扫及紫外线消毒 2 次，有条件的应安装空气净化器，空气过滤网定期清洗。工作人员换鞋入内。

（4）灭菌的操作程序应严格按照卫生部颁布的《消毒技术规范》的各项要求执行。灭菌岗位人员必须经过专门培训，合格后持证上岗。

（5）灭菌物品装放不宜过挤、过满、过少，其总体积不应超过灭菌室容积的 80%～90% 或不少于 10%。最好的方法是用不锈钢金属筐装放拟灭菌的物品，既利于灭菌，又利于搬运和贮存。

（6）灭菌应根据拟灭菌物品的性质，选择适宜的温度进行，常用的灭菌温度有 115℃、121℃和 126℃。各类物品所需灭菌时间和温度不同，故应尽量将同类物品放置一起分别进行灭菌。若必须将不同性质的物品放在一起灭菌时，则应以最难达到灭菌物品所需的时间、温度为标准。

4. 灭菌物品存放区管理

（1）灭菌物品存放区为单一独立的隔离区，主要进行灭菌物品的储存与发放。要求有较高的洁净度，有条件的应安装空气净化装置。

（2）灭菌物品存放区应由专人管理，按规定着装，进入无菌区前工作人员应洗手、更衣、换鞋、戴帽子和口罩。非无菌区的工作人员和非无菌物品不得进入。

（3）经灭菌处理的物品应包装完整，包布干燥，含水量不超过 3%，化学指示剂变色均匀，符合标准要求。

（4）无菌物品应存放于洁净的橱柜内或存放架上；存放架（橱）必须距地面 20 cm，距天花板 50 cm，距墙壁大于 5 cm。

（5）无菌物品应分类放置，位置固定、标识清楚，并按有效期顺序排列，严禁过期。

（6）已灭菌物品不得与未灭菌物品混放。

（7）无菌物品一经拆开，虽未使用，也要重新包装灭菌。无菌物品掉在地上或放置在不洁之处，即视为受到污染，不能作为无菌物品使用。外购的一次性无菌物品，必须先去掉包装，经热源检测、无菌试验合格后，才能进入无菌物品存放间。

（8）放置无菌物品的柜和架应定期擦洗消毒，地面每日用消毒后的湿拖布擦洗。室内空气应按规定进行消毒。天花板、空调通风口、滤风网等必须经常清洗。

（9）无菌物品的发放，原则上要下送。下送车应使用全封闭推车，与污染物品回收车严格分开。应专人、专车、专线运送。下送人员不得接触污染物品，下送车每日应进行有效的消毒。分发余下的物品应视为已污染，不可再进入无菌物品存放间，需重新灭菌。

5. 供应室医院感染监测

（1）在医院感染管理委员会的直接领导及组织下，建立由供应室总护士长、护士长及护士组长组成的供应室医院感染监控小组，负责对供应室人员、工作流程、无菌物品及环境进行全面系统监测。

（2）清洗质量的监测。日常监测在检查包装流程时进行；使用清洗消毒机进行装载、温度、时间等工艺监测；每月不定期抽查，每次抽查 3～5 个待灭菌包内所有物品的清洗质量。

（3）消毒质量监测。每月一次空气微生物含量、工作人员手及物体表面的微生物监测。无菌区的空气细菌数不得超过 200 cfu/m³、物体表面及工作人员手的细菌数不得超过 5 cfu/m²、灭菌后的物品及一次性医疗器具,不得检出任何种类微生物及热原质;清洁区的空气细菌数不得超过 500 cfu/m³、物体表面及工作人员手的细菌数不得超过 10 cfu/m²;污染区的空气细菌数不得超过 2 500 cfu/m³、物体表面及工作人员手的细菌数不得超过 15 cfu/m²。

（2）热源监测。主要用于供应室对输液器具、注射器具等自行检测,主要检测输液器具、注射器具的洗涤质量,以预防和杜绝热源反应。常用的有家兔测试法和试验法。

（3）环氧乙烷气体灭菌必须每锅进行工艺监测,每包进行化学监测,每月进行生物监测。

（4）压力蒸汽灭菌必须进行工艺监测、化学监测和生物监测。工艺监测应每锅进行,并详细记录。化学监测应每包进行,手术包尚需进行中心部位的化学监测。预真空压力蒸汽灭菌器每天灭菌前进行 B－D 试验。生物监测应每月进行,新灭菌器使用前必须先进行生物监测,合格后才能使用;对拟采用的新包装容器、摆放方式、排气方式及特殊灭菌工艺,也必须先进行生物监测,合格后才能采用。

五、产婴室医院感染防控

1. 布局与分区管理

（1）产房周围环境必须清洁、无污染源,应与母婴室和新生儿室相邻近,相对独立,便于管理。

（2）布局合理,严格划分无菌区、清洁区、污染区,区域之间标志明显。无菌区内设置正常分娩室、隔离分娩室、无菌物品存放间;清洁区内设置刷手间、待产室、隔离待产室、器械室、办公室;污染区内设置更衣室、产妇接收区、污物间、卫生间、车辆转换处等。

（3）墙壁、天花板、地面无裂隙,表面光滑,有良好的排水系统,便于清洗和消毒。

（4）产房内温度应保持在 24℃～26℃,湿度应以 50%～60% 为宜,注意通风及空气净化,有条件的可配备空气净化装置。

2. 产婴室的一般管理

（1）工作人员入产婴室要穿工作衣、戴工作帽、洗手,更换清洁鞋;孕产妇入产婴室待产应穿医院配发的清洁衣服;家属入产婴室应洗手、穿清洁衣服、戴口罩和帽子。

（2）严格探视制度,规定探视时间,每次只允许一人探视。感染性疾病流行期间或患传染病的探视者禁止探视。

3. 产婴室的清洁卫生管理

（1）每日接生前,必须以清洁湿抹布或浸有消毒液抹布擦拭桌子、仪器等表面。

（2）每日在接生前、接生之间、接生后应及时用清洁剂清洗地面;若地面有血迹、体液污染,必须立即以含氯消毒剂擦拭消毒。

（3）待产床及产床每次使用后必须更换床上一切物品,污物送洗衣房清洗、消毒,并用含氯消毒剂擦拭床单位。

（4）每日接生前、后,用紫外线照射消毒室内空气并注意通风,有条件者接生过程中随时使用空气净化装置。

4. 产婴室的消毒隔离管理

（1）产房应根据标准预防的原则实施消毒隔离。

（2）对患有或疑似传染病的产妇，应隔离待产、分娩，按隔离技术规程护理和助产，所有物品严格按消毒隔离要求单独处理；用后的一次性用品必须放入黄色塑料袋内，密闭运送无害化处理；产妇放弃或者捐献胎盘的由医疗机构进行处置；房间应严格进行终末处理。

（3）母婴一方有感染性疾病时，患病母婴均应及时与其他正常母婴隔离。产妇在传染病急性期，应暂停哺乳。

（4）产妇哺乳前应洗手、清洁乳头。哺乳用具一婴一用一消毒，隔离婴儿用具单独使用，双消毒。

（5）婴儿用眼药水、扑粉、油膏、沐浴液、浴巾、治疗用品等，应一婴一用，避免交叉使用。

（6）患有皮肤化脓及其他传染病的工作人员，应暂时停止与婴儿接触。

（7）母婴出院后，其床单元、保温箱等，应彻底清洁、消毒。

5. 产婴室的医院感染监测

（1）在医院感染管理委员会的直接领导及组织下，建立由产婴室总护士长、护士长及护士组长组成的产婴室医院感染监控小组，负责对产婴室人员、工作流程、无菌物品及环境进行全面系统监测。

（2）严格执行洗手和刷手制度，定期或不定期进行抽样检查，要求洗手后手上的细菌数不得超过 $5\ cfu/m^2$；刷手后手部无细菌生长。

（3）定期对使用中的消毒药液进行浓度测定和细菌学监控。

（4）分娩室内的空气定期进行细菌培养，细菌数不得超过 $200\ cfu/m^3$，特殊污染隔离室内无致病菌生长。

（5）分娩室内物体表面和医务人员的手不得检出致病菌；细菌数不得超过 $5\ cfu/m^2$。

第四节　护理职业安全与风险防范

护士在护理活动中，存在着潜在性的职业危害，护士的工作环境及服务对象决定了护士职业的特殊性，她们在给人们带来健康的同时，自身也暴露于各种危险之中。因此，护士应具备对职业危害因素的认识、辨别和处理的基本知识和能力，具备对职业危害的防范意识，自觉做好职业风险防范。

一、护理职业安全概述

（一）护理职业风险防范概念

1. 护理风险　是指在护理活动中，可能会发生的护理危险，是一种职业风险。

2. 护理职业防护　是指在护理工作中采取多种有效措施，保护护士免受职业损伤因素的侵袭，或将其所受的伤害降到最低限度。

3. 护理职业暴露　是指护理人员工作在医院特定的环境中，在为病人提供服务的过程中，经常暴露于被感染病人的血液、体液及排泄物污染的环境中，如接触污染的注射器、针头、各种导管等。此外，还有各种理化损伤因子，如光、热、电磁辐射等以及工作压力的影响，有感染某种疾病的危险，即称为护理职业暴露。

4. 标准预防的三个基本概念

（1）隔离对象　将所有病人的血液、体液、分泌物均视为有传染性的，需要隔离。

（2）防护　实行护患双向防护，防止疾病双向传播。

（3）隔离措施　根据传播途径，建立接触隔离、空气隔离和飞沫隔离等，重点要注意洗手和洗手时机。

（二）护理职业风险防范的意义

1. 保障职业安全，维护护士健康　护理职业防护措施的有效实施，不仅可以避免职业卫生和职业安全风险对护士造成的机体损害，而且还可以控制由环境和行为引发的不安全因素。通过职业防护可以维护护士的身体健康，减轻工作过程中的心理压力，增强社会适应能力，提高护士职业生命质量。

2. 规避职业风险，有效控制危险　护士通过对职业防护知识的学习和防护技能的强化训练，可以提高护士执业防护的安全意识，使之严格遵守护理操作规程，自觉履行职业规范要求，有效控制职业危险因素，科学规避护理职业风险，减少护理差错、事故的发生，增加护理工作的安全感和成就感。

3. 减少职业损伤，增加经济效益　护士在进行护理活动时，严格执行个人防护，避免伤害，以健康、饱满的状态投入工作，既能提高工作效率，又能增加经济效益。反之，在进行护理活动时，护士未能按要求做好个人防护，造成自身伤害并需休养治疗时，不但影响工作，同时还需支付医疗费用等，从而影响到个人和医院的经济收入。

4. 营造轻松和谐环境，焕发工作热情　良好、安全的护理职业环境，不仅可以对护士产生愉悦的身心效益，而且可以增加护士执业的满意度，促进健康的人际交流，使之对职业的选择获得积极的认同感。同时轻松愉快的工作氛围，可以减少护士工作的压力，改善护理人员的精神卫生状况，焕发职业工作的激情，提高护士的职业适应能力。

二、护理职业损伤危险因素

护理人员在职业工作环境中经常会暴露在各种职业危害中，直接威胁着护士的安全，这些危害因素主要包括生物因素、化学因素、物理因素和心理-社会因素。

（一）生物因素

生物危险因素是指在护理活动中，由于细菌、病毒等病原微生物侵袭，造成对护士身体伤害的因素。护士工作在医院的特殊环境中，每天与病人以及病人的分泌物、排泄物、衣物和用具等密切接触，因而容易受到各种生物性有害因素的侵害。常见的有细菌和病毒。

1. 细菌　护理工作中常见的致病菌有链球菌、肺炎球菌、大肠杆菌等，它们通过呼吸道、消化道、血液、皮肤等途径感染护理人员，导致疾病的发生。

2. 病毒　护理工作环境中最常见的病毒有肝炎病毒、艾滋病病毒、冠状病毒等，传播途径以呼吸道和血液传播较多。其中最危险、最常见的是艾滋病病毒、乙型肝炎病毒等。

（二）化学因素

在护理活动中，由于工作的需要，护士可通过各种途径接触到多种化学消毒剂或化疗药物，而导致护士受到不同程度的损伤。

常用的消毒剂有甲醛、过氧乙酸、戊二醛、含氯消毒剂等。

常用的化疗药物有环磷酰胺、氮芥、阿霉素、丝裂霉素、5-氟尿嘧啶、铂类等。

（三）物理因素

1. 机械性损伤 常见的机械性损伤有跌伤、扭伤等。临床护理人员在工作中，体力劳动较多，并且劳动强度较大，负重过度，特别是 ICU、骨科、精神科、急诊等，需要搬运病人的机会较多，用力不当、不正确的弯腰等容易扭伤腰部，引发腰椎间盘脱出，这是护士常见的运动性功能损伤。

2. 温度性损伤 常见的温度性损伤有热水瓶、热水袋烫伤；易燃易爆物品，如氧气、乙醇等所致的各种烧伤；各种电器使用，如烤灯、高频电刀所致的烧伤等。

3. 放射性损伤 在为病人进行放射性诊断和治疗的过程中，如果护理人员自我保护不当，可导致放射性皮炎、皮肤溃疡坏死，甚至会引起皮肤癌。尤其是护理人员在日常工作中，常需定期消毒病室，不可避免地会接触到紫外线，造成不同程度的皮肤红斑、紫外线性眼炎等不良反应。

4. 锐器伤 锐器伤是护理人员最容易且最频繁受到的职业损伤之一，而感染的锐器伤是导致血源性传播疾病的主要因素。目前已证实有 20 多种病原体可经过锐器伤直接传播，最常见、危险性最大的是乙型肝炎病毒、丙型肝炎病毒和艾滋病病毒。同时锐器伤对伤者还会造成较大的心理压力，产生焦虑、恐惧，并且引发不同程度的悲观情绪，甚至导致放弃护理职业。

5. 噪声 噪声主要来源于监护仪、呼吸机的机械声、报警声、病人的呻吟声等。研究人员发现，从 1960 年开始，在世界范围内医院白天的平均声音强度从 57 dB 上升到了如今的 72 dB，而晚上的声音强度则从原来的 42 dB 上升到了 60 dB。远远超过 WHO 规定的医院噪声标准，即病房中的声音强度不应超过 35 dB。护理人员长期处于这样的工作环境中，会引发多器官功能的改变，严重者可导致听力、神经系统等的损害。

（四）心理-社会因素

随着社会经济迅速发展和我国卫生保健体制的改革，人们对健康的标准有了新的要求，但由于护士的严重缺编，产生了供需失衡的现象，常引发病人和家属对护理工作的不满意、不理解，而导致护患之间矛盾激化，给护士带来极大的精神压力；频繁的夜班，紧张的工作环境，同时由于担心职业环境的风险性、安全性，再加上得不到领导、病人和家属的理解、支持和重视，这些因素在一定程度上也给护士造成很大的心理社会压力。此外，护士的心情常受到病人喜怒哀乐心情的影响，长期的情绪压抑，也影响到护士的身心健康。

三、护理职业风险的防范措施

（一）病原微生物侵袭的职业风险防范

护士在各种护理操作中，应严格遵守消毒、隔离制度及技术操作规程，视所有病人的血液、体液、排泄物等均具有传染性,均按传染性物品处理,预防污染其他物品及感染医务人员;处理污染器械时,应做到先消毒后刷洗,一次性器械放入双层医用防渗漏垃圾袋单独处置,针头、刀片等锐器物品放入利器盒。同时加强个人防护,操作时衣帽整齐,接触病人的血液、体液、排泄物时要带手套,必要时带防护眼罩、面罩,操作完毕后立即洗手。

(二)化学性损害的职业风险防范

1. 化学消毒剂损伤的职业风险防范

(1)严格遵守使用原则 熟练掌握化学消毒剂的性能、功效、浓度、剂量及操作规程,保证安全。

(2)避免直接接触 在使用和配置化学消毒剂时,要戴口罩、帽子和手套,当化学消毒剂不慎溅到皮肤或眼睛时,应立刻用清水反复冲洗,防止造成损伤。

(3)防止环境污染 对易挥发的消毒剂,要阴凉通风、密封保存,防止挥发渗漏,造成环境污染。

(4)注意细节 如消毒剂浸泡的物品使用前需用无菌生理盐水冲净;环氧乙烷消毒的物品必须在气体散尽后方能使用;甲醛熏蒸空气消毒后,通风2小时后人员才能进去。

2. 化疗药物损害的职业风险防范

(1)提供安全的配药环境 条件允许时应设专门化疗配药间,配有空气净化装置,在专用层流柜内配药,以保持洁净的配置环境,操作台面应覆以一次性放渗透性防护垫或吸水纸,以吸附溅出的药液,以免蒸发造成空气污染。

(2)配置药物前准备充分 配药之前用流动水洗手,佩戴一次性防护口罩、帽子、面罩、工作服外套、一次性防渗透隔离衣。操作过程中从呼吸道吸入化疗药物的危险性较大,因此必须戴有效的一次性防护口罩。有些化疗药物对皮肤有刺激作用,接触后可直接被吸收,因此操作时必须选择合适的手套。如需要戴双层手套时,应在其外面再戴一副乳胶手套。

(3)严格遵守配药时、执行时的操作要求 ①割锯安瓿前应轻弹其顶部,使附着的药粉降落至瓶底。掰开安瓿时应垫纱布,避免药粉、药液、玻璃碎片飞溅,并防止划破手套。②掰开粉剂安瓿溶解药物时,溶酶应沿瓶壁缓慢注入瓶底,待药粉浸透后再搅拌,防止粉末溢出。③瓶装药液稀释后立即抽出瓶内气体,以防瓶内压力过高药液从针眼处溢出。④从药瓶内吸取药液后,先用无菌纱布或棉球裹住瓶塞,再撤针头,防止拔出针头的瞬间药液外溢。⑤抽取药液时以不超过注射器容量的3/4为宜,防止针栓从针筒中意外滑落。⑥操作完毕,脱去手套后用流动水和洗手液彻底洗手并行沐浴,减轻药物毒性作用。

(4)医疗垃圾的处理 ①凡与化疗药物接触过的针头、注射器、输液管、棉球、棉签等,必须收集在专用的密封垃圾桶内,标注警示标志统一处理,不能作普通垃圾处理;②处理污物时,护士必须戴帽子、口罩及手套,处理完毕后应彻底洗手。

(三)锐器损伤的职业风险防范

1. 增强自我保护意识 护士进行有可能接触病人的血液、体液的治疗和护理操作时,必须戴手套。操作完毕,脱去手套后应立即洗手,必要时进行手的消毒。如手部皮肤发生破损时,必须戴双层手套。在进行侵入性诊疗、护理操作过程中,要保证充足的光线,器械传递要求娴熟规范,注意防止被针头、刀片等锐器刺伤。

2. 锐器使用中的防护　抽吸药液时必须使用无菌针头,抽吸后立即单手操作套上针帽。静脉加药时须去除针头经三通管给予。使用安瓿制剂时,先用砂轮划痕再掰安瓿,可采取垫棉球或纱布的方法以免割伤皮肤。

3. 严格管理医疗废物　使用后的锐器应直接放入防刺、防渗漏的利器盒中,以防止刺伤。护理工作中应使用便捷的符合国际标准的锐器回收器,严格执行医疗垃圾分类标准。锐器不应与其他医疗垃圾混放,须放置在特定的场所。封好的锐物容器在搬离病房前应有明确的标志,便于监督执行。

4. 纠正损伤的危险行为　①禁止双手回套针头帽;②禁止直接传递锐器;③禁止用手折弯或弄直针头;④禁止徒手携带裸露针头等锐器;⑤禁止用双手直接接触使用后的针头、刀片等锐器;⑥禁止用双手分离污染的针头和注射器;⑦禁止消毒液浸泡针头;⑧禁止直接接触医疗垃圾。

知识链接

保护医护人员避免"针害"的"双保险"

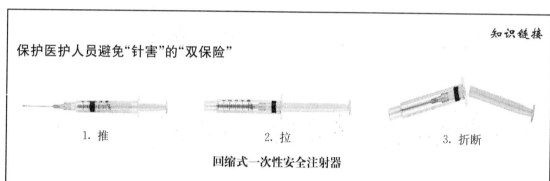

1. 推　　　　　2. 拉　　　　　3. 折断

回缩式一次性安全注射器

据世界卫生组织(WHO)统计,1998年全世界因"针害"而感染疾病的人数高达1 000万之多,其中感染艾滋病的医务人员约15万人,每年因"针害"而致命的约有180万人,以上数据以第三世界国家居多。据美国护士协会统计,美国每年受到"针害"的医务人员高达100万人次,平均每人次"针害"的检验、处置费用逾3 000美元,因"针害"感染疾病,其治疗费、赔偿费高达1 000多万美元。美国全年此项总赔偿费达到30亿美元。

回顾历史,从玻璃针筒发展到一次性传统注射器是人类对付疾病传染的一次重大革命。减少了大量无谓的疾病传染,但一次性注射器被再次利用以及医务人员在使用注射器过程中不小心被针扎到的伤害,仍屡见不鲜,医务人员的职业安全受到威胁。由此,"双保险"回缩式一次性自毁安全注射器得以研发面世,该注射器既能确保医务人员不被"针害",同时又能确保被注射者所使用的是真正意义上的一次性注射器,彻底杜绝了交叉感染的可能性。

2000年11月6日时任美国总统克林顿亲自签署了由美国国会通过的"针刺伤预防"法案。2002年美国联邦职业安全及健康管理委员会(OSHA)立法,要求全美医疗机构必须使用一次性安全注射器,以避免医护人员受到"针害"。否则医疗机构的管理人员及负责人将依据美国刑法判刑或处罚款。世界卫生组织要求其成员国从2003年起逐步使用一次性安全注射器。

---

5. 加强护士健康管理　建立护士健康档案,定期为护士进行体检,并接种相应的疫苗。建立损伤后登记上报制度;建立医疗锐器处理流程;建立受伤员工监控体系,追踪伤者健康状况。

6. 和谐沟通相互合作　在对不合作或有昏迷、躁动不安病人进行治疗时,易发生锐器伤害,因此必须请求其他人协助配合,尽量减少锐器误伤自己或病人。

7. 合理安排工作时间　根据工作性质,灵活机动地安排休息时间,使护士身心得以缓冲,减轻压力、焕发精神、提高工作效率、减少锐器伤,保证工作质量。

8. 锐器伤紧急处理方法　护理工作中一旦被锐器伤害可采用以下方法处理:

(1)立即用健侧手从近心端向远心端挤压,排除伤口部位的血液,禁止在伤口局部来回挤压或吸吮伤口局部。

(2)用肥皂水彻底清洗伤口并用流动净水冲洗伤口5分钟。

(3)用2%碘酊、75%乙醇、0.5%碘伏消毒伤口。

(4)向主管部门汇报并填写锐器伤登记表。

(5)请有关专家评估锐器伤并指导处理,根据病人血液中含病毒的多少和伤口的深度、暴露时间、范围进行评估,进行相应的处理。

(四)运动性功能损伤的职业风险防范

常见的运动性功能性损伤有腰椎间盘突出、腰肌劳损和下肢静脉曲张。预防措施如下:

1. 正确运用人体力学原则　在护理活动中,正确运用人体力学原理,可指导护士操作中省力,避免肌肉紧张,提高工作效力。

2. 避免重复或静态的不良姿势　护士在工作中应该有意地变换自己的姿态和体态,以缓解肌肉、关节、骨骼肌疲劳,减轻脊柱负荷。

3. 科学使用保护具　护士在工作中可佩戴腰围等保护用具以加强腰部的稳定性,保护腰肌和椎间盘不受损伤。但腰围仅在工作时使用平时不用,否则可导致腰肌萎缩,产生腰背痛。对于已患有腰椎间盘突出症的护士,在佩戴腰围时应注意遵循以下规则:在急性期疼痛加重时,坚持佩戴,于卧床休息时解下。

4. 促进下肢血液循环　护士由于工作性质的缘故,经常需长时间站立,导致下肢静脉血液回流受阻,静脉持久扩张,发生下肢静脉曲张,甚至引发严重后果。为了预防下肢静脉曲张发生,护士应避免长时间保持同一姿势,适当、轻微的活动,有助于促进下肢血液循环,减轻下肢静脉瓣膜承受的压力,防止静脉曲张。

5. 加强锻炼、增强体质　护士在工作之余,应注意运动锻炼、合理搭配营养,以增强体质。

(五)心理-社会性损伤的职业风险防范

1. 积极参加各种学习,提高自身综合素质　护士应积极参加继续教育和学术活动以及其他形式的学习,增加对学科发展前沿和国内外专业情况的了解,以了解工作变革的方向和激发动力,扩展专业领域的视野,提高职业竞争力,避免职业风险,增强应对工作压力的能力。护理人员应与时俱进,正视挑战,提升自身综合素质,适应时代需求,克服职业疲溃感。

2. 提高社会地位,重视自身价值感　时代的发展赋予了护士多元化的角色,护士成为"维护和促进人类健康"的重要生力军,社会对护理工作的评价也需得到应有的提高。提高护士的社会地位,创造一个尊重护士的社会环境,将有助于提高护士自我工作价值感,增强应对工作疲溃的动力。

3. 创建和谐工作环境,培养乐观向上精神 一个良好的职业环境,可以在一定程度上缓解工作和思想上的压力。护士应培养自己的团队合作精神,友好沟通,宽容理解,发挥各自的特长和优势,在满足其实现自身价值需要的同时,营造出积极向上、和谐温馨、愉快健康的职业环境。积极乐观的精神,愉快的情绪,是战胜疲劳的基础和关键。面对困难和挫折调整心态,以开朗豁达的态度对待,可以缓解压力引起的身心反应,将压力转换成积极的动力,成为个人发展的机遇。

4. 进行生理、心理减压,疏导不良情绪影响 合理运用应对压力的技巧,积极疏导负面的躯体和心理反应,可以降低紧张感。同时培养轻松的业余爱好,养成锻炼身体的习惯等,都有助于摆脱焦虑、烦恼,焕发出充沛的精力。

护理职业安全与风险防范越来越受到医护人员的关注,是我们需要探讨和研究的重要课题和社会责任。本节从护理职业概述、护理职业安全、护理职业风险防范三方面进行了论述,进而理解护理职业的特征、护理职业的要求,在护理职业过程中掌握护理职业安全的影响因素、护理职业损伤危险因素,并采取护理职业安全的防范措施及护理职业风险的防范措施,以保证病人安全及护理人员本身的职业健康,不断提高护理质量和护理职业生命质量。

(苏兰若　周晓菊　陈　彬)

思考题

1. 请回答医院感染的预防措施有哪些?
2. 如何做好重症监护室的感染防控工作?
3. 如何做好高危人群和重点部门的医院感染管理?
4. 护理人员应如何做好职业防护与针刺伤的防护?

第十一章　护理资源的管理

学习目标

1. 能准确说出护理人力规划、时间管理的概念；
2. 能叙述护理人力规划与护理人员排班的原则；
3. 能准确说出时间管理的主要方法；
4. 能简述影响医院护理人员编制的因素；
5. 了解护理物品、设备、易耗品和药品管理的要点及护理经费的来源和管理。

资源是组织或社会用来进行价值增值的财富，包括自然资源和人力资源。资源也是实施管理的物质基础。护理资源可以进一步分为人力、物力、财力、时间、信息等 5 个方面。充分地利用各种护理资源，使之有效地发挥作用，是护理管理者面临的重要课题。

第一节　护理人力资源管理

人是保持组织发展的首要因素，现代管理者越来越重视对人的管理。护理人员是医院卫生人力中的重要力量，如何加强对护理人力资源的开发利用，更好地发挥护理队伍在促进人类健康中的作用，是每一个护理管理者必须面对的重要课题。这里首先澄清两个基本概念：人力资源与护理人力资源。人力资源又称劳动力资源，是指在劳动生产过程中，可以直接投入的体力、智力、心力总和形成的基本素质，是一种依附于个体的经济资源，用以反映人所拥有的劳动能力，包括知识、技能、经验、品性与态度等身心素质。护理人力资源是指经职业注册取得护士执业证书，依照护士条例规定从事护理活动的护士，以及未取得护士执业证书但经岗位培训考核合格，协助注册护士承担病人生活护理等职责的护士和护理员。

一、护理人力规划

1. 护理人力规划的概念　护理人力规划是指根据医院技术建设发展的要求和护理任务，预测各类护理人员的需求以及为满足和达到这些需求所进行的各项工作。内容包括：各类人员的需要数量、素质要求、人员配备、培训等。搞好护理人力规划，有利于减少人力资源浪费，充分发挥护理人力资源的作用。

2. 护理人力规划的原则

（1）功能需要原则　护理的功能需要包括按专业要求达到的护理目标、标准和病人的合理要求。所配置的护理人员的数量、质量、结构等均应满足病人的护理需要，有利于护理目标的实现。

（2）能级对应原则　对护理人力的规划要根据病房的工作量配备护士，做到分层使用、能级对应。即在实行责任包干制的基础上，根据不同病情危重程度患者的数量，决定所需的护士数量；根据护士的经验、能力来分配不同护理难度的病人，安排能力强、经验丰富的护士负责病情较重的病人。护士的层级不宜划分过多，要深化扁平管理，明确岗位职责，规范工作流程，做到分层不分等，切忌将护士分成不同等级。

（3）合理比例原则　护理人员是由不同资历、不同学历人员构成的，各比例合理配备，才能发挥最大的整体效应。通常以在基层从事护理技术、初级职称、青年护理人员比例较大，形成高、中、初级学历、职称和老、中、青人员的梯队，既能保证组织有效工作，又留有发展空间，同时也能使不同人群优势互补，达到少投入多产出，发挥人力资源的经济效益。

（4）动态发展原则　医院在发展中才能求得生存。护理人力规划要适应医院发展的需要，实现人员合理流动，不断进行动态调整，重视对护理人员的继续教育，为其提供发展空间。充分发挥护理管理者的人事自主权，对达到动态发展的需要是十分重要的。

3. 护理人员的绩效考核　绩效考核又称绩效评估、人事评估、员工考核等。护理人员绩效考核是护理管理者或相关人员对护理人员工作所做的系统评价（表 11 - 1）。

绩效考核是护理人力资源管理中的重要组成部分，正确有效的绩效考核有利于激励护理人员士气，使护理人员积极地投入工作，提高对工作的满意感和认同感，为护理人力管理中的奖励、晋升、调动及人员解雇等情况提供客观的评判标准。

表 11 - 1　　　　　　　　　　　护理人员绩效评价表

部门＿＿＿＿＿＿＿＿　　　科室＿＿＿＿＿＿＿＿　　　评价时间＿＿＿＿＿＿＿＿

	姓名				
	职称				
考核项目／计分	工作效率（17分）				
	敬业与责任感（17分）				
	工作计划性（17分）				
	专业能力（17分）				
	同事间合作性（16分）				
	工作态度（16分）				
	合计得分				
出勤状况（全勤天）					
评价等级（优、良、中、差）					

4. 建立护士职业发展阶梯　护士职业发展是为了满足患者需求，促进健康服务和护理专业发展。在完成高等专业在校教育之后，通过多种方式的教育培训，使护士的核心能力、专业水平继续不断提高和完善。护士的核心能力包括基础护理能力、专科护理能力、心理护理能力、护理教育能力、护理管理能力以及护理科研能力。

目前，根据护士核心能力、教育程度、工作经验，通常将护士职业发展从新职护士到临床专

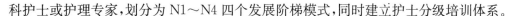

科护士或护理专家,划分为 N1～N4 四个发展阶梯模式,同时建立护士分级培训体系。

N1:工作<3 年护士或轮转护士,注重基础护理、基本技能培训。

N2:工作≥3 年护士或护师,注重专科及急危重症护理技能培训。

N3:主管护师及高年资护师,加强护理教学及护理查房等整体护理能力培养。

N4:专科护士或护理专家,加强护理研究及专科护理领域知识技能培养。

二、护理人员的编制

我国医院护理人员编制,目前仍参照 1978 年卫生部制订的《综合性医院组织编制原则试行草案》(以下简称《编制原则》)。但是,随着医学技术的进步,护理专业的发展,计算机网络在医院管理中的应用,临床各种新业务新技术的开展等,对包括护理人员在内的各类专业技术人员的配备都提出了新的要求,需要各级管理部门,包括护理管理人员,探索新的编配方案。

1. 护理人员与床位的比例　根据《编制原则》规定,现行护理人员与床位比例见表 11‐2。

表 11‐2　　　　　　　　　　　综合医院护理人员编制表

计算基数(床数)	护理人员数	护理人员与床位之比
100	46～49	1:2.11
200	91～97	1:2.13
300	149～160	1:1.95
400	201～216	1:1.92
500	288～306	1:1.69

注:①护理人员数包括助产士名额;②病、产假预备额已计入总编制数内。

(1) 病房护理人员的编制　护理人员包括护士(含护师)和护理员。护士和护理员之比以 3:1 为宜,每名护理人员担当的病床工作量见表 11‐3。病房护理人员担当的工作量不包括发药及治疗工作在内,发药及治疗工作每 40～50 床位编配护士 3～4 名。

表 11‐3　　　　　　　　　　每名护理人员担当的病床工作量

	每名护理人员担当病床数		
	日班	小夜班	大夜班
内、外科,妇产科,结核科	12～14	18～22	34～36
传染科、眼、耳鼻喉、口腔科,皮肤科,中医科	14～16	24～26	38～42
小儿科	8～10	14～16	24～26

(2) 其他科室护理人员编制　门诊护理人员与门诊医师之比为 1:2;急诊室护理人员与医院总床位之比为 1～1.5:100;观察室护理人员与观察床位之比为 1:2～3;注射室护理人员与医院总床位之比为 1.2～1.4:100;住院处护理人员与病床之比为 1～1.2:100;婴儿室护理人员与婴儿床之比为 1:3～6;供应室护理人员与病床之比为 2～2.5:100;手术室护理人员与手术台之比为 2～3:1;助产士与妇产科病床之比为 1:8～10;病房、门诊、住院处、急诊

室、观察室、婴儿室、注射室、手术室、供应室等单位,每 6 名护理人员(助产士)增加替班 1 名。

(3)护理指挥系统的编制 300 床位以下的医院可设总护士长 1 名;300 床位以上的医院可设护理副院长,兼护理部主任,副主任 2～3 名;病床不足 300 张,但医、教、研任务繁重的专科医院,设护理部主任 1 名,副主任 1～2 名;其他 300 床位以下的县级和县级以上医院,设总护士长 1 名;在 100 张床位以上的科室可设科护士长 1 名;门、急诊,手术室等任务重、工作量大的科室均可设科护士长 1 名;护理部还应设夜班总护士长,根据床位和病房数目,可设 1～2 名或 2～3 名,也可由科护士长或病房护士长轮流值夜班,以代替夜班总护士长进行工作。

2. 影响人员编制的因素 护理人员编制受到许多因素影响,护理管理者要充分认识到这些因素,加以考虑,以保证护理工作的落实。

(1)工作量 包括护理工作数量和质量两方面,是影响人员编制的主要因素。工作数量受床位使用率、床位周转率、平均住院日、住院病人手术率等影响。工作质量则由患者护理需要的性质决定,如特级护理病人、急诊抢救病人、专科护理诊疗技术等任务量,质量要求高。

(2)护理人员能力 选择业务技术熟练、经验丰富的护理人员,可以保证护理质量,提高工作效率。另外,还应考虑护理人员的年龄、体力状况等。

(3)管理水平 护理管理水平直接影响护理人员的编制。护理管理者与医院行、管、医技、后勤部门的协调工作,可以为护理工作提供良好的支持系统,从而保障护理一线直接护理时间,同时护理管理者有效地利用人力资源、科学管理,均能节省护理人力。

(4)政策规定 护理人员以女性为主,妊娠期受到保护,加上节日、公休日、病假等均影响人员的编制。

(5)其他 如医院布局、自动化设备等工作条件;病人的文化素质、经济状况等条件;人为或自然灾害等均不同程度地影响护理人员的编制。

三、护理人员的排班

对护理人员进行排班,是病房护理的重要职能之一。根据病房护理工作量、人力、时间等,合理安排班次,保证护理工作的连续性。

1. 排班的基本原则 目前我国医院常用的护理模式有功能制护理、小组护理、个案护理(特护)、责任制护理、整体护理等。不管采用何种分工方式,都应遵循下列原则:

(1)以满足病人护理需要为原则,保证护理工作 24 小时不间断,使各班次互相衔接。

(2)根据护理人员不同层次,能级对应,新老搭配。

(3)根据工作量,合理协调人员,工作量大的时段,工作人员应相对集中。

(4)各班人员相对稳定,避免轮换过频,便于了解病人病情和保证工作连续性。

(5)保证护理人员充分休息和学习的时间,尽量照顾护理人员的特殊需求。

2. 排班的类型

(1)集权式排班 由护理部或科护部集中对各部门护理人员排班。其优点是便于排班者掌握全部护理人力,可依部门需要灵活调动人力。它的缺点是不了解各部门的实际需求,照顾不到人员的个人需要,护理人员满意度低。

(2)分权式排班 是目前最常用的排班方式,由护士长负责本部门人员排班。其优点是排班者了解本部门的人力需要状况,能够照顾人员的个人需要。其缺点是在本部门工作量大、人力不足时,无法取得其他部门人力支援。

（3）自我排班法　是由护理人员自己进行排班,选择自己想上的班次,实施中要经过讨论修改,以满足病人需要为主,兼顾护理人员自身需要为辅,制订排班规则,自觉遵守。其优点是充分调动护理人员主动性、积极性,促进护理人员之间、护士长与护理人员的关系融洽,节省护士长排班时间,减少换班,保持工作稳定性。

3. 排班的方法　根据科室的工作任务不同,排班的方法可以不同,各医院采用的排班方法,体现了这种差异性和各自特点,但均受到本单位人员的认同。所以,不限制采用哪种方式排班,这里仅介绍几种方法供参照。

（1）周期性排班　每隔一定周期(如 2 周、4 周)使各个固定班轮回一次,使护理人员了解排班规律,利于个人安排。缺点是忽略了每日工作量的不均衡,容易出现忙闲不均。

（2）每日三班制或两班制　三班为日班、小夜班、大夜班;两班为日班、夜班。上下班时间可有多种选择,如:日班可有"7:00—15:00"、"7:00—12:00"、"3:00—6:00"、"8:00—16:00"、"8:00—12:00"、"14:00—18:00";小夜班可有"15:00—23:00"、"17:00—1:00";大夜班可有"23:00—7:00"、"1:00—9:00"等。

（3）上班时数的种类　每日上班可有 8 小时制、10 小时制、12 小时制等,可根据各科室情况而定。

总之,护理人力资源管理是护理管理者面临的重要课题。搞好护理人力规划要遵循功能需要、能级对应、合理比例、动态发展的原则。护理管理者应该综合分析护理工作量、护理人员能力、护理管理水平、政策规定等对护理人员编制的影响,探索与医院自身发展相适应的护理人员编制方案。合理安排护理人员班次是满足病人需要,保持护理工作连续性的保证。各种排班类型和方法各有利弊,应根据各单位实际情况遵循排班的原则进行。

第二节　护理物品设备的管理

医院各个部门均有很多物品与设备,这是保证医院正常工作所必须的。管理好各个护理单元的物品与设备,发挥它们的作用,减少成本消耗,最大限度地提高经济效益,是护理管理者必须重视的问题。

加强护理物品设备管理,能够提高物品、设备的完好率和使用率,充分利用、减少浪费,为临床护理工作提供可靠的物质基础,保证安全高效的护理实施。很难想象,如果面对呼吸衰竭病人正要使用呼吸机,而管道裂隙漏气,护士该如何应对。

一、护理物品管理

护理物品是指护理、治疗使用的用具和用物,如血压计、听诊器、流量表、病人被服、轮椅和平车等。

（1）建立登记本,详细记录物品的请领、外借、损坏和遗失情况等。

（2）按物品种类建立物品清单。

（3）定位放置,定人管理,定期维护,严格交接。

（4）定期清点物品,对需补充的物品,及时请领;破损物品办理报废手续,与破损物品一起送物品管理部门。

二、护理设备管理

病房常见的护理设备有心电监测仪、呼吸机、输液泵等,保持其完好状态,是保证医疗安全实施的必要条件。

（1）收集管理各种仪器说明书,了解仪器性能、使用方法和操作要求。

（2）制订仪器操作规程,指导护理人员按操作规程严格使用。

（3）建立设备卡,注明品名、用途、厂家、出厂日期和使用时间等。

（4）设备要定人管理,定点存放,定期检查,定期维护,发现损坏,及时送修。

（5）建立使用登记本,记录使用的起止时间和完好性。

（6）科室负责人更换时,应清点设备,办理移交手续,移交人和接收人应签名。

三、易消耗品管理

易消耗品是指短期使用的物品,如文具、纸张、一次性护理用物（如注射器、导尿管等）,清洁用品（毛巾、洗手液等）。

（1）每月统计消耗量,分析使用情况,减少浪费。

（2）按规定时间及时请领,保证供应,避免积压过期。

（3）各种物品要按用途进行分类,固定摆放,便于取用。

四、常用药物管理

（1）病区药柜的药品根据临床病种和需要,确定数量基数。

（2）按药品保存要求储存,如胰岛素等生物制剂应放在冰箱内冷藏。

（3）各类药品:内服、外用、片剂、针剂分开放置,按用途规类,原盒包装,如镇静药物,可将地西泮（安定）、苯巴比妥（鲁米那）、阿托品、氯丙嗪注射液等归类放置。

（4）抢救药品必须固定存放在抢救车内,定量定位存放,用后立即补足,每班清点。

（5）毒麻限剧药应专人负责,每班清点,用后及时补充,上锁保存。

（6）定期清点数量,检查药品质量,防止变质,药瓶标签与药品不符、标签模糊者不得使用。

（7）交给病人自服的药品,应在取药后交病人核对后签字接收。

护理物品管理是护理资源管理的一部分,管理好护理物品设备能够提高经济效益,保证临床护理安全高效的实施。护理人员应该根据护理物品、设备、易消耗品、药物的特点对它们进行有效的管理。

第三节　护理经费的管理

护理经费是指用于护理临床、教育和科学研究的各种费用。护理管理者必须树立正确的理财观念,增强理财意识,合理使用经费。

一、护理经费的来源

护理经费的主要来源是医院每年安排的护理事业经费,一般由护理部每年年末申请,经财务部门审核后,院领导审批,方能列入次年医院年度经费预算。此外,社会团体或个人的捐赠,也是护理经费的来源。

二、护理经费的预算与使用

护理经费应由财务部门总管,护理部具体管理,包括编制经费预算、申请筹集经费、经费使用管理。护理经费的管理应重点抓好以下两点:

1. 预算执行管理 预算需要调整时,先提出申请,由财务部门根据经费总体情况进行调整。在每年年底对经费实际收支情况进行核算和总结,即经费决算,通过决算对经费的使用效益、经费收支平衡程度等进行分析,总结经验教训,不断提高护理部理财的水平。

2. 经费使用管理 护理经费的使用范围还常包括护理人员的教育与培训,奖励业绩突出者,护理科研等。

(1)业务、培训与教育经费的使用应本着少花钱多收效的原则,扩大参与面,与培训考核相结合,确保收益。

(2)选择业绩突出者,应为广大护理人员所公认,有一定代表性、先进性。

(3)护理科研经费最好从护理年度经费中单独拨出,由课题负责人或机关主管科研的人员掌握使用权,给以必要的检查和监督。

知识链接

"五S"管理简介

"五S"是日文SEIRI(整理)、SEITON(整顿),SEISO(清扫),SEHKTSR(清洁),SHITSUKE(修养)5个单词的简称,含义如下。

整理(日文SEIRI,英文Organization):区分必需品和非必需品,现场不放置非必需品;例如:倒掉垃圾,长期不用的东西放入仓库。

整顿(日文SETTON,英文Nattiness):将寻找必需品的时间减少为零;例如:30秒内就可找到要找的东西。

清扫(日文SEISO,英文Cleaning):将岗位保持在无垃圾,无灰尘,干净整洁的状态;例如:谁使用谁清洁(管理)。

清洁(日文SEIKETSU,英文Standardization):将整理,整顿,清扫进行到底,并且制度化;例如:管理的公开化,透明化。

修养(日文SHTTSRKE,英文Discipline and Training):对于规定的事,大家都要遵守执行;例如:严守标准,团队精神。

"五S"是一种管理,而不是什么手法和技巧;它需要全员的积极参与和长时间的坚持不懈。正是这种每日每时坚持"五S"管理,一点一滴持续的改善,造就了日本经济腾飞的神话。"人造环境,环境育人。"它精辟地说明了"五S"管理的真谛。企业以人为本,通过创造好的环境,培养和吸引一流的人才,缔造一流的企业,制造一流的产品。理光公司流传着这么一句话:我们无法改变世界,但我们可以把地球的一小部分变得更美好。

第四节　时间管理

一、时间管理的意义

常常看到护理管理人员,面对纷杂的事物忙乱其中,为工作而失去了生活,抱怨时间不够用,为突如其来的各种外来因素浪费了时间,也因为自身的不良习惯浪费了时间(表11-4)。

表11-4　　　　　　　　　　　浪费时间的主要因素

外　在　因　素	内　在　因　素
1. 计划外的来访或电话	1. 拖拉的习惯
2. 社交应酬过多	2. 计划不周全或无计划
3. 会议过多	3. 未设定目标和排序
4. 信息来源缺乏	4. 未充分授权
5. 沟通无效	5. 不善用拒绝
6. 缺乏反馈	6. 处理问题犹豫
7. 政策与程序不清	7. 随时接待来访者
8. 协作者能力低	8. 文件、物品无序,查找困难
9. 突发事件	
10. 文书工作繁杂	

时间是恒定、不可改变的,可以改变的是我们的行动,护理管理者应对此有充分的认识。时间管理就是面对有限时间而进行的自我调整,在同样的时间消耗下,提高时间的利用率和有效性。通过科学的时间管理,使自己能够保证重要工作顺利完成,应对紧急变化,在紧张高效的工作中留有生活的空间。

二、时间管理的方法

1. 分类法　美国管理学家 Lakein 提出,有效利用时间,每个人都需要3个阶段的工作目标:长、中、短期目标,即分别在5年内、6个月以及现阶段要达到的目标。又将每阶段的目标分级,如A为最优先(必须完成的);B为次优先(很想完成的);C为较不重要的(目前可以暂时搁置的),参见表11-5。

表11-5　　　　　　　　　　　日常工作分类表

	占每日工作量	管理者应消耗时间	对管理者的要求
A 类	20%～30%	60%～80%	亲自、马上去做
B 类	30%～40%	20%～40%	最好亲自做或授权下属
C 类	40%～50%	0	有时间去做,否则可延迟或授权

2. 时间统计法 护理管理者应该对自己每日的时间消耗进行记录和综合分析,判断时间使用的整体情况和浪费情况,以采取适当的措施节约时间。

3. 学会授权 授权的方法等于延长护理管理者的工作时间,在行使中要注意以下几点:

(1) 选择有能力的下属承担授权工作,并在授权中培养提高其工作能力,使之受益,从而产生一定的动力。

(2) 赋予下属相应的权利,以便于开展工作。

(3) 在下属执行中要进行督促、指导。

4. 学会拒绝 为更好达成工作目标,护理管理者应学会拒绝。例如,拒绝干扰自己正常工作的事情,拒绝承担不属于自己职责范围内的事情,等等。拒绝是一门艺术,但要注意时间、地点及场合,避免伤害他人的自尊心,巧妙果断地说"不",不要怕拒绝别人而影响同事间的关系,处理得当反而会让人看到你的机敏。

知识链接

"四 D"原则简介

美国时间管理学家在《时间管理的艺术》中提到"4D"原则,即"Do it now 必须立刻做;Do it later 拖一拖再做;Delegate 委派别人去做;Don't do it 丢掉不管"。人们遇到每一件事情时,都有上述 4 种选择。你可以问自己几个问题再决定如何选择:

我的目标是什么?(对自己的需求要有确切的了解)

这项活动与目标的关系如何?(确定某项活动与目标的相关关系是高、中、低,相关或不相关)

与其他工作相比,这项工作的优先程度如何?(决定新工作的优先程度)

这项新活动会把我从优先活动中拖开吗? 能否由其他人代替去做?(确保新活动不与更重要的活动相抵触)

如果某件事情既不能满足自己目标的要求,又与优先的工作相抵触,可采取丢掉不管的策略,以节省时间和精力;如果与你的目标相关,但属于无相关意义的工作,或者信息资料不完善的工作,可以拖一拖再办;把一些非优先地位的工作,如果下属可以胜任,则可委派给下属去做;剩下来的是你必须亲自动手去做的工作。在你必须亲自动手去做的工作中,也有个优先次序问题,把最重要或最紧迫的工作放在最优先的位置,先做或者放在处于最有效的工作时间段去做。

三、实施程序化管理

管理大师德鲁克说过:"不能管理时间,就什么也不能管理——我们称之为工作成就的生产程序里,最稀有的资源就是时间。"时间的价值也体现在管理活动中。

管理的过程是:评估——计划——实施——评价(反馈),也是应用护理程序的过程。它可分 5 步进行,即评估时间利用情况→制订具体工作目标及先后顺序→有效利用时间、排除时间浪费→列出时间安排表并实施→评价时间花费的有效性。

(1) 评估时间的利用情况:列出行动内容及消耗时间。

(2) 制订具体工作目标和先后顺序:明确管理者单位时间内的具体工作目标,分清主次重点,工作优先顺序明确。

（3）有效利用时间、排除时间浪费：合理选择、有效利用，减少或排除时间上的浪费。

（4）列出时间安排表并实施：根据目标和所需进行的活动来安排时间，列出日程并实施。

（5）评价时间花费的有效性：评价时间的安排是否合理有效，是否达到了目标，哪些是时间浪费等，进行综合分析，提出改进策略。

总之，时间管理就是面对有限的时间而进行自我调整，在同样的时间消耗下，提高时间的利用率和有效性。护理管理者要分析浪费时间的外在和内在因素，运用分类法、时间统计法、授权与拒绝等合理管理时间。

（苏兰若　王　超）

思考题

1. 请说出护理人力规划的原则是什么？

2. 请列出你认为护理人员编制方面应考虑哪些内容？

3. 请阐述护理管理者应该怎样进行时间管理？

第十二章　临床护理教育管理

在一切资源中，人力资源是第一宝贵的，它是现代管理的核心。教育与培训是人力资源管理与开发的主要手段。临床护理教育是对护理专业人员有计划、有目的的教育与培训，是提高护理专业人员职业素质和专业水平的重要途径。高素质、高水平的护理专业人员又是提高护理服务质量的重要前提。因此，临床护理教育管理是护理管理的重要任务之一，绝对不容忽视。

第一节　护理教育与管理概述

一、临床护理教育概念

1. 临床护理教育模式　临床护理教育是指继医学院校毕业后，对从事临床护理专业技术工作的各类护理人员进行专业教育的统称。它主要包括新护士岗前培训、护士规范化培训和继续护理学教育三个方面。

早在1972年，美国医学会就提出医学教育连续统一体，它将医学教育分为医学院校教育、毕业后医学教育和继续医学教育系统三个相互联结又相对独立的方面，这也是医学教育的管理形式。护理学是医学的组成部分，护理学教育同样遵循着上述3种教育模式。临床护理教育即毕业后护理学教育和继续护理学教育的统称。毕业后护理学教育又可分为岗前培训和规范化培训两种形式（图12-1）。

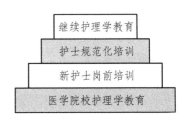

图 12 - 1　护理学教育连续体系

2. 临床护理教育的意义

（1）有利于培养合格的护理专业人才　护理学是一门实践性很强的专业，要求护理专业人员必须不断地学习和实践，才能成为合格的从业人员。临床护理教育不同于医学院校教育。临床护理教育主要是结合临床护理实践开展教育，更强调将理论用于实践中，培养护理人员的临床工作的思维和能力。通过临床护理教育,使护理人员熟练掌握专业知识和技能,培养护理人员具有严谨的工作作风和良好的职业道德。因此,临床护理教育提供了毕业后继续学习和接受培训的机会,有利于培养合格的专业人才。

（2）为护理人员提供终身学习的平台　随着科学技术和护理学专业的发展,以前认为的在学生时代学习一套知识和技能便可以受用一生的看法已经不能适应社会的需要。我们必须放弃一次性的传统教育,树立终身教育的观念。临床护理教育便是终身教育理念的体现,为护理工作人员提供毕业后学习的平台。

目前,我们社会的发展很迅速,各学科越来越专业化、信息化、国际化。知识不断更新,技术不断创新,我们所拥有的知识和技术也应随之更新和发展。因此,过去只在学生时代读书的"一次性教育"已经过时,已经不能满足我们的需要。自 20 世纪 60 年代开始,专家提出终身教育的教育理念。

终身教育或终身学习是指教育系统为个人提供一生参与有组织学习的机会,使其不断学习,提高素质,以适应社会发展的需要。简单地说,终身教育的观点认为教育应贯穿人生的任何阶段,而不应该只在学生时代,即我们平时说的"活到老,学到老","学海无涯,学无止境"。终身教育是 20 世纪 80 年代开始在各国的教育改革与发展中付诸实践的现代教育思潮。联合国教科文组织也曾强调,终身教育是当今社会一种绝对必要的、使全体人民在未来得到和谐发展的唯一途径,是更新劳动力知识技能的战略性投资。因此,一个人从学校毕业走上工作岗位,决不意味着教育的结束,而是继续教育的开始。

（3）是提高护理质量的重要前提　近些年,护理管理者也同样认识到高品质的护理服务依赖于高素质的护理专业人员,护理人员的素质对整个医院的医疗质量和医院的发展起着重要的作用。护理管理人员应不断更新观念,将护理人力资源的开发和管理列为重要的组织目标。因此,毕业后的临床护理教育显得格外重要。

知识链接

终身教育简介

终身教育概念的第一次出现是在法国 1956 年立法文件上。1965 年,联合国科教文组织国际成人促进会讨论了法国著名成人教育专家保罗·朗格朗（Paul Lengrand）关于终身教育的提案,致使终身教育的思想第一次成为国际会议的议题。朗格朗认为,数百年来,人们一直把个人的生活分成两半,前半生用于受教育,后半生用于劳动,这是毫无科学根据的。教育应该是一个人从生到死不断进行的过程,要求有一体化的组织。他指出,今后的教育,应该是每一个人在最需要的时刻,以最好的方式,为其提供必要的知识和技术。

从 1956 年起,联合国教科文组织大力倡导终身教育,并开张了一系列的活动。1983 年在德国汉堡举行的"国际终身教育会议",又一次强调终身教育原则的重要性,认为它是"当代社会的一种绝对必要的,是使全体人民在未来得到和谐发展的唯一途径,是更新劳动知识措施的战略投资"。同时,保罗·朗格朗的《终身教育入门》和教科文组织的《学会生存》等书籍的出版,起了极大的宣传作用,先后被译成几十种文字,使终身教育思想成为席卷全球的国际教育思潮。

无论是发达国家还是发展中国家,终身教育思想已为不同社会制度所普遍接受。许多国家把它作为教育改革的总政策、总原则。不少国家把终身教育思想写入国家法令,并结合各自国情,把终身教育的原则,通过种种计划和方案付诸实现。

二、临床护理教育管理

中国已经加入 WTO,这意味着我国面临着全球一体化的挑战,更意味着人才竞争的激烈。对于我们护理系统,如果不重视和加强临床护理教育的管理,护理专业人员缺乏全面系统的知识、熟练的技能,没有前沿的知识培训,没有先进的护理理念,我们就提供不了高品质、高满意度的护理服务,那么竞争就要失败。所以,临床护理教育的管理不是随机行为,也不是短期行为,必须成为一种制度,并不断加强组织管理。

1. 临床护理教育的组织管理　医院的临床护理教育管理组织结构是在主管院长或护理部主任的领导下,成立护理教学管理小组负责全院的教学管理,并在各临床科室成立教学小组负责实施具体临床护理教育的管理。

(1) 护理教学管理小组　有医、教、研任务的大型综合性医院,应在医院护理副院长或护理部主任领导下,设立护理教学管理小组,其成员由高水平的护理专家及护理部教学管理专人等5~7 人组成。其任务是研究制定与修改临床教学计划并组织实施,定期了解和检查临床教育的进展情况,并考核和评价临床护理教育的效果。条件不具备的医院,应由护理部定专人负责上述工作。

(2) 科室教学小组　每个临床科室应有科室护理教学管理小组。一般在科主任或护士长的领导下,由主管护师及护师 3~4 人组成,负责本科室的教学管理制度实施和全科护理人员的培训和考核。

2. 临床护理教育制度的制订　临床护理教育制度和教学计划是在护理管理者领导下,由护理教学管理小组的专家根据国家的相关法规和所在医院的具体情况及人才需求等多方面制订并不断完善的。我国原卫生部颁发的《临床护士规范化培训试行办法》和《临床护士规范培训大纲》是主要针对护士规范化培训的法规,《继续护理学教育试行办法》是针对护士继续教育而言的规范。各医院应遵循上述法规,制订出符合医院实际情况的培训制度和计划,有利于有计划、有目的地实施临床护理教育。

3. 护理管理者的临床护理教育责任　护理管理者在临床护理教育中的作用是关键的。护理管理者有责任加强护理人员的继续培训和教育,提高护理人员对岗位的适应能力,对社会的发展的适应能力,最终提高护理人员的素质,提高护理服务质量。

(1) 转变观念　管理者的观念指导其行为。要想更好地加强临床护理管理工作的开展,护理管理者必须转变观念。目前,我国的从业护理人员大多是专科教育,却承担着现代化的护理服务工作。因此,护理管理者首先应认识到加强临床护理教育的必要性和急需性。

(2) 成为"育才型领导"　护理管理者要变"管人"为"用人"和"育人"。在护理队伍中营造学习氛围,打造学习型的护理队伍,是管理者应尽职责。因此,护理管理者应努力成为"育才型领导",在完成工作任务的同时,使广大护理工作人员不断进步,提高素质,进入良性循环,将培养人才作为护理管理者的重要职责。

(3)教与学的责任 护理管理者本身也是接受临床护理教育的一员,应参与到学习中去,成为学习的模范。同时,护理管理者也是护理的教育者,要承担一定的教学任务。

4. 临床护理教育具体管理办法 新护士岗前培训、护士规范化培训和继续护理学教育三方面的具体管理办法将在下文中分别阐述。

第二节 新护士的岗前培训

护生毕业后,即进入新护士的岗前培训阶段,这是每一个护理人员必须经历的培训与教育阶段。岗前培训有利于护生适应护士角色,尽快地独立承担护理工作。

一、岗前培训的概念

岗前培训是指护理学专业毕业生上岗前的基础训练。新护士的岗前培训是一项必要的工作。通过岗前培训能帮助新护士转换角色,即从护生角色转换到护士角色;能帮助新成员尽快熟悉医院与科室的环境。岗前培训有利于新成员很快地投入临床护理工作,并成为一名合格的护理者。

二、岗前培训的内容

岗前培训在护士从院校毕业后,进入岗位工作之前开始。一般时间较短,根据不同的专科特点,培训时间约4~12周不等。岗前培训时间虽短,但必须注意质和量的效果,使新成员较快适应护士的角色,树立工作信心,达到尽快地、安全地独立开展工作的目的。

岗前培训的内容包括公共部分与专科部分。

(1)公共部分 公共部分包括医院介绍、职业道德、工作环境、服务意识等方面。

(2)专科部分 专科部分包括科室人员结构、科室环境、各班次工作程序、工作重点、标准及各类人员职责等一般项目;还包括专科主要常见病的临床表现、治疗原则、护理措施;专科主要常见急症的临床表现、救治原则和护理措施;专科主要的检查及特殊诊疗技术的临床应用及护理等。

知识链接

新护士授帽仪式

有些医院为了增强护士的责任感和高尚的职业情操,在岗前培训时举行护士授帽仪式。

当每一位新护士踏上平凡而又神圣的护理岗位的时刻,接受了象征着高尚、纯洁的燕尾帽的授帽仪式,就意味着她将对人类科学的护理事业做出无私的奉献。

授帽仪式由护理部指定专人主持,由护理部主任或指定专人带领新护士宣读誓词。

誓词： 我志愿做一名护士，牢记护士的天职，热情、慎独、求实、奉献，尽心尽责，救死扶伤，全心全意为伤病员服务，发扬南丁格尔精神，遵循公道、公正、科学的道德准则，勤奋学习，刻苦钻研，精益求精，不断进取，把知识和生命献给人类的护理事业。

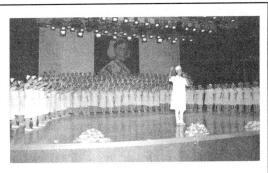

三、岗前培训的方法

岗前培训可采取集中式或分散式。集中式是指由护理部统一组织教学人员负责岗前培训内容——公共部分的介绍与训练；分散式由各科护士长安排临床师资负责岗前培训内容专科部分的介绍与训练。教育的方法可采取视听、讲课、示教、联系、实地参观、临床带教等多种形式。

四、岗前培训的考核

经过一段时间的培训后需要进行上岗前的考核。主要目的是：评价岗前培训的效果，进一步筛选人员，鼓励积极参加培训。考核成绩可纳入新成员规范化训练的学分管理。

第三节　护士的规范化培训

经过岗前培训，护理人员进入工作岗位后，仍然需要进一步的教育与培训，才能成为合格的专业护理人员，才能符合我国护理专业初级职称护师的条件。

一、护士规范化培训的概念

护士规范化培训是指完成护理学专业院校基础教育后，接受规范的护理专业化培训。培养的对象是护理专业大学本科、大学专科和中专毕业后从事护理工作的护士。

护理学专业的工作特点是实践性很强，不仅要求护理人员具备良好的基础知识和技能，还要求护理人员具有临床工作的应变能力，评判性思维的能力，以及个人较高的成熟度等方面。这些要求不是短期就能迅速提高的。因此，除了学校教育和岗前培训，还需要长期严格的规范化培训，使基础理论、基础知识、基本技能、外语水平和医德医风等得到全面的发展和提高，达到卫生部《卫生技术人员试行条例》规定的护师基本条件。

二、护士规范化培训的内容

护士规范化培训内容包括：政治思想、职业素质、医德医风、临床操作技能、专业理论知识和外语。培训方式以临床实践为主，理论知识和外语以讲座和自学为主。培训时间根据学历不同而不同。本科学历毕业生培训时间为 1 年,大专学历毕业生培训时间为 3 年,中等专业教育的毕业生培训时间为 5 年。

知识链接

护士规范化培训标准

我国卫生部《临床护士规范化培训试行办法》中,对护士规范化培训提出明确的标准。

1. **本科毕业生**　培训时间 1 年。主要是通过轮转的方式参加医院各主要科室的临床护理工作,进行严格的临床护理基本操作技能训练,同时学习有关专业理论知识。逐步进行专业培训,深入学习和掌握本专业的临床操作技能和理论知识,具备独立运用护理程序为病人实施整体护理的能力。

2. **专科毕业生**　培训时间 3 年,分两阶段进行。第一年主要通过科室轮转的方式参加医院各临床科室的临床护理工作,着重临床护理基础操作技能训练,同时学习有关专业理论知识。后两年,逐步深入地学习和熟悉专业的理论和技能,具备独立运用护理程序为病人实施整体护理的能力。

3. **中专毕业生**　培训时间 5 年,分 3 个阶段进行。第一年主要轮转各临床科室,通过参加临床护理工作,复习和巩固在校期间学习的本专业基础理论知识,进一步熟练各项基础护理技术操作,达到国家执业护士的合格标准。第二年和第三年,主要进行各项基础护理技术操作和部分所在专科临床护理技能操作培训,学习相关知识。第四年和第五年,进行更深入学习和掌握本专业理论知识和操作技能,逐步达到熟练运用护理程序为病人提供整体护理。

根据培训标准可以看出,护士规范化培训是有计划、有目的的教育与培训,与岗前培训不同。岗前培训的目的是使刚毕业的护生尽快适应护士的临床工作,以最短的时间进行独立工作,而规范化培训是使护士逐步达到合格护理人员的标准,以提供合格的护理服务。因此,两者在护士的教育问题上,目的不同,时间不同,内容不同,先后顺序不同,作用也不同。

三、护士规范化培训的管理

1. 组织管理　我国卫生部科教司成教处组织成立"临床护士培训委员会",负责指导全国的护士规范化培训工作;各省级单位成立相应机构,负责本地区的护士规范化培训工作;各级医院在省市级相关部门的领导下进行全院的护士规范化培训工作。

2. 培训规划　护士规范化培训的管理,首先应做到规范化和制度化。护士规范化培训应依护士不同的教育程度作整体规划。根据我国卫生部《临床护士规范化培训试行办法》和培训大纲,制订本医院的培训计划和标准。此培训计划务必具有科学性,体现渐进性,不违反学习的规律。同时,应使每次课程的知识与技能在日后的课程计划里扩增,才不至于浪费精力和时间。

护士规范化培训的管理也应具体化,每个护士自毕业后进入工作岗位时,就应有其培训计划和档案,如:建立《护士规范化培训手册》,护士轮转哪些科室,轮转科室的时间,学习哪些知识和技能等等应尽可能详细,使护士感到接受培训不仅是义务,更是一种权力。

3. 考核管理　医院的护理教育管理者和科室教学管理者应评价护士规范化培训是否达到预期的教育目的,因此,必须建立考核制度。

护士规范化培训可实行学分制,由相应负责人定期全面综合评分考核,记录在本人的护士规范化培训手册,并将其纳入个人年度考核和晋升护师专业技术职称的项目。

考核遵循原则是:①定性考核与定量考核相结合;②年度考核与阶段考核相结合;③卷面考核与计算机辅助考试相结合;④理论考核与日常工作数质量检查相结合。

第四节　继续护理学教育

随着科学技术的迅猛发展,知识更新的速度加快,护理知识和技术也不断的更新发展。护理从业人员必须不断地学习新的知识和技能,才能适应社会的变化,才能跟上专业的发展。继续教育是提高护理人员的从业水平和素质重要方法,而且符合目前终身教育的理念,使护理人员的专业教育从进入护理院校开始,一直延续到整个职业生涯。

一、继续护理学教育概述

1. 继续护理学教育的概念　根据原卫生部《继续护理学教育试行办法》,继续护理学教育是继规范化专业培训之后,以学习新理论、新知识、新技术和新方法为主的一种终身性护理教育。目的是使护理人员在整个专业生涯中,保持高尚的医德医风,不断提高专业工作能力和业务水平,跟上护理学科的发展。

可以看出,继续护理学教育的对象是毕业后通过规范或非规范化的专业培训,具有护师及护师以上专业技术职称的正在从事护理专业技术工作的护理技术人员。

由于我国护理学教育的教育体制主要分为3种:中专、大专和本科教育,这3种护理教育的毕业生毕业后经过岗前培训和规范化培训后达到护师职称,才能进入继续护理学教育管理。

2. 继续护理学教育的意义

(1)继续护理学教育是培养合格护理人才的有效途径之一　护理学是一门实践性很强的学科,尽管护理专业的学生在学校教育中已经过了临床教育阶段,但从护理学校毕业到成为一名合格的护理工作者还有相当大的距离,仅靠在学校学习的基本理论知识和技能,不能很好地胜任临床工作。所以通过继续护理学教育培养合格护理人才,使临床护理人才在实践中可以学习、掌握和运用护理专业知识及专业技能。

(2)继续护理学教育为护理工作者提高学历层次的重要渠道　由于历史的原因,在1983年国家正式恢复高等护理教育以前,国内护理工作者的学历水平几乎都是中专层次,限制了护理专业的发展。

即使是在高等护理教育蓬勃发展的今天,由于历史遗留问题,护理队伍中低层次仍然占一定比例。通过继续护理学教育,既补充了自身的知识缺陷和增新了知识,又提高了学历层次,从而提高了护理队伍的整体水平,有利于护理学科的发展。

(3)内容不断拓宽、形式不断多元化　护理学的内容涉及影响人类健康的生物、心理、社会及精神等各个方面。因此,继续护理学教育的内容将不断充实人文和社会科学的知识。

此外,在我国开展继续护理学教育,必须要从我国的实际情况出发。我国是一个人口多、地域广、经济文化发展很不平衡的国家,不可采取同一的模式。因此,随着继续护理教育的不断开展,各地区将因地制宜,采取多层次、多渠道、多形式的继续护理教育。

二、继续护理学教育的形式

继续护理学教育内容要适应不同专科护理人员实际的需要,以现代护理学科发展中的"四新"即新理论、新知识、新技术和新方法为重点。

继续护理学教育一般可分短期和业余在职学习两种。根据不同内容和对象,继续护理学教育的形式可以多种多样,灵活多变。具体教育形式可包括:学术会议、讲座、专题讨论、讲习班、考察调研报告、疑难病例护理讨论会、技术操作示教、短期或长期培训、提供教学、学术报告、发表论文与著作、网络学习等。

三、继续护理学教育的管理

1. 组织管理

(1)卫生部继续医学教育委员会在国家卫生和计划生育委员会领导下,对全国继续护理学教育进行领导、管理和质量监控的权威性组织。卫生部继续医学教育委员会聘请7～9位高水平的护理专家组成继续护理教育学科组负责继续护理学教育项目的审定及其发展。同时领导省、自治区、直辖市的继续医学教育委员会成立的继续护理教育学科组,负责本地区的继续护理学教育的各项活动和学分审定(图12-2)。

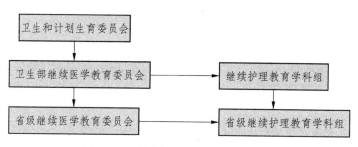

图12-2 继续护理学教育的管理网络

(2)各单位应建立继续护理学教育档案,将本单位护理技术人员参加继续护理学教育活动的情况作为本人考核的一项内容。

2. 学分管理

1)**继续护理学教育实行学分制** 学分分为Ⅰ类学分和Ⅱ类学分。

(1)**Ⅰ类学分项目** ①卫生部审批认可的国家教育项目;②省、市审批认可的继续教育项目;③卫生部继续教育委员会专项备案的继续教育项目。

(2)**Ⅱ类学分** ①自学项目;②其他形式的继续教育项目。

2)**继续护理学教育的管理办法** 每年参加经认可的继续护理学教育活动的最低分数为25分,其中Ⅰ类学分须达到3～10学分,Ⅱ类学分达到15～22学分。省级医院的主管护师及以上人员5年内必须获得国家级继续护理学教育项目授予5～10学分。

护理技术人员必须按上述规定取得最低学分数,才能作为再次注册、聘任及晋级的条件之一。

知识链接

美国继续护理学教育现状

1970年,美国护理学会正式成立了继续教育委员会,颁布了一系列有关护理继续教育的规章制度和认可护理继续教育项目的标准。美国护理学会认为,注册护士接受继续教育是一种权利,也是一种义务。美国各州的护理学的继续教育发展不尽相同,只有部分州要求护士必须定期参加继续教育,并以此作为重新注册的依据。但是,美国的继续护理学教育也已开始从自愿参加的偶发性学习向强制性参加的制度化方面发展。

（王庆美　纪代红）

思考题

1. 请回答什么是临床护理教育?
2. 护理管理者在临床护理教育中的作用是什么?
3. 你怎样理解临床护理教育在人才资源管理中的意义?

第十三章　护理信息化管理与科研管理

学习目标

1. 能准确说出护理信息、护理信息管理、护理科研、护理科研管理的概念；
2. 能简述护理信息的特征；
3. 能说出信息管理的基本程序和方法；
4. 能叙述护理科研的主要方法和基本程序；
5. 了解护理科研的重要性。

现代科学技术的快速发展,使我们的生活方式和社会结构发生了很大的变化。突出的一点就是信息化程度越来越高,信息的内容和容量也是越来越庞大。可以说,信息是现代化管理的依据和基础,认识信息的价值,重视信息的收集与管理,并且有效应用这些信息已成为护理管理中越来越重要的方面。其中,护理信息化管理与护理科研管理,就是运用科学思维,有研究目标地去收集和分析相关信息的高级管理活动,它是推动护理学科和专业发展的动力。因此,如何加强对护理信息和科研的管理成为护理管理者需要掌握的重要内容之一。

第一节　护理信息与信息化管理

随着信息论和信息科学的发展,以及计算机、网络技术的广泛应用,信息的观念早已跨出了通讯系统,渗透到各个行业和领域。任何组织都会产生大量信息,信息是组织的一种重要资源。护理信息拥有量的大小,决定该单位护理学科的发展前景,其作用不可低估。大量的护理信息,需要进行有效的信息管理。近年来,以计算机为工具的护理信息管理系统的迅速发展,使许多管理活动更加迅速、准确、省时省力,从而提高了护理工作的效率和质量,大大促进了护理专业的发展,在护理管理中发挥着十分重要的作用。

一、护理信息概述

1. 护理信息的概念　人们对于信息的认识和利用,可以追溯到古代的通讯实践。例如,中国古代的"烽燧相望"和古罗马地中海诸城市的"悬灯为号"等,近代人们发明的电报、电话也是为了传递信息。现代社会,人们每天都在用语言、文字、声音、手势、信件、因特网上的数字信号等来传递信息。但要为信息给出一个准确的定义,却十分困难。各种有关信息的定义达几十种之多,我们一般认为信息的概念有广义和狭义两种解释。狭义的信息概念,是指经过加工整理后对于接受者所具有某种使用价值的数据、消息、情报的总称。信息是有意义的数据,但不同的人对同一个数据可能有不同的解释,获得不同的信息,从而影响其决策。广义的信息概念,泛指客观世界中反映事物特征及变化的语言、文字、符号、声像、图形、数据等,是变化最新的反映并经过传递而再现。理解信息概念,应注意以下5个要点:①信息是客观事物变化和特征的最新反映,这些特征包括事物的有关属性状态,如时间、地点、程度和方式等;②信息是客观事物相互作用、相互联系的表现;③信息的范围很广;④信息都要经过传递;⑤人们获得信息后,经过加工和有序化的过程,形成知识。

护理信息是指在护理活动中产生的各种情报、消息、数据、指令、报告等,是护理管理中最活跃的因素。

信息管理的含义:早期,狭义的信息管理认为就是对信息的管理,即对信息进行收集、组织、整理加工、储存、控制、传递、利用,并引向预定的目标。后期,广义的信息管理认为信息管理不仅是单纯对信息的管理,而且还涉及对信息活动的各种要素(信息、设备、人员、资金等)进行合理的组织和控制,以实现信息及有关资源的合理配置,从而有效地满足对信息的需求。

2. 护理信息的特点　由于护理信息来源于医疗护理实践,其自身具有明显的特征,在护理信息管理中应注重对信息管理理论和方法的研究。

护理信息具有一般信息的诸多特征,如事实性、时效性、共享性(非消耗性)、普遍性、无限性、传递性、相对性、压缩性、扩充性和价值性等。此外,护理信息还有其专业本身的特点。

(1)生物医学属性　护理信息主要是与病人健康有关的信息,因此具有生物医学属性的特点,在人体这个复杂的系统中,由于健康和疾病处于动态变化状态下,护理信息又具有动态性和连续性。如生命体征中的脉搏可以反映人体心脏的功能、血管的弹性、血容量等信息,并随这些因素的改变而变化。

(2)广泛性和相关性　因为护理工作与医疗、医技、药剂、后勤等部门都有紧密联系,涉及的部门和人员很多,信息的来源广泛,有来自病人的、护理人员的;有来自关于治疗、护理、科研、教学和管理的;有来自各种药品、设备、装置等的不同类别,还有与各医技部门及科室的配合等。这些信息往往是相互交错、相互影响的。

(3)及时性和准确性　信息必须及时获取、准确判断、做出迅速的反应。医院护理信息的收集需要许多部门和人员的配合,加之护理人员分布广泛,给信息的收集和传递造成了一定的困难。护理信息中有些可以用客观数据来表达,如病人的体温、血压等;而有些则是来自主观的反应,如病情观察时病人的神志、意识的变化,心理状态等信息,这些是需要护理人员准确观察、敏锐判断和综合分析的。否则,在病人病情危重、病情突变危及生命时,信息判断和处理失误,就会造成不可挽回的损失。

(4)大量性、分散性和复杂性　护理信息涉及面广,信息量大,种类繁多,且分散。有来自临床的护理信息、护理管理的信息、医生医疗文件的信息;还有数据信息、图像信息、声音信息、有形和无形信息等;且概念性信息多,量化性信息少,其中病历、记录、医嘱、处方等常因医生的习惯不同,采用的语言亦不同,书写时往往是英语、拉丁文、中文等不同文种或几种文字的混合,信息数量大而复杂,对这些信息能否正确地判断和处理,直接关系到护理质量和管理效率。

(5)信息产生、采集、处理随机性大　在日常护理工作中,护理的突发事件难以预料且选择性小,如病人的病情变化快,在入院、出院、转科时随时都可能会发生,因而信息的产生、采集、处理随机性很大。与此同时,护理信息又直接关系着病人的健康与生命,它的准确性、完整性和可靠性等特征对护理信息管理提出了非常高的要求,使护理信息管理研究具有一定的深度和难度,也可见开展护理信息管理研究的重要价值和必要性。

3. 护理信息的分类　护理信息的分类主要分为护理科技信息、护理业务信息、护理教育信息和护理管理信息。

（1）护理科技信息　包括国内外护理新进展、新技术、新仪器、新设备、护理科研成果、论文、著作、译文、学术活动情报、护理专业考察报告、护理专利、外院的各种疾病护理常规、卫生宣教资料等。同时还包括院内护理科研计划、成果、论文、著作、译文、学术活动、护士的技术档案资料、护理技术资料等。

（2）护理业务信息　主要有病人的临床护理信息,如病人一般状况、评估、诊断、检查、治疗、饮食、分级护理、药物监测、重症监护、心理状况和社会状况等;病房护理文件书写资料等。院内护理质量指标及原始材料,病人出入院,护理工作种类卡片,各种护理工作量统计表,各种日报表、月报表、季和年报表、各种护士排班表、护士考勤表等。

（3）护理教育信息　教学计划、教学会议记录、继续教育计划、培训内容、业务学习资料、护生的实习和见习安排、进修生管理资料、历次各级护士考试考核成绩及标准试卷等。

（4）护理管理信息　包括护理人员编制、人才梯队、护士的基本档案、临床教学科研、护理设备、护理经费、医院评定标准、各级护理人员职责、院内外各种护理规章制度、各级护理技术人员工作的质量标准、各级护理管理人员的职责、各种护理模式的管理制度及各班护理人员的工作质量标准、护士长管理的资料信息等有关管理内容。

知识链接

我国护理信息管理机构

　　随着信息科学的发展、护理模式的改变以及医院管理的改革,我国护理信息管理的专门机构也应运而生,1991年,"中国医药信息学会（CMIA）"下设了护理专业委员会,1992年1月,卫生部护理处组织成立了"护理信息技术专家组",制订了部分护理检查标准,成为护理信息标准化的重要依据。

二、护理信息管理

1. 护理信息系统及功能　护理信息系统是一个可以迅速收集、存储、处理、检索、显示所需护理动态资料,并进行对话的计算机系统,是处理护理信息的软件系统,由多个子系统及孙系统组成,在临床护理、护理管理、护理教学、护士培训、护理科研等各方面均有应用。应用护理信息系统,对提高护理质量和效率,促进护理管理模式由经验定性型向数据定量型的转化起了非常重要的作用。

1）临床护理中的应用　包括对住院病人信息、医嘱、用药及护理、健康教育计划的管理。

（1）住院病人信息管理系统　该系统包括病人的自然情况（姓名、年龄、性别、籍贯、民族、住址、职业、工作单位等）和病历号、住院号、科别、病室、床号、入院日期、各种门诊重要检查要点、诊断要点等。病人信息在病区护士站电脑终端显示,并与药房、检验科、影像科、收费处、病案室、统计室等相关部门资源共享,同时用病人信息卡刷卡后可打印病人一览表卡、床头卡等相关信息,这样既强化了病人的动态管理,又节约了护士的间接护理工作时间。

(2)住院病人医嘱管理系统 医嘱是医生对病人所作的诊断、治疗、护理的决定和要求,是护理部门具体实施医疗方案的依据。在医疗过程中,医生要根据每一位病人的病情变化和治疗进程经常修改医嘱,以往护士需要多次重复抄写,现在病区可使用"医嘱管理系统",输入床号和住院号调出该病人的病历进行医嘱处理。该系统由医生在电脑终端录入医嘱,在护士站电脑终端中显示,经核实医嘱无疑问后确认即产生各种执行记录单及当日医嘱变更单、医嘱明细表;确认领取当日、昨日、明日药品后,病区西药房、中药房将自动产生请领总表及单个病人明细表;药费自动划价后与收费处联网入账;住院费及部分治疗项目按医嘱自动收费。该系统由医生录入医嘱,充分体现出医嘱的严肃性及法律效应性。

(3)住院病人药物管理系统 本系统在病区电脑终端上设有借药及退药功能,在病人转科、出院、死亡及医嘱更改时可及时退药,并根据病人用药情况设有退药控制程序,避免人为因素造成误退药及滥退药现象。

(4)护理及健康教育计划设计系统 该系统是利用计算机技术模拟护理专家对病人及其他护理信息进行判断和评估,从而作出护理计划和健康教育计划。主要功能由辅助护理病历的资料采集、作出护理诊断和自动生成护理计划两个方面。可根据病人的个体差异,提出各种疾病的护理诊断并制订出相应的护理和健康教育计划。

护士在对病人的身心进行全面、系统、整体的护理过程中,需要制定一个完整的护理计划。计算机护理及健康教育计划设计系统的引入,不但减少了书写负担,提高了工作效率,而且使护理计划的制订更全面、更科学及更合理。使得许多刚走上工作岗位的护士能很快地适应自己的工作环境,提高护理业务水平,从而提高了护理工作质量。根据病人不同病程阶段的不同的身心反应,系统随时可以根据反馈信息对已经达到的护理目标、已经解决的护理问题予以停止,而对新出现的护理问题制订和补充新的护理措施,以保证护理计划的动态性。最后将所需的内容打印出来,形成病人的护理病历。

2)护理管理中的应用 通过计算机信息系统对护理工作中涉及的人员、设备、费用、技术、信息等进行管理。

(1)人事管理 可储存或输出护理人员的姓名、住址、电话号码、学历、职称、特长、技术和理论考核资料、奖惩、在职教育及培训、进修等档案材料,形成人事管理数据库,便于护理管理者全面掌握本部门护理人才的情况。

(2)各类报表及工作量统计 根据医嘱逐日填入的各种护理活动,累计各种所需数据,如病区注射、输液等工作量、各护理等级病人需要的护理人次、工作日等情况。需要时可打印输出日、月报表及各类工作量统计。

(3)护理排班信息系统 将护理人员的业务技术信息、考勤情况和病人护理信息合理组合、统筹安排,科学制订护理人员值班表,并与护理部通过网络保持联系,使信息沟通便捷,并也可根据实际护理工作量统一调配护士人力。

(4)住院病人费用管理系统 该系统根据录入的医嘱、诊疗、用药、手术等情况,在病人住院的整个过程中随时统计病人、病区费用的管理信息,如病人的费用使用情况、科室在某一时间段病人的出入院情况、各项收入的比例,不仅有利于随时调整费用的结构,又可达到科学的管理。

（5）护理质量管理　输入质量检查中相关的临床护理信息,积累护理执行情况的有关资料,并通过计算对其质量状况作出判断,以保证计划的落实。如劳动纪律、服务态度、技术操作等各项考核条目,根据医护专家制订的评分标准等进行量化处理。将护理质量评分标准输入计算机,建立数据库,将护士长、科护士长、医院护理质量控制小组、护理部各项检查、护理工作报表等数据输入计算机,使信息得到准确、及时的储存。利用计算机将储存的信息进行运算、统计、分析后,可将各病区护理工作质量以报告的形式输出,便于护理管理,提高护理质量。

（6）其他方面的管理　如"供应室信息管理系统"、"重症监护病房信息管理系统"、"手术室管理系统"、"急诊室管理系统"、"护理部信息管理系统"、"仪器设备管理系统"等均能在特定的领域起到科学管理、提高效率的作用。

3）护理教学、培训中的应用　利用计算机网络进行远程教学;建立辅助教学系统的软件或题库;辅助护理人员和护士生自学练习、模拟考试等;储存教学查房中的典型病例及讨论分析记录;以及教学计划、教学质量、考核成绩等资料的储存、输出等。如"临床护士计算机辅助训练系统"、"妇产科护理学微机题库管理的设计"等。

4）护理科研中的应用　护理人员可通过计算机建立各种信息库进行科学研究,如将特殊病例、科研数据、科研成果、新业务技术等输入计算机并储存,但应用中应设立密码,防止他人窃取或删改;护理管理者可利用计算机管理护理人员的科技档案,如对个人学习经历、学习成绩、论文及著作、发明、专利、科研成果等进行记录和统计,了解护理的科研状态和护理人员的科研能力,为晋升、深造、选拔科研人才提供有力的依据。

2. 护理信息管理的作用和措施　护理信息管理是指在护理活动过程中收集、整理、加工、处理有关的数据、消息或情报。

1）护理信息管理的作用

（1）信息是护理管理必要的资源　管理是一个动态的过程,信息贯穿在整个管理过程中。管理的基本活动由预测、决策、计划、组织、控制的有序活动组成,这些活动互相联系,互相影响。管理活动又是由管理人员通过一定的机构和手段来完成的。在这些活动和人员中,存在着信息。没有信息活动,管理就无法进行。

（2）信息是护理工作计划和决策的依据　计划本身就是个信息,是任务到实施的桥梁,是管理的首要职能,要使计划和决策符合实际,必须有足够的信息支持（作依据）。制订计划要掌握院外的信息,如上级的指示、政策、同行的做法和经验;还要掌握院内的信息,如实际情况、现有的条件、资料、人员、工作经验、存在的问题等,并进行调查研究、综合分析,作出的计划和决策才具有准确性和可靠性。

（3）信息是护理管理中组织与协调的手段　在护理管理工作中,人员配备、职责权限划分、规章制度制订等都需要依靠信息,而这些管理内容本身就是信息。如某病房配备护理人员时,必须要了解该病房的床位数、床位使用率、平均住院日、各级病人的护理工作量、护理人员的业务技能等信息。

（4）信息是护理管理工作质量的保证　在质量管理中,管理者通过制订质量标准、规章制度、操作规程等把质量的信息传递给每一个护理人员。并通过检查、评定掌握信息,把实际情

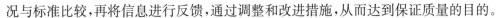

况与标准比较,再将信息进行反馈,通过调整和改进措施,从而达到保证质量的目的。

2)*护理信息管理的措施*

(1)护理信息应由专人负责管理,在护理主管副院长直接领导下,负责护理信息的收集、整理、分析和应用。

(2)制订切实可行的护理信息管理规章制度,如使用规则、服务守则等。

(3)加强对护理人员的教育和培训,提高护理人员对信息管理重要性的认识和护理人员的素质,如教育和培训护理人员掌握计算机新知识和护理新技术、新方法,不断提高他们利用先进信息技术为临床护理和护理管理服务的能力。

(4)信息的收集应完整、齐全,应多方面拓展信息渠道,不断增加信息来源和信息量,并保证信息及时、准确、真实和信息渠道畅通。

(5)及时反馈和处理信息,发挥信息的作用,控制质量,达到持续性质量改进。

第二节　护理科研的方法与特点

护理科研是医学科学研究工作的一个组成部分,开展护理学的科学研究,有利于提高临床护理工作的质量和发展护理理论,揭示护理学的科学规律。近年来,随着医学和护理模式的发展,新业务、新技术的不断出现,为护理科研提供了众多的课题。因此,我们要加快护理科研的步伐,结合护理科研的特点,做好护理的科学研究工作,提高护理的水平和质量。

一、护理科研的意义

1. 护理专业化和学科发展的需要　为了适应医学科学和我国医疗卫生事业的迅猛发展,护理学在深度和广度上需要不断地发展和完善。因此,应积极开展基础的、专科的护理理论和技术的科研工作,推动护理学科向前发展。

2. 提高护理质量和工作效率的需要　护理工作中有许多的经验有待总结,有许多的护理理论、技术和方法有待改进、完善和探索。只有开展护理研究,培养护士用科学的方法发现和解决问题,将科研的结果用于指导实践工作,避免实践中的盲目和浪费,才能起到事半功倍的效果。

3. 培养高级护理人才的需要　高级人才是具有宽厚的自然科学和社会科学知识,有独立获取知识以解决新问题的能力,有较强的分析问题和处理问题的工作能力,能够促进本专业发展并有与国际同行以及其他人员交流能力的科技人员。科学技术的发展、知识的更新要求护理工作者必须具备科学研究能力。通过科研工作,不但可以巩固护理人员已有的知识,总结护理实践经验,掌握和跟踪国内外最新护理发展动态和趋势,扩大知识范围,活跃思维方式,养成严谨务实的科研作风,而且更重要的是通过科学研究可以培养出一批能刻苦钻研,敢于设想、敢于创新、敢于实践的具有较高科学素质的优秀护理人才。对承担培养护理本科生、进修生甚至研究生任务的机构更具有重要意义。

二、护理科研的主要方法

1. 调查研究　调查研究包括搜集资料、整理资料和分析资料的过程,可以分为回顾性调查和前瞻性调查两类。是护理科研工作的一种重要和常用的方法。例如,在影响人类健康的因素中,既有生物因素,又有社会和心理因素,研究心理、社会因素与疾病发生、发展的关系,以及患病引起病人及其家属的心理社会方面的反应,从而寻求适宜的护理方法,促进病人的健康。这项工作需要进行大量的调查研究,以掌握一般规律和在特殊情况下的护理措施。

2. 实验研究 实验研究是使设计的实验因素在排除其他条件的干扰下,作用于受试对象,然后对实验效应进行观察。实验研究包括实验因素、受试对象和实验效应3个组成部分。例如,研究两种药物治疗缺铁性贫血病人的效果,比较两组病人血红蛋白的上升趋势,该研究中所用的两种药物称为实验因素,缺铁性贫血病人称为受试对象,病人血红蛋白的测定值称为实验效应。注意实验效应所选指标要灵敏、精确、客观,最好选用定量指标,以便比较。实验设计应当遵循对照、重复、随机化等统计学原则。

3. 临床试验研究 临床试验研究是按照科学的实验方法,研究疾病临床阶段的规律的试验。研究内容包括某一疾病的病因或发病原理,以寻求早期诊断指标;根据病因或临床转归等,制定疾病的临床分型;研究影响疗效的因素及疗效对比等。其中以疗效对比最为常用。临床试验研究除应遵循实验研究的基本原则和方法以外,在病例选择、设立对照组、疗法选择、避免试验偏性及效果评价等方面均有其特点。如对压疮防治方面的临床试验研究,可以探讨如何避免剪切力以防压疮的发生。又如研究某种药物对压疮的疗效,病人的诊断、病程、病期、神志、年龄、营养状况、精神状况等,须保证组间的一致性;对照组疗法的选择;疗程的长短;用药后疮面的大小、深浅,以及愈合与否的效果判定等,均应在研究计划中作出具体的规定。

三、护理科研的特点

护理科研除了具有一般科学研究所具备的客观性、系统性、控制性、普遍性、探索性、创新性、继承性等研究特点外,还具有其自身的特点。

1. 研究对象的特殊性 护理科学研究的对象最终是人,研究的成果最终服务于人,而人是最复杂的生命体,既具有生物特性,又具有社会性;既有生理活动,又有复杂的心理活动;还受到各种自然环境因素的影响。因此,在护理科学研究中,应该充分考虑到研究对象的复杂性,把握好研究对象的每一个环节。还要求科研人员必须具有高尚的职业道德和严谨的科研作风,要以保证人的生命安全为前提。凡涉及到人体试验的,要严格遵循如知情同意原则、实验设计及进行过程的道德原则(尊重人的尊严、有益、公正等)。

2. 研究目的和结果的社会公益性 研究对象的特殊性决定了护理学研究必须从人的需要出发,以服务于人类健康为目的。如预防护理学研究如何防止健康向疾病转化;临床护理学研究如何促进疾病向健康转化;急救护理学研究如何实施对急危重症病人的生命保护等;护理学各领域的科学研究均具有促进健康、减少痛苦、保护生命等社会公益性。

3. 临床观察对护理科研实践的重要性 临床科学研究不能脱离临床实践,这是众所周知的事实。临床护理研究是护理科学研究项目中开展最广泛、最具优势的一种。临床护理科研中,所需研究的对象、要研究的问题就在研究者身边,病人就在研究者工作的区域内,研究者通过严密观察和对病人实施全面周到的护理,在实践中进行调查研究,收集资料并加以分析、归纳、总结,从感性认识上升到理性认识,进一步指导临床实践。

第三节　护理科研的程序与管理

科学研究作为一种对未知事物的认识过程,是由特殊到一般、由一般到特殊的认识反复循环的过程,是实践-认识-再实践-再认识的过程。它大致可以划分为选择科学问题、获取科学事实、提出科学假说、建立科学理论四个阶段。

一、护理科研的基本程序

护理科研的基本程序是由科学研究活动的规律规定的。由于护理科研有其特殊的研究对象、方法和手段,因而又决定了其基本程序特殊性的一面。护理科研同其他科学研究一样,具有探索性和创新性,这个本质特征规定了科学研究工作者应具有主动性、自觉性和计划性,规定了科研工作的正常程序。护理科研大致分为以下几个步骤。

1. 选题　科学研究过程,就是提出问题和解决问题的过程。选题是科研工作的第一步,也是科研工作中战略性的决策。一个好的选题等于成功了一半。选题并不是选一个简单随意的问题,而是有价值、有意义的科学问题。爱因斯坦曾说过"提出一个问题往往比解决问题更重要"。科研课题的选择关系到科研工作方向和科研水平的高低。因此,科研选题的确立必须遵照以下原则。

(1)需要性原则　选题的方向必须从国家经济建设和社会发展的需要出发,尽量选择在医药卫生保健事业中有重要意义或迫切需要解决的关键问题。如当前威胁人类健康和生命最大的心脑血管疾病、恶性肿瘤、呼吸系统疾病、糖尿病等常见病与多发病的护理研究;基础、专科护理新技术的研究等。

(2)实用性原则　由于我国经济力量有限,目前只能资助具有效益性的项目。具体地说,以应用研究为主,应用性课题要求具有经济效益或社会效益。对于基础课题要求具有理论意义与(或)潜在应用价值。不具备效益性的课题无法得到支持与资助。应当选择护理学中需要解决的理论和技术问题,以便结合我国的专长与特点进行探讨。科研必须紧密联系实际,其成果才能提高工作质量。更强调和重视解决护理实践中的实际问题,减轻病人痛苦,促进人类健康。如有护理人员在临床工作中发现"肝动脉化疗栓塞术"后股动脉穿刺处加压包扎的时间过长,病人深感不适,经过研究认为:肝动脉化疗栓塞术后股动脉穿刺处加压包扎6小时即可达到止血目的,且皮肤损伤率明显降低,病人舒适感增加。

当然,在讨论实用性时,要正确看待理论与实践、基础与应用、远期效果与近期效果、理论研究与总结经验的辩证关系。护理领域要研究的问题非常多。总之,影响较大、问题较普遍、病人或护理人员最关注的问题往往都是意义较大、需要优先研究的。

(3)创新性原则　科学研究是人类有目的、有计划地探索未知事物规律的活动。是一种探索新知识、创立新理论、发明新技术和标新立异的复杂的创造性活动。创新性是科研的灵魂。缺乏创新性,就会失去科研立题的前提。

选题的创新性来源于:①所选的课题是前人或他人尚未涉足的;②以往虽有人对某一课题

作过研究,但现在提出新问题、新试验依据及新的理论,促使该课题有新的发展、补充或修正;③国外已有人研究,但尚需结合我国实际进行探索,属于填补国内此领域的空白。由此可见,充分地复习有关专业文献,及时掌握国内外发展动态,这对保证选题的创新性是十分重要的。

(4)**科学性原则** 选题的科学性就是指选题的依据与设计理论是合理的。选题成败与否,主要取决于设计的科学性,其中包括专业设计和统计设计。在专业设计时,实验因素、受试对象与效应指标的选择,应当尽量做到技术路线清楚,设计科学严谨,研究方案具体,实验步骤合理,实验方法和设备先进。在统计学设计时,应当正确选用实验设计或调查设计类型。

知识链接

如何保证选题的科学性

(1) 选题时要以辩证唯物主义为指导思想,与客观规律相一致;

(2) 以事实为依据,从实际出发,实事求是;

(3) 正确处理继承与发展的关系,选题不能与已确认的基本科学规律和理论相矛盾;

(4) 选题应尽可能具体、明确,充分反映出研究者思路的清晰度与深刻性。

---

(5)**可行性原则** 可行性是指具备完成和实施课题的条件。为达到科研选题的可行性,必须做到:①课题申请者具有一定的研究经验和完成课题的研究能力;②课题组全体成员是一支知识与技术结构合理的队伍;③与申请课题有关的研究工作,已有一定的前期工作积累;④具备完成课题的客观条件,如研究手段、研究经费、研究对象来源、伦理问题、研究时间、协作条件等。

知识链接

护理科研课题的来源

1. 指令或招标课题 这类课题是护理科研管理部门根据调研和科学预测提出重点发展领域的研究课题,以下达任务或通过招标方式提出。

2. 自选性课题 研究者根据自身临床实践自行选定的课题,是目前我国护理临床研究课题的主要来源。主要有以下三个来源:①从理论中提出研究问题;②从护理实践中提出研究问题;③从文献中提出研究问题。

---

2. 查阅文献 在一个研究课题开始之前,必须先查阅文献以了解学术动态和搜集参考资料。科研工作有继承性、连续性,通过文献可以了解有关课题的发展历史、研究现状和动向,同时总结别人的经验教训,以便开阔思路、启发思维,避免盲目性和重复,节省人力、物力和时间。在查阅与课题有关的国内、外文献时,可自近期向远期查找,以近年发表的为主。

3. 确认研究的变量 变量是指研究对象所具备的特性或属性,是研究所要解释、探讨、描述或检验的因素。因此,也称为研究因素。

4. 假设形成 假设是对已确立的研究问题提出一个预期性的研究结果。根据假设确定研究对象、方法和观察指标等,获得试验结果用来验证或否定假设,并对提出的问题进行解释和回答。假设通常由理论推测而获得,所以研究假设能提供研究方向、指导研究设计。一个好的可以被操作的假设,应该提出对所研究变量之间的关系的推测。因此,假设的陈述应包括例如"同……有关"、"比……多(或少)"、"与……不同"之类的有比较意义的词汇。例如"膀胱冲洗效果与膀胱冲洗速度有关"。

5. 科研设计　科研设计是统筹安排任务进程和确定切实可行的技术方案,需包括研究对象、研究内容、研究方法、研究所需的人力、物力、研究的步骤与进度等的设计。科研设计中必须遵循对照、重复、均衡、随机化等统计学原则及伦理原则。任何一个好的研究题目如果没有精心设计的研究方案,都不可能达到预期目的。完整的科研设计方案包括以下两种。

（1）研究工作方案　是课题总体设计方案。包括研究内容、研究方法、研究计划、研究人员、物质条件、规章制度、组织领导等设计。

（2）具体实施方案　根据研究内容和任务分工,分别制定各项研究内容的具体详细的研究工作方案,其中包括实验设计和调查计划等。

6. 原始资料的收集　按照实验(调查)设计,运用科学方法搜集事实资料,要保证原始资料收集的真实和准确性,研究人员由此获得第一手的客观事实材料,为以后的理论思维提供素材。

7. 资料整理和分析　通过实验或调查等科学实践搜集的大量资料和数据,需要进行科学的整理和加工,为最后进行科学分析和抽象作好准备。资料整理和数据处理,是对资料进行科学加工,对大量数据进行统计学分析,要包括资料的系统化、判断比较组间结果差异的意义、揭示各因素间的相互关系。这样从样本上得出的结论才可以推论到总体。这是护理科学研究过程的最后一步,也是最高阶段,是从现象深入到本质,从个别上升为一般的理性认识过程。同时,它又是护理科研的新的起点,为深入探索未知而提出新的研究课题。

8. 撰写论文　科研论文是用文字来描绘对课题的一系列思维过程,是对研究工作的总结。论文内容包括选题背景、研究目的、资料来源、研究方法和对所得结果的整理、归纳和分析等,并对研究的结果进行充分讨论,由感性认识上升到理性认识。论文立意要新,要求有一定格式(参见附录 B)。一篇高质量的论文,不但内容要充实,文章应通顺易懂,全文结构前后应连贯和相互呼应,易于达到交流目的。科研论文的文字表达要准确、精炼、平实、严谨,语法修辞要合乎规范,句子长短要适度,要采用医学科技语体。文章写完后还要进行多次修改。

二、护理科研成果的管理

科研成果是指在科学技术研究活动中,科研人员对某一科学技术问题,通过调查分析、探索观察、试验研究和辩证思维活动,所取得的具有一定学术意义或使用价值的创造性结果。它凝聚着科技工作者的辛勤劳动,是国家和社会的宝贵财富。分为科学理论成果、应用技术成果、软科学研究成果三大类。成果管理工作做得好与不好,将直接影响科技成果能否转化为现实生产力的根本问题。

1. 科技成果管理的主要内容　科技成果管理的内容包括:科技成果鉴定(评价);科技成果登记与建档;科技成果保密;科技奖励;科技成果转化与推广应用(信息交流、计划推广、技术出口、技术市场等)。其中科技成果鉴定、登记、保密与建档管理是基础环节,科技奖励是手段,成果转化与推广应用是目标和落脚点。

2. 科技成果的鉴定　科技成果鉴定是指有关科技行政管理机关聘请同行专家,按照规定的形式和程序,对科技成果进行审查和评价,并做出相应的结论。

1）**科研成果鉴定的条件**　申请科技成果鉴定,应具备下列条件。

（1）已完成合同的约定或者计划任务书规定的任务;

（2）不存在科技成果完成单位或者人员名次排列异议的权属方面的争议;

（3）技术资料齐全,并符合档案管理部门的要求;

（4）有经科技部或者省、自治区、直辖市科技厅(委、局)或者国务院有关部门认定的科技信息机构出具的查新结论报告。

2）**科技成果鉴定的主要内容**

（1）是否完成合同或计划任务书要求的指标;

（2）技术资料是否齐全完整,并符合规定;

（3）应用技术成果的创造性、先进性和成熟程度;

（4）应用技术成果的应用价值及推广的条件和前景;

（5）存在的问题及改进意见。

3）**鉴定资料及申请程序**　科研成果鉴定需要提供的资料及申请、鉴定程序见图13－1。

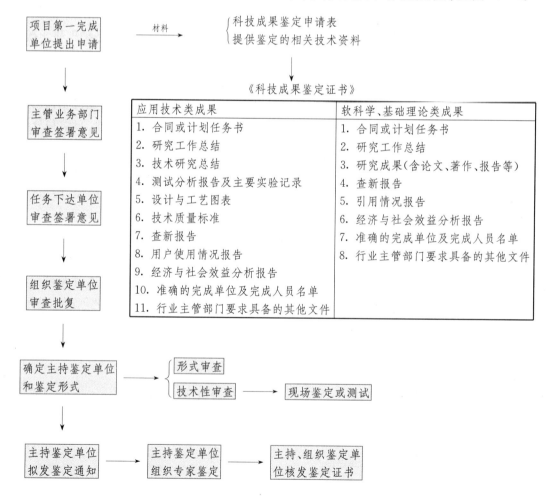

图13－1　科研成果申请鉴定程序

4）科技成果的鉴定形式　有会议鉴定、检测鉴定、函审鉴定3种鉴定形式,具有同等效力。

（1）会议鉴定　指由组织鉴定单位聘请7～15名同行专家采用会议形式对科技成果作出评价。需要进行现场考察、测试,并经过讨论答辩才能作出评价的科技成果,可以采用会议鉴定形式。

（2）检测鉴定　是受组织鉴定机构的委托由有资质的专业技术检测机构依据检测报告对检测项目作出质量和水平的评价。凡是能通过检验、测试项目的性能指标可以达到鉴定目的的科技成果（如计量器具、仪器仪表、新材料等）,可以采用检测鉴定形式。

（3）函审鉴定　是由组织鉴定单位聘请5～9人组成函审组,通过书面审查有关技术资料对被鉴定的科技成果作出质量和水平的评价。不需要组织同行专家到现场进行考察、测试和答辩,由专家通过书面审查有关技术资料就可进行评价的科技成果,可以采用函审鉴定形式。

3. 科技成果登记　科技成果登记是科技成果管理工作的一项重要内容。它既是科技管理的一项基础性工作,又是制定有关政策、考核科技工作的重要依据,同时也是在一定范围内确认科技成果的首创权和科技成果所有人合法权益的制度。科技成果登记具备的条件:通过成果鉴定、评审或验收;获得行业准入;获得新产品登记;已授权的发明专利及实用新型专利;通过审定的动植物新品种;获得登记的计算机软件;具备成果认定的其他科技成果。

4. 科技成果奖励　奖励科技进步是提高全民科技意识,调动广大科技人员的积极性和创造性的一项重要措施。

5. 科研成果的推广应用　科研成果只有被广泛应用,才能实现科研的最终目的。通过成果的应用和推广,可以取得社会效益与经济效益,并可提高专业学术水平,促进学科发展。科研理论成果主要采用学术报告、刊物发表、出版科学专著等方法进行交流推广。新技术、新工艺、新方法类成果可针对性地举办各种技术讲习班、培训班以促进推广应用。实物性成果可以通过具有一定研制能力的科研单位进行小批量试制、生产,使其尽快推广应用。

6. 科技档案管理　科研档案是指在科学技术研究过程中形成的,具有保存价值的文字、图表、数据、声像等各种形式载体的文件材料。它是科研活动的真实记录,是科学技术储备的一种形式,是一项重要的信息资源,完整地保存和科学地管理科技档案,是科研管理的重要组成部分。

1）科研资料归档的范围

（1）科研准备阶段　科研课题审批文件、任务书、委托书、开题报告、调研报告、方案论证和协议书、合同等文件。

（2）研究实验阶段　各种载体的重要原始记录、实验报告、计算材料、专利申请的有关文件材料、设计文件、图纸、关键工艺文件、重要的来往技术文件等。

（3）总结、鉴定、验收阶段　工作总结、科研报告、论文、专著、参加人员名单、技术鉴定材料、科研投资情况、决算材料等。

（4）成果和奖励申报阶段　成果和奖励申报材料及审批材料、科技成果获奖材料（奖状、证书）、推广应用的经济效益和社会效益证明材料等。

（5）成果推广应用阶段　推广应用方案、总结;扩大生产的设计文件、工艺文件;生产定型鉴定材料、转让合同、用户反馈意见等。

2）科研资料立卷归档要求

（1）实行由科研课题（项目）负责人主持立卷归档的责任制。每项科研项目（包括中断或取得负结果的项目）完成或某部分结束后，对所形成的科研文件材料加以系统整理，经审查验收后归档。

（2）研究周期长的项目，可分阶段归档。待整个课题完成后再综合整理归档。

（3）技术档案应做到完整、准确、系统，有签署、密级、保存期限等。

第四节　科研工作的领导与条件创造

护理学有许多内容和课题有待开发研究，护理人员必须开展科学研究以发展护理学，护理管理部门必须重视护理科研管理，建立健全科研管理的组织机构，加强护理科研人才的培养和合理使用，并积极地创造科研条件，保证科研工作的开展。

一、护理科研工作的领导

随着科学技术的发展，科研的集体性、综合性和长期性越来越强，几乎每个项目都不是某个人或某个医疗单位本身所能完全胜任的，这就特别要求发挥指挥效能，从组织管理上提供保证。要有领导亲自抓科研工作，并建立完善的科研管理组织机构，医院的护理科研工作需由一名副院长分管，由护理部主任具体负责领导，成立学术委员会或学术小组。学术委员会或小组主要以学术水平较高的专家、教授为主，吸纳部分优秀中、青年科技人员。该组织主要负责科研规划的审议，科研成果的评定以及组织、指导学术活动，并参与科技人员的晋升评定。

二、护理科研条件的创造

1. 人才的培养与使用　科研人员的质量和数量，是关系到能否出成果的首要因素。要搞好科研管理工作，领导者必须善于识别、培养和使用人才，使每个人都能充分发挥其才能，并把他们有效地组织起来，成为一个有机群体，以发挥综合效应。

1）**人才的培养**　我国护理科研起步较晚，大多数护理人员的科研能力比较薄弱。护理科研人才的成长必须经过精心培养，培养的方法有以下几种。

（1）举办护理科研学习班　课程主要有统计学、科研设计、文献检索等相关学科，招生对象应包括全体护理工作者，使全院每个人都具有科研意识。

（2）进行专科学习　医学教育是"终身教育"，全体护理人员都需要接受继续教育。在学习自然科学和社会科学知识的基础上，加强本专业学习，使护理人员具备从事科研工作所必需的理论基础和前沿知识。学习的方式可以采用进修、自学、函授等。

（3）参加科研成果交流会　学术交流会常常成为科技重大发展的先导，是推动科研工作的有力措施，可使研究人员了解学术动态，加强联系，组织协作。学术交流可以互相启迪创造性思维，激发研究热情；同时，新的科研成果在护理工作中也能得到迅速传播。

2）**人才的使用**　人才有不同的层次和不同的类型。他们以其不同的智能水平形成了人才的"能级"。人才的合理使用应遵循人才学中的人才"能级管理"，在动态中求得人才的能级对应。人才的合理使用,不仅要看单个人才的作用发挥得如何,更重要的是看整个人才群体的作用效能。管理者必须在人才学理论的指导下,从年龄结构、专业结构、智能结构、职能结构等方面认真研究,组合成比较优化的人才结构,发挥人才的群体效能。

2. 掌握国内外科研动态　护理科研必须掌握国内、外护理发展的动态。为避免科研工作中的盲目性和重复性,必须与各级科学情报中心和电子计算机检索库建立密切联系,掌握准确的医学科学情报和最新信息,储存科技人员和科研成果技术档案资料以备查用。

知识链接

国外护理学研究热点

　　应用文献计量学方法对权威医学文献检索数据库中收录的护理研究文献进行分析,得出国外护理学研究热点包括6个方面:①护理人员对护理知识及临床实践的心理和态度;②护理本科教育的研究;③各类型护士(开业护士、临床护理专家)的组织管理及其专业自主性的研究;④母亲对健康的看法及其心理调适;⑤同理心、护患关系对病人满意度的影响;⑥护理理论研究。

---

3. 科研基地与场所的建设　护理科研除了充分利用临床条件,还需要借助医院的中心实验室和建立一些专科实验室,才能提高科研的水平。例如,心理分析实验室、护理技术研究实验室、消毒灭菌研究实验室等,以克服长期以来局限于临床观察、经验总结的状况,同时也为护理研究生的临床研究提供条件。

（王庆美　纪代红）

思考题

案例一　某医院为了实现信息化管理,提高医院管理工作的效率,在全院应用了信息管理系统,小敏是一名新来的病房护士,她希望了解护理信息的分类和内容,护理信息系统的功能和使用方法。

　　问题:若你作为她的同事,将给予她什么样的指导?

案例二　某医院护理部主任为了更好地促进本院的护理科研工作,成立了以护理部主任为首、由科护士长和部分高职称、高学历护士组成的学术小组;建立了护理科研信息管理系统;预算和申请了护理科研经费;建立了科研项目和论文的等级标准、资助资金数额及科研奖励制度。号召全院的护士积极开展护理科研。但是护士开展科研的积极性并没有预想的那么高,很多护士抱怨工作太忙,也不知道该怎样搞科研。

　　问题:你认为为什么会出现这种情况? 应采取哪些措施?

附录 A　护理病历书写的质量标准

1. 护理记录种类　护理病历包括体温单、长期医嘱单、临时医嘱单、入院病人评估表、一般病人护理记录、危重(特殊观察)病人护理记录单、手术护理记录单及病人健康教育评估表。

2. 护理病历书写一般规则　记录内容客观、真实、准确、及时、完整;各种病历表格除特殊规定外,一律使用蓝黑色笔书写,体温表中曲线用相应颜色签字笔标识和连线;使用中文和医学术语。文字工整、字迹清晰、表达准确、语句通顺、标点正确;书写过程中出现错别字,应用同色笔画双线在错别字上,不得采取刮、粘、涂等方法掩盖原来的字迹;每张记录修改不超过两处,每处不超过 3 个字;按照规定的格式和内容书写,并由相应的护理技术人员签名。实习期间或试用期护理人员(新毕业一年,未取得护士资格证书)书写的护理病历,应当经过本医疗机构取得合法资格并注册的护理技术人员审阅并签名;进修护士应当由接受进修的医疗机构根据其胜任本专业工作的实际情况认定后书写护理病历;上级护理人员审查、修改和补充下级护理人员书写的护理病历时用红笔,修改人员在原签名旁签名并注明日期,并保持原记录清晰、可辨;一律采用中华人民共和国法定计量单位;因抢救急危重患者未及时书写护理病历,护士应在抢救结束后 6 小时内据实补记,并加以注明;使用规范汉字,简体字,异体字按《新华字典》(1992 年重排本)为准,杜绝错别字;语句中数字可使用汉字,双位数以上则一律使用阿拉伯数字;书写时间一律用 24 小时制。

3. 一般病人护理记录　一般病人护理记录是指护士根据医嘱和病情,对一般病人住院期间护理过程的客观记录。内容包括病人姓名、科别、住院病历号(或病案号)、床位号、页码、记录日期和时间、病情观察情况、护理措施和效果、护士签名等。

4. 危重病人护理记录　危重病人护理记录是指护士根据医嘱和病情,对危重病人住院期间护理过程的客观记录,应当根据相应专科的护理特点书写。内容包括病人姓名、科别、住院病历号(或病案号)、床位号、页码、记录日期和时间、出入液量、体温、脉搏、呼吸、血压等病情观察、护理措施和效果、护士签名等。记录时间应当具体到分钟。

附录 B　护理科研论文的撰写格式

1. 文题　是论文的题目,又称题名、篇名或标题,是概括文章性质和内容的重要标志,读者常是以文题为主要依据来判断论文的阅读价值。文题与内容要相符,应概括、简练、准确、新颖。

(1) 概括　即用简明的文字囊括全文内容,体现全文精髓,使人一看就能对全文的含义有一个明确的概念,便于记忆。

(2) 简练　用词简短、精炼,字斟句酌,切忌冗长繁杂,可用可不用的字应尽量免用。题目的文字一般不用简称或外文缩写,必须用时也只能选用公认和常用名称。文题尽量不用标点符号,如有必要设副标题,可用破折号与正题分开。

(3) 准确　用词准确,要正确反映论文的主题与内容,避免出现文题不符的情况。

(4) 新颖　题目要有特色和新意,不落俗套,尽量避免与已有文献的题目雷同。

2. 作者署名和单位　论文要写上作者姓名和工作单位。署名的目的在于体现作者对文章的内容负责,尊重作者的贡献与权利,便于编辑、读者与作者联系或咨询。

论文署名作者的条件:①课题的提出者及设计者;②课题研究的主要执行者;③进行资料收集及统计处理的人员;④论文的主要撰写和修改者;⑤对论文主要内容能承担全部责任,并能给予全面解释和答辩的人员。第一作者是论文的主要负责者,其他作者按对本文贡献的大小顺序排列。

3. 摘要　文章的内容提要,是用最扼要的文字概括说明本研究的目的、步骤与方法、主要发现及结论,着重说明研究工作的创新和发现,使读者概略了解全文内容,以决定是否有阅读全文的必要。摘要不列图或表,不引用文献,一般在署名之下、正文之前,大约 200～300 字为宜。大多期刊投稿要求同时附有相同信息内容的英文摘要。

4. 关键词　是最能反映文章主要内容的重要的、关键性的单词、词组或短语,目的是便于读者了解论文的主题,利于人们在检索中迅速查到文献。每篇文章可选 3～5 个关键词,可从文题、摘要、正文中选择。可参照美国 *Index Medicus* 及 1984 年中国医学科学院情报研究所翻译的《医学主题词注解字顺表》和中国科技情报所及北京图书馆主编的《汉语主题词表》。关键词一般不用缩写词,两词之间可用分号隔开,最末一词不加标点。

5. 正文　正文是文章的主体部分,一般分为前言、材料与方法、结果和讨论 4 个部分。

(1) 前言　又称导言、引言或序言,是论文主体部分的开端,是对全文涉及主要内容的简要解说,一般介绍该课题的研究背景及依据、研究目的及意义等。前言不宜过长,以 200 字左右为宜。避免作不适当的自我评价和过多引用文献,点明主题即可。

(2) 材料与方法　临床研究的论文可用《临床资料》、《对象与方法》、《病例资料》等。应详细说明研究对象和采用的方法,内容包括:研究对象的条件、来源及数量、抽样方法、研究步骤、观察指标、选用的仪器或研究工具、资料整理与统计学处理方法等,都要交代清楚。目的是使读者了解研究的具体内容,便于对研究进行评价和验证。该部分通常用文字叙述,结合典型病例与图表。

(3)结果　结果是论文的关键部分,是作者论述本研究的价值和讨论观点的依据。包括观察到的现象和收集的数据,经过科学的整理归纳和精确的统计学处理后,按照逻辑顺序,用文字、统计图或表格的形式报告出来,图和表不宜过多,能用文字表达清楚的就不必用图表,图或表能更清楚表达者,则应压缩文字。必须注意研究结果的真实性和科学性,遵循实事求是的态度,既要详细叙述新的发现和正面的、阳性的结果,也要如实叙述反面的、阴性的结果,有时后者更为重要。例如,药物的不良反应、手术的并发症,常有很大的临床指导意义。实验的矛盾现象常是深入研究的新起点。实验的阳性、阴性、疗效的优、良、可、差、劣等,在用公认的标准时,需指明出处,加引文献;在用作者自己的标准时,需详细说明。

(4)讨论　讨论是论文的精华部分,在一定程度上决定了论文的学术水平和价值。讨论是结果的逻辑延伸,对结果进行阐释、分析、论证和评价,从感性认识上升到理性认识,得出令人信服的结论。讨论部分的写法可以多种多样,凡作者认为需要讨论的,都可以包括,一般内容有:本研究的原理和概念;所得结果的分析和评价;结果的含义和事物的内在联系;从结果引出的推理和结论;指出结果和结论的理论意义、对实践的指导作用和应用价值;尚待解决的问题与展望及该项研究的不足之处或出现的误差等问题。但决不是每篇文章的讨论都要面面俱到。讨论部分注意与本文的结果紧密联系,同时分析过程最好多结合理论。一定要突出作者的新发现和新认识,还可把研究结果与有关义献报道的异同处进行比较,从不同角度分析,提出新的观点和概念,以充实作者的论点。

6. 参考文献　参考文献是科研论文中不可缺少的部分。在文中引用有关文献时,按顺序以角码(如[1]、[2])的形式注在引用文句句号前的右上角。在论文最后按其顺序角码列出本次研究工作所引用参考过的文献目录,目的在于表明论文的科学依据与历史背景;反映出作者对他人成果的尊重;为读者进一步查阅和探索有关问题,了解文献的详细内容提供线索。

参考文献的著录要求:①必须是作者亲自阅读过的;②一般只限于正式出版物上发表的文章,文摘、内部刊物、内部资料及未发表的文章均不列入参考文献中;③引用论点必须准确无误,不应断章取义;④著录必须准确,著录格式应按国家标准《文后参考文献著录规则》(GB 7714－87)书写。

常用参考文献著录格式:

参考文献按其在正文中出现的先后次序列于文后;参考文献的序号左顶格,并用数字加方括号表示,如[1]、[2]……以与正文中的指示序号格式一致。常用参考文献条目的编排格式及示例如下:

a. 专著、论文集、学位论文、报告　文献类型标识分别为 M, C, D, R

[序号]主要责任者. 文献题名[文献类型标识]. 出版地:出版者,出版年(起止页码任选).

b. 期刊文章　文献类型标识为 J

[序号]主要责任者. 文献题名[J]. 刊名,年,卷(期):起止页码.

主要参考文献

［1］李继平.护理管理学[M].北京:人民卫生出版社,2006.

［2］张培珺.现代护理管理学[M].北京:北京大学医学出版社,2005.

［3］吴之明.护理管理学基础[M].北京:科学出版社,2003.

［4］杨英华.护理管理学[M].北京:人民卫生出版社,1998.

［5］李秋洁.护理管理[M].北京:人民出版社,2003.

［6］余剑珍.护理管理学基础[M].北京:科学出版社,2003.

［7］杨顺秋,吴殿源.现代实用护理管理[M].北京:军事医学科学出版社,2003.

［8］吴之明.护理管理学[M].上海:同济大学出版社,2008.

［9］王惠珍.护理管理学[M].北京:中国协和医科大学出版社,2004.

［10］叶文琴,朱建英.现代医院护理管理学[M].上海:复旦大学出版社,2005.

［11］成翼娟.护理管理学[M].北京:人民卫生出版社,2000.

［12］杨宝宏,杜红平.管理学基础[M].北京:科学出版社,2006.

［13］赵继新,吴永林.管理学[M].北京:清华大学出版社,2006.

［14］邵冲.管理学概论[M].广州:中山大学出版社,2005.

［15］叶小明,缪兴锋.现代管理学基础与应用[M].广州:华南理工大学出版社,2005.

［16］雷鹤.护理管理学[M].西安:第四军医大学出版社,2006.

［17］李丽传.护理管理[M].北京:科学技术文献出版社,1998.

［18］赵美玉.护理管理学[M].郑州:郑州大学出版社,2004.

［19］杨英华.护理管理学[M].北京:人民卫生出版社,2002.

［20］潘绍山,孙方敏,黄始振.现代护理管理学[M].北京:科学技术文献出版社,2000.

［21］周三多.管理学[M].北京:高等教育出版社,2000.

［22］伍素华,李书章.医院感染护理学[M].北京:人民军医出版社,2004.

［23］成翼娟.护理管理学[M].北京:人民卫生出版社,2000.

［24］杨顺秋,吴殿源.现代实用护理管理[M].北京:军事医学科学出版社,2003.

［25］曹荣桂.医院管理学护理管理分册[M].北京:人民卫生出版社,2003.

［26］薛小玲,牛德群.护理管理学[M].南京:东南大学出版社,2002.

［27］蒋冬梅,唐春炫.ICU护士必读[M].长沙:湖南科学技术出版社,2003.

［28］王羽.医院感染管理办法释义及使用指南[M].北京:中国法制出版社,2006.

［29］林菊英.医院护理管理学[M].北京:中国和平出版社,1996.

［30］姜小鹰.护理管理学[M].上海:上海科学技术出版社,2001.

［31］范湘鸿,王小东.现代护理管理知识问答[M].北京:科学技术文献出版社,2004.

［32］江彩霞.护理管理学［M］.哈尔滨:哈尔滨工程大学出版社,2000.

［33］关永杰,宫玉花.现代护理管理学［M］.北京:中国中医药出版社 2005.

［34］殷磊.护理学基础［M］.北京:人民卫生出版社,2002.

［35］李映兰.现代护士职业安全［M］.长沙:湖南科学技术出版社,2004.

［36］李晓松.护理学基础［M］.2 版.北京:人民卫生出版社,2008.

［37］高达玲.护理学基础［M］.南京:东南大学出版社,2009.

［38］李小妹.护理学导论［M］.2 版.北京:人民卫生出版社,2010.

［39］魏丽丽.护理职业防护管理［M］.北京:军事医学科学出版社,2006.